Altenpflege in Lernfeldern

Aufgaben und Konzepte

Herausgeber:

Hans-Udo Zenneck, Hamburg

Autorinnen:

Christel Liedtke, Karlsruhe

Anke Gößling-Brunken, Hamburg

Helen Kohlen, Hannover

Dr. Felix Büchner – Handwerk und Technik – Hamburg

Hans-Udo Zenneck
Arzt für Allgemeinmedizin Psychotherapie, Sozialmedizin

1981 bis 1990
- Facharztausbildung in Hamburg
- Tätigkeit als niedergelassener Arzt in einer Gemeinschaftspraxis für Allgemeinmedizin
- begleitend Lehr- und Prüfungstätigkeit in der Altenpflegeausbildung (SBW Hamburg)

1990 bis 1995
- Leitung einer Altenpflegeschule (SBW Hamburg)
- Lehr- und Prüfungstätigkeit in der Altenpflege-ausbildung (SBW Hamburg, AWO Itzehoe)
- Fort- und Weiterbildung im Bereich Altenpflege in den neuen Bundesländern
- Teilnahme an der KV-ärztlichen Notfallversorgung, Gutachtertätigkeit beim TÜV-Nord, freie Tätigkeit im Bereich Arbeitsmedizin

seit 1995
- Gutachter beim MDK Nord, Referat Pflege
- Weiterbildung tiefenpsychologisch fundierte Psychotherapie
- Weiterbildung Sozialmedizin
- Fachgutachter im Kompetenz-Centrum Geriatrie beim MDK Nord (seit 2003)

Christel Liedtke
Krankenschwester für Psychiatrie, Lehrkraft für Alten- und Krankenpflege

1969 bis 1972
- Ausbildung zur Krankenschwester

1972 bis 1985
- Pflegerische Tätigkeit in unterschiedlichen Einrichtungen der Kranken- und Altenpflege

1985 bis 1992
- Weiterbildung zur Krankenschwester für Psychiatrie
- Pflegerische Tätigkeit in unterschiedlichen psychiatrischen Einrichtungen

seit 1992
- Weiterbildung zur Lehrkraft für Alten- und Krankenpflege
- Leiterin der Weiterbildungsstätte zur Gesundheits- und Krankenpflegerin/-pfleger, Altenpflegerin/-pfleger für Psychiatrie
- Fortbildungen mit dem Schwerpunkt Pflege von Demenzkranken
- Im Bildungs- und Beratungszentrum des Städtischen Klinikums GmbH, Karlsruhe

Anke Gößling-Brunken
Diplom-Sozialpädagogin, Mediatorin, rechtliche Betreuerin und Verfahrenspflegerin

1981 bis 1991
- Leitung einer Kindertagesstätte in Hamburg

1991 bis 2001
- Dozentin an der Fachschule für Heilerzieher in Hamburg mit den Fächern Methodenlehre, Bewegungserziehung, Fallarbeit, Praxisanleitung

seit 2001
- Selbstständig tätig als rechtliche Betreuerin und Verfahrenspflegerin
- Zusatzausbildung als Mediatorin
- Dozentin für Fortbildung im Bereich der ambulanten Pflege

Helen Kohlen
Krankenschwester, Studienrätin, Gesundheits- und Sozialwissenschaftlerin

1983 bis 1993
- Ausbildung zur Krankenschwester
- Pflegerische Tätigkeit in unterschiedlichen Einrichtungen der Kranken- und Altenpflege
- Studium für das Lehramt an beruflichen Schulen mit der Fachrichtung Gesundheit und Englisch
- Auslandsstudium in den USA mit dem Schwerpunkt Ethik und Geriatrie

1993 bis 2004
- Referendariat für das Lehramt an beruflichen Schulen
- Seit 1997 Studienrätin mit dem Schwerpunkt Heilerziehungspflege und Englisch
- Studium der Sozialwissenschaften an der Universität Hannover
- Seit 1993 Lehraufträge an Fachhochschulen und Universitäten mit dem Schwerpunkt Pflege und Ethik

seit 2004
- Stipendium zur Promotion an der Universität Hannover
- Zahlreiche Vorträge im europäischen Ausland und in den USA zum Thema Ethik und Altenpflege in Deutschland

Vorwort

In vier Themenbänden werden die Lerninhalte für die Altenpflegeausbildung behandelt. Die Basis für die Lehrbuchreihe bilden die Ausbildungs- und Prüfungsordnung, die Lehrpläne der Bundesländer sowie die Materialien für die bundeseinheitliche Altenpflegeausbildung des KDA.

Pflege im Alter bedeutet, mit Funktionseinschränkungen und dem zunehmenden Verlust alltagspraktischer Fähigkeiten umzugehen. Die daraus resultierenden Beeinträchtigungen sollen soweit als möglich kompensiert, Selbstständigkeit und die Fähigkeit zur Selbstpflege so lange als möglich erhalten werden. Dabei kommt der Einbeziehung des sozialen Umfelds eine große Bedeutung zu.

In dem vorliegenden Band **Aufgaben und Konzepte** geht es um die Lernfelder

1.1 Theoretische Grundlagen in das altenpflegerische Handeln einbeziehen
1.2 Pflege alter Menschen planen, durchführen, dokumentieren und evaluieren
1.4 Anleiten, beraten und Gespräche führen

Die Lernfelder 1.1 und 1.2 bieten eine Grundlage, die hilft, ein Menschenbild und eine Haltung dem alten Menschen gegenüber zu entwickeln. Ebenso wird eine Vorstellung von dem, was Pflege ist, von Gesundheit, Krankheit und Behinderung vermittelt. Es werden Konzepte aufgezeigt, die einen theoretischen Hintergrund für professionelles, prozesshaftes und wissenschaftlich begründbares pflegerisches Handeln darstellen. Hierbei steht der alte Mensch mit seiner individuellen Biografie und Situation im Beziehungs- und Handlungsmittelpunkt.

Das Lernfeld 1.4 enthält das Handwerkszeug zur Gesprächsführung in alltäglichen und besonderen Situationen und zum Verstehen einer zwischenmenschlichen Beziehung. Die Grundlagen zu Beratungs- und Anleitungssituationen werden den neuen Anforderungen in der Altenpflegeausbildung gerecht.

Dem Vorschlag des KDA folgend wird das Thema Case Management – obwohl zu Lernfeld 1.3 gehörend – im Rahmen des Lernfeldes 1.2 dargestellt, da dies ein wichtiger Aspekt der Planung der Pflege des alten Menschen ist.

Das Konzept des vorliegenden Buches – sowie der ganzen Reihe – entspricht den Erfordernissen der Lernfelddidaktik. Diese orientiert sich an beruflichen Aufgabenstellungen und Handlungsabläufen. Anschaulich und praxisnah fördert das Buch komplexes Lernen mit dem Ziel, professionelle Handlungskompetenz zu erlangen. Trotzdem oder gerade deshalb wird auf die Vermittlung von Grundwissen und dessen Vertiefung großer Wert gelegt.

In den einzelnen Kapiteln wird anschaulich eine Verbindung von Theorie und Praxis hergestellt. Den Einstieg in ein Thema bilden berufs- und lebensnahe Situationen. Sie sensibilisieren die Schülerinnen und Schüler für den Lerninhalt, der in verständlichen Texten, unterstützt durch zahlreiche illustrierende und erklärende farbige Abbildungen dargeboten wird. Beispiele, Merksätze und Tipps machen auch komplizierte Sachverhalte durchschaubar. Verweise auf andere Kapitel und Lernfelder geben Transparenz und Übersichtlichkeit, während eingestreute Übungen für ein besseres Verständnis sorgen. Am Ende eines jeden Hauptkapitels stehen Aufgabensammlungen zur Verfügung, die sowohl der Wiederholung und Vertiefung dienen, als auch problemorientierte Fälle behandeln.

Das Buch ist somit für Lernende und Lehrende eine wertvolle Hilfe bei der theoretischen und praktischen Ausbildung in der Altenpflege. Der Buchaufbau, eine klare Gliederung, zahlreiche Literatur- und Internethinweise sowie ein ausführliches Sachwortverzeichnis machen **Aufgaben und Konzepte** darüber hinaus auch im beruflichen Alltag zu einem wertvollen Nachschlagewerk.

Herausgeber, Autorinnen und Verlag wünschen viel Freude und Erfolg beim Arbeiten mit dem Buch.

Inhalt

Lernfeld 1.2

Pflege alter Menschen planen, durchführen, dokumentieren und evaluieren 79

Lernfeld 1.4

Anhang

Lernfeld 1.1

Theoretische Grundlagen in das altenpflegerische Handeln einbeziehen

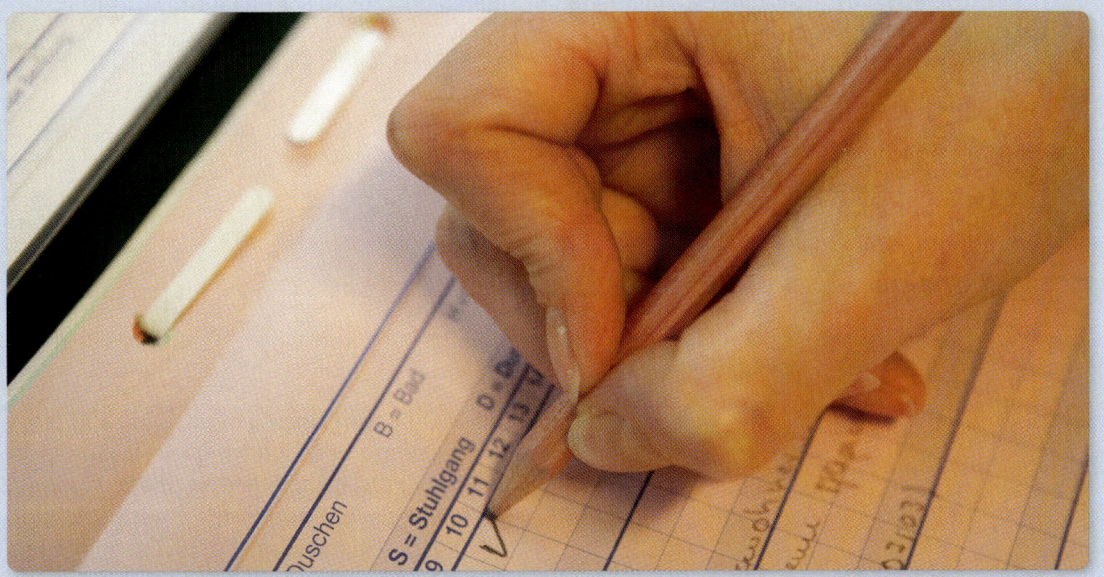

1 Alter, Gesundheit, Krankheit, Behinderung, Pflegebedürftigkeit

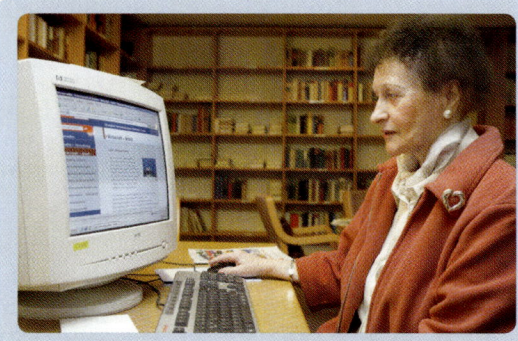

▸ Beschreiben Sie Ihre Vorstellungen vom Alter in zehn Adjektiven.

▸ Was fällt Ihnen zum Alter ein, wenn Sie das Bild sehen?

1.1 Das Alter

In anderen Kulturen, aber auch in unserer Geschichte finden sich Hinweise auf einen anderen Umgang mit dem Alter, als wir ihn heute oft erleben. Die Erfahrungen des Alters wurden stärker wahrgenommen und genutzt. Die Alten hatten ihren Platz in der Gesellschaft.

Heute – besonders in beruflichen Zusammenhängen – lässt sich eine Überbetonung von Jugendlichkeit feststellen, bei der schon vor Erreichen des Rentenalters eine Beschäftigung in vielen Bereichen nur noch eingeschränkt möglich ist. Wobei es immer wieder Ausnahmen gibt, die auch abhängig von den individuellen Möglichkeiten der älteren Menschen sind, z. B. der Einsatz von erfahrenen Rentnern in Projekten der Entwicklungshilfe.

Auch die alten Menschen selbst sind von solchen Vorurteilen nicht frei, denn die wenigsten sehen sich selbst als alt bzw. versuchen mit neuen Stereotypen wie die „jungen Alten" eine Abgrenzung von den ihrer Meinung nach wirklich alten Menschen herzustellen.

1.1.1 Altersbilder

Altersbilder sind eine allgemeine Vorstellung über das Alter, den Alterungsprozess und die körperlichen, seelischen und sozialen Veränderungen, die zu erwarten sind.

Die Vorstellung von einem alten Menschen sah bisher etwa so aus:

Er ist in dunklen Farben gekleidet, in der Freizeit liest er Zeitung oder macht Handarbeiten, geht spazieren und schaut fern. Den Urlaub verbringt der alte Mensch in Deutschland. Er verhält sich ruhig. Entweder baut er körperlich und geistig ab und wird zunehmend hilfsbedürftig oder er ist freundlich, weise und ausgeglichen.

Diese Stereotype werden dem alten Menschen nicht gerecht, denn Lebensvorstellungen und auch die Lebensumstände haben sich in den letzten Jahren deutlich geändert.

Die Lebensphase „Alter" verläuft sehr unterschiedlich. Sie ist abhängig von der Biografie und den Bedingungen, unter denen der ältere Mensch lebt:
- Ist er selbstständig oder abhängig?
- Ist er gesund oder krank?
- Ist er finanziell gut oder schlecht abgesichert?
- Überwiegen seine Fähigkeiten oder seine Einschränkungen?
- Sieht er das Alter als Chance mit Freiräumen für Engagement und Interessen?
- Sieht er das Alter negativ wegen seiner Einbußen und Verluste?
- Welche Vorstellungen von seiner Rolle, seinen Rechten und Pflichten hat die Gesellschaft?

Platon schon sah das Alter individuell, er äußerte: „Man altert so, wie man gelebt hat."

Die Lebensphase „Alter" umfasst heute eine Zeitspanne von zwei bis drei Jahrzehnten und beginnt offiziell mit dem Eintritt ins Rentenalter.
Viele alte Menschen leben selbstbestimmt und mitverantwortlich. Sie nehmen am gesellschaftlichen Leben teil, vertreten ihre Interessen und verfügen über ausreichende finanzielle Ressourcen. Sie treiben Sport, reisen, engagieren sich politisch, bieten ihre Kompetenzen in Senior-Experten-Diensten an oder studieren noch einmal.

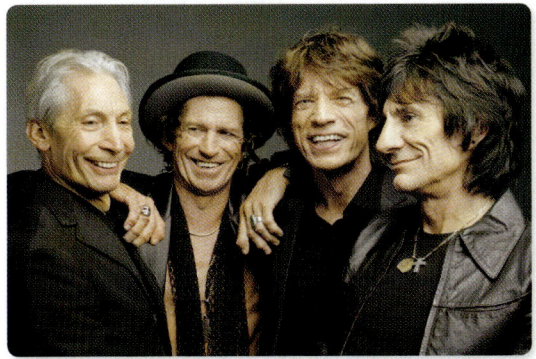

Abb. 1 Die Rolling Stones, 60 Jahre und kein bisschen leise

Bei anderen alten Menschen treten vermehrt gesundheitliche Probleme auf. Ihre sozialen Kontakte werden weniger. Es kommt zu psychischen Veränderungen und zu Demenzen (▶ s. Lernfeld 1.3). Die selbstbestimmte Lebensführung wird mehr und mehr eingeschränkt, sie werden pflegebedürftig.

> **Merke**
> Dies verdeutlicht, dass festgelegte Bilder zur Beschreibung des Alters nicht taugen und insbesondere in der Altenpflege Tätige auf sehr unterschiedliche Fähigkeiten, Bedürfnisse und Lebensentwürfe alter Menschen eingestellt sein müssen.

1.1.2 Altersmodelle

Aus den Vorstellungen über das Alter haben sich Altersmodelle entwickelt. Je nachdem ob man den alten Menschen als passiv und zurückgezogen oder als aktiv und mit Fähigkeiten sieht, ergeben sich unterschiedliche Sichtweisen.

Defizitmodell

Das Defizitmodell geht davon aus, dass der alte Mensch körperliche und geistige Fähigkeiten verliert, die Leistungsfähigkeit und die Anpassungsfähigkeit im Vergleich zu einem jüngeren Menschen nachlassen.

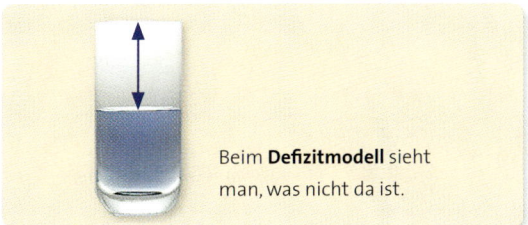

Beim **Defizitmodell** sieht man, was nicht da ist.

Abb. 2 Das Glas ist halb leer

Disengagementmodell

Das defizitäre Denken findet man auch im Disengagementmodell (disengagement, engl. Loslösung). Es geht davon aus, dass der alte Mensch aus dem Erwerbsleben austreten möchte, ein natürliches Bedürfnis nach Ruhe hat und seine körperlichen und geistigen Fähigkeiten nachlassen.

Aktivitätsmodell

Das Aktivitätsmodell besagt, dass der alte Mensch sich ungebraucht und überflüssig fühlt, wenn er keine Aufgaben und nichts zu tun hat. Er muss aktiv am gesellschaftlichen Leben teilhaben und braucht Beschäftigung und soziale Kontakte, um ein zufriedenstellendes Leben führen zu können.

Kompetenzmodell

Das Kompetenzmodell orientiert sich daran, dass der ältere Mensch Fähigkeiten zu geistiger und körperlicher Entwicklung besitzt. Die Fähigkeiten können bis ins hohe Alter gefördert werden, indem man sie übt, z.B. Gedächtnisübungen, Gymnastik oder Umgehensweise mit Erkrankungen.

Durch soziale Kontakte kann der innere Rückzug vermieden werden. Durch Beschäftigung, Aufgaben und Verantwortung bleibt der Mensch Teil der Gesellschaft. Die Einbußen, die er durch seinen altersbedingten Abbau hat, können ausgeglichen werden:

- z. B. durch technische Hilfen, wie Gehilfen, Hörgeräte, Rufsysteme, behindertengerechte Wohnung oder
- durch soziale Hilfen, wie stützende Dienste und geeignete Angebote in der Gemeinde.

Der alte Mensch ist nach diesem Modell nicht weniger, sondern anders leistungsfähig.

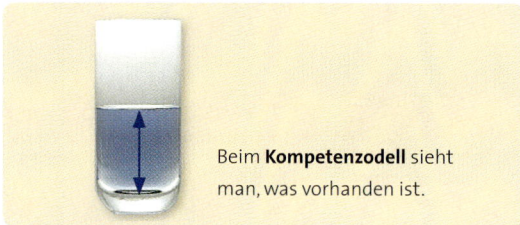

Beim **Kompetenzmodell** sieht man, was vorhanden ist.

Abb. 1 Das Glas ist halb voll

1.1.3 Alterungsprozesse

Das **kalendarische** Alter beginnt mit der Geburt und bezeichnet die Anzahl der Lebensjahre. Es wird auch als **chronologisches** Alter bezeichnet. Das kalendarische Alter ist wichtig für gesellschaftliche Normen. Z. B.: Mit welchem Alter wird man eingeschult? Wann darf man wählen? Mit wie viel Jahren wird das Rentenalter erreicht?

Das kalendarische Alter ist kein Maßstab für geistige oder körperliche Fähigkeiten. Es gibt keine Regel, die besagt, wie ein Gesicht mit 60 Jahren auszusehen hat. Es ist oft sehr schwer, das Alter eines Menschen zu schätzen. Man hat eine ungefähre Vorstellung davon, wie jemand mit 50 Lebensjahren aussehen könnte. Entspricht die Vorstellung nicht dem chronologischen Alter, bezeichnet man den Menschen als jünger aussehend oder auch deutlich vorgealtert. Das chronologische Alter und das biologische Alter stehen oft nicht im Einklang.

Das **biologische** Alter hängt vom jeweiligen körperlichen, geistigen und seelischen Zustand ab. Bei älteren Menschen bestehen oft erhebliche Unterschiede. Es gibt den 90-Jährigen, der körperlich fit und geistig rege ist und ein eigenständiges Leben zu führen vermag und auch den 60-Jährigen, der Hilfe und Pflege benötigt.

Wie alt sind Sie wirklich?

65 Jahre alt sein – und wie 55 aussehen? Warum nicht!

Viele Menschen wirken wesentlich jünger und dynamischer, als sie tatsächlich sind. Trifft dies auch auf Sie zu?

Ermitteln Sie aufgrund von Risikofaktoren, die Ihre Gesundheit beeinflussen, Ihr biologisches Alter.

Abb. 2 Aus einer Werbeanzeige

Das **soziale Alter** zeigt die Zugehörigkeit zu einer bestimmtem Altersstufe. Man ist Kind, Jugendlicher, Erwachsener oder ein alter Mensch. In der Gesellschaft hat jeder eine Vorstellung davon, was normal für die Altersstufe ist. Für manche Dinge ist man zu jung, für andere zu alt. Die Gesellschaft, nicht der Einzelne bestimmt die Zuordnung.

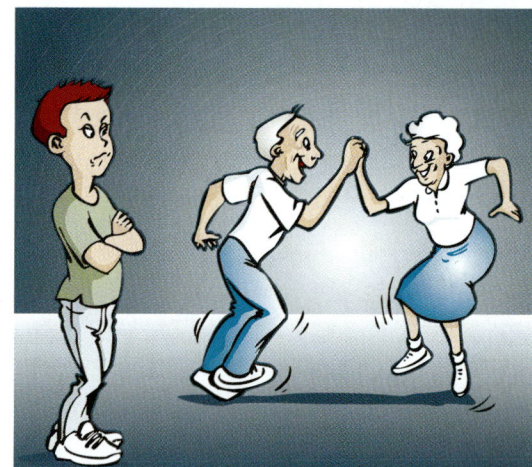

Abb. 3 „Und das in eurem Alter"

Altersbedingte Veränderungen

Das Alter ist keine Krankheit, durch das Altern treten aber unterschiedliche Veränderungen auf. Im Vergleich zu jüngeren Personen werden die mit dem Alter zusammenhängenden Leistungseinbußen deutlich. Sie betreffen biologische, psychische und soziale Veränderungen. Alterungsprozesse lassen sich verlangsamen, jedoch nicht umkehren.

Organfunktionen
Leistung von Herz, Lunge, Niere nimmt ab.

Haut
Erschlaffung der Haut. Die Altershaut zeigt Verdünnung, Faltenbildung, Abnahme des Wasserdrucks und Austrocknung.

Thermoregulation
Fähigkeit, die Körpertemperatur veränderten Außentemperaturen anzupassen, lässt nach.

Stoffwechsel
Energiereserven und Stoffwechselaktivität sind vermindert.

Immunsystem
Abwehrkraft gegen Infektionen sinkt.

Hörvermögen
Abnahme des Hörvermögens, besonders der hohen Töne (Altersschwerhörigkeit)

Sehvermögen
Akkomodationsfähigkeit der Linse nimmt ab (Altersweitsichtigkeit).

Schmecken
Geschmacksempfindung ändert sich, das Durstgefühl lässt nach.

Gelenke
Belastung führt zur Arthrose.

Knochen
Verminderung der Knochendichte, erhöhte Frakturanfälligkeit (Osteoporose)

Muskeln
Muskelmasse nimmt ab und wird durch Fettanteile ersetzt. Die körperlichen Kräfte lassen nach.

Fortpflanzung
Frau: nach den Wechseljahren keine Bildung von befruchtungsfähigen Eizellen. Mann: Fruchtbarkeit sinkt, ist aber bis ins hohe Lebensalter erhalten.

Geistige Veränderungen
● Arbeitsgedächtnis lässt nach, die Merkfähigkeit verändert sich.
● Geschwindigkeit der Informationsaufnahme nimmt ab und die Verarbeitung ist verlangsamt.

Abb. 1 Anatomische und physiologische Veränderungen im Alter

Diese Einschränkungen führen jedoch nicht zwangsläufig zu einer Verminderung der Lebensqualität. Wenn sie angenommen und ins Leben einbezogen werden, bleibt die Alltagskompetenz erhalten.

Die Veränderungen im Alter beruhen auf unterschiedlichen Faktoren:

Genetische Faktoren
● Die Zellen können sich nicht unbegrenzt teilen, jede Zelle hat ein gentypisches Alterungsprogramm.

Chemische Faktoren
● Durch den Stoffwechsel der Zellen entstehen aggressive Verbindungen. Diese freien Radikalen schädigen Zellen und bewirken das Altern.

Umweltfaktoren
● UV-Strahlent oder Chemikalien beeinflussen die Alterung.

Persönliche Faktoren
● Falsche Ernährung, Rauchen, übermäßiger Alkoholgenuss, geistige Trägheit, Bewegungsmangel, schwere körperliche Arbeit sowie psychischer Stress und mangelnde soziale Kontakte beschleunigen den Alterungsprozess.

Es gibt Möglichkeiten, das Alter aktiv zu gestalten und die Einschränkungen nicht passiv hinzunehmen und zu ertragen. Dazu gehören:

● ausgewogene Ernährung,
● regelmäßige sportliche Aktivitäten,
● regelmäßige geistige Aktivitäten,
● Aufgaben und Ziele für den Lebensabend,
● soziale Kontakte,
● im Umgang mit Krankheiten selbst etwas zur Verbesserung zu tun,
● selbstbewusst aufzuzeigen, wann und wo man Hilfe benötigt und wann nicht.

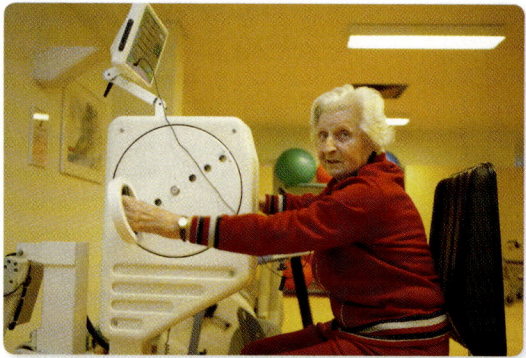

Abb. 1 Regelmäßige sportliche Aktivitäten

1.1.4 Altersentwicklung

Die Lebenserwartung betrug in Deutschland um 1900 etwa 45 Jahre. Ein Mädchen, das heute geboren wird, kann hingegen mit einer Lebenserwartung von 81,5 Jahren, ein Junge mit 75,9 Jahren rechnen.

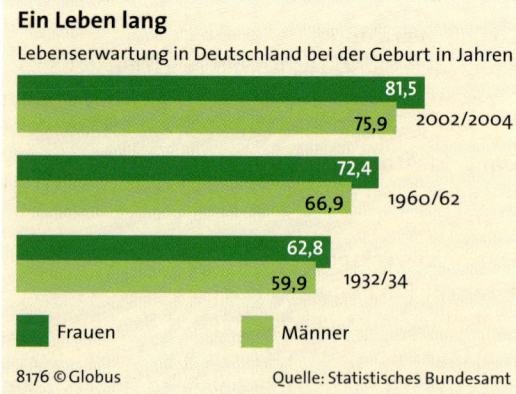

Ein Leben lang
Lebenserwartung in Deutschland bei der Geburt in Jahren

81,5
75,9 2002/2004

72,4
66,9 1960/62

62,8
59,9 1932/34

■ Frauen   ■ Männer

8176 © Globus   Quelle: Statistisches Bundesamt

Abb. 2 Lebenserwartung

Die kontinuierliche Verlängerung der Lebenszeit hat verschiedene Gründe: den medizinischen Fortschritt, die ausreichende Ernährung und die Veränderung der Arbeitsbedingungen.

In der Medizin wurden und werden neue Medikamente entwickelt. Z. B. konnten mithilfe von Impfungen die Kindersterblichkeit und mithilfe von Antibiotika die Sterblichkeit an Infektionskrankheiten deutlich gesenkt werden. Verbesserte Hygienemaßnahmen wie Sterilisation, Desinfektion, der Bau von Trinkwasserleitungen und Kanalisation trugen zur Einschränkung von Seuchen bei.

Eine ausreichende und gesundheitsfördernde Ernährung bewahrt heute die Menschen vor Mangelzuständen.
Die Verkürzung der Arbeitszeit und die Verringerung schwerer körperlicher Arbeit belasten den Organismus weniger als früher.

Durch die steigende Lebenserwartung erhöht sich der Anteil älterer Menschen an der Gesamtbevölkerung.

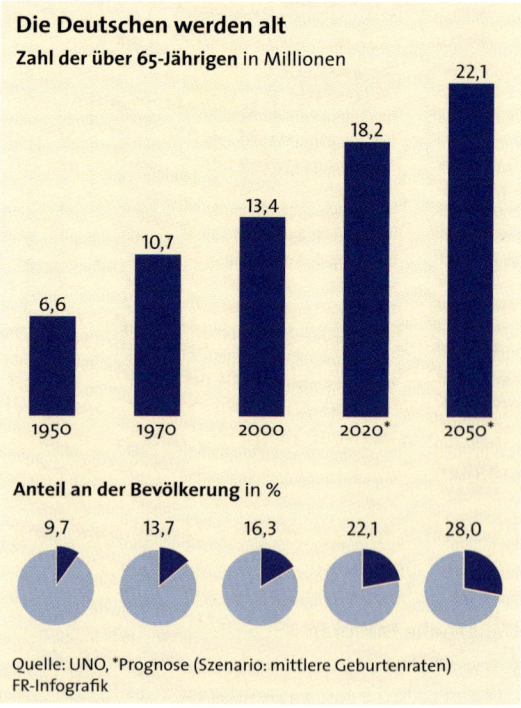

Die Deutschen werden alt
Zahl der über 65-Jährigen in Millionen

22,1
18,2
13,4
10,7
6,6

1950 1970 2000 2020* 2050*

Anteil an der Bevölkerung in %

9,7   13,7   16,3   22,1   28,0

Quelle: UNO, *Prognose (Szenario: mittlere Geburtenraten)
FR-Infografik

Abb. 3 Die Deutschen werden alt

Immer mehr Menschen werden **hochaltrig**. Als hochaltrig bezeichnet man Menschen, die 80 Jahre und älter sind.
1950 waren 1,0 % der Bevölkerung hochaltrig, 1970 2,0 %, 1990 3,8 % und 2003 bereits 4,2 %.

Gleichzeitig geht die **Geburtenrate** in Deutschland zurück. Heute bringt eine Frau im Durchschnitt 1,36 Kinder zur Welt. Es stehen immer weniger Kinder immer mehr alten Menschen gegenüber.
Die grafische Darstellung des **Altersaufbaus** ähnelte 1910 einer Pyramide. Es wurden viele Kinder geboren, nur 5 % der Bevölkerung waren über 60 Jahre alt.

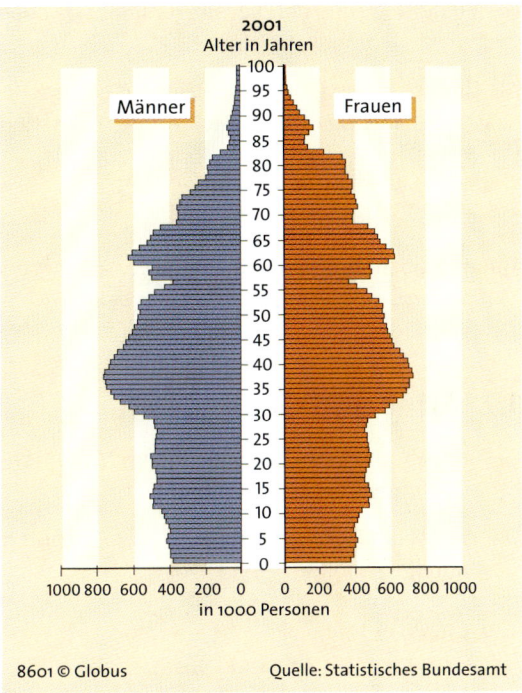

Abb. 2 Tannenbaum von 2001

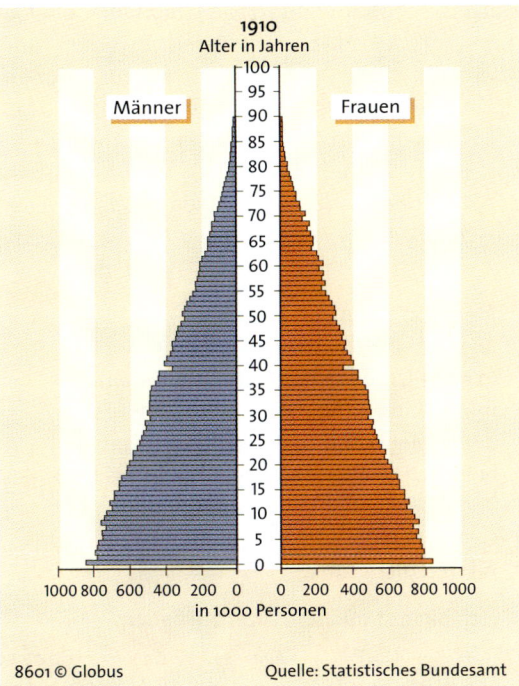

Abb. 1 Pyramide von 1910

Heute ähnelt sie einem Tannenbaum. Es werden wenig Kinder geboren, die alten Menschen leben länger. Einschnitte in der Bevölkerungszahl gab es durch die beiden Weltkriege. In den 1960er Jahren gab es den „Babyboom" und danach wieder einen Einschnitt durch den so genannten Pillenknick.

Für das Jahr 2050 rechnet man mit weiteren Veränderungen. Dann gehören die Babyboom-Kinder zu den Alten, bei kontinuierlich niedriger Kinderzahl.

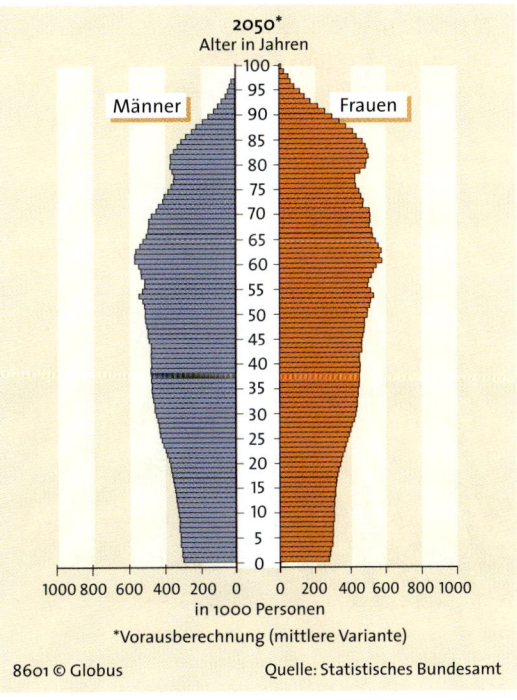

Abb. 3 Pilz von 2050

Neben der Alterung der Bevölkerung gibt es noch weitere Veränderungsprozesse.

Als **Singularisierung** bezeichnet man die Tatsache, dass viele alte Menschen alleine leben. Sie sind verwitwet, haben keine Angehörigen oder die Angehörigen wohnen weit weg. Viele möchten auch allein und selbstbestimmt leben.

Frauen haben eine längere Lebenserwartung als Männer und viele Männer sind in den beiden Welt-

kriegen gestorben. Deshalb besteht die Gruppe der alten Menschen zu zwei Dritteln aus Frauen. Man spricht von **Feminisierung** des Alters.

Zusätzlich steigt der Anteil an älteren **Migranten**. 1985 waren 2,5 % Ausländer älter als 65, 2030 werden es ca. 29 % sein. Die ehemaligen so genannten Gastarbeiter bleiben häufig in Deutschland. Ihre Heimat ist ihnen fremd geworden und ihre Kinder sind in Deutschland aufgewachsen und leben hier.

1.2 Alter und Gesundheit

Gesundheit und Krankheit sind Zustände menschlichen Befindens und Verhaltens.

Die Weltgesundheitsorganisation (WHO) definiert Gesundheit wie folgt:

Definition

„Gesundheit, ein Zustand vollständigen körperlichen, seelischen und sozialen Wohlbefindens und nicht nur die Abwesenheit von Krankheit, ist ein fundamentales Menschenrecht. Das Erreichen des höchstmöglichen Niveaus von Gesundheit ist eines der wichtigsten sozialen Ziele weltweit, dessen Realisierung den Einsatz von vielen anderen sozialen und wirtschaftlichen Sektoren und nicht allein des Gesundheitswesens erfordert."

Declaration of Alma Ata, § 1, 1978

Nach dieser Definition ist die Gesundheit ein Idealzustand, der praktisch nie erreicht werden kann. Allerdings ist die Definition hilfreich zur Zielorientierung. Jeder Mensch empfindet sein körperliches, seelisches und soziales Wohlbefinden anders.

Die Bedeutung der Gesundheit wird oft erst im zunehmenden Alter mit seinen alterstypischen Einschränkungen erkannt.

**Meist zufrieden, oft aktiv –
wie sich alte Menschen sehen**

In einer Untersuchung des Bundesfamilienministeriums (Alterssurvey 2004) wurden ältere Menschen zu ihrer Lebenssituation befragt. Die Einschätzung zeigte, dass trotz Verlusterlebnissen und wachsender Gebrechen die Lebenszufriedenheit bei den Älteren nicht sank.

„Ich bin mit meinem Alter zufrieden."

eher ja 52 %	eher ja 46 %	eher ja 45 %
ja 32 %	ja 42 %	ja 38 %
40–50 Jahre	55–69 Jahre	70–85 Jahre

Abb. 2 Lebenszufriedenheit (Quelle: Ärztezeitung, 05.08.05)

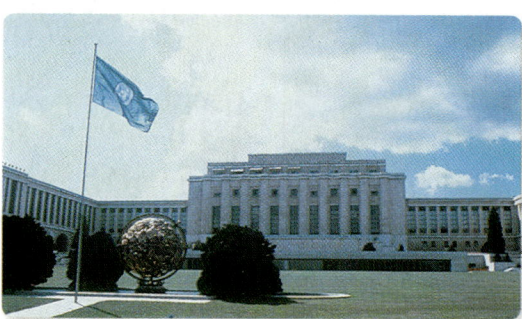

Abb. 1 Sitz der Weltgesundheitsorganisation in Genf (WHO = World Health Organization); die WHO ist eine Sonderorganisation der UN (United Nations), also der Vereinten Nationen

1.3 Alter und Krankheit

> **Definition**
>
> Krankheit ist eine Störung der körperlichen, geistigen oder seelischen Funktionen. Die Störung beeinflusst die Leistungsfähigkeit und / oder das Wohlbefinden eines Menschen. Sie wird subjektiv unterschiedlich erlebt.

Durch die verringerte Anpassungs- und Widerstandsfähigkeit des Organismus erhöht sich im Alter das Krankheitsrisiko. Besonders das Herz-Kreislauf-System und der Bewegungsapparat sind betroffen. Chronische Erkrankungen nehmen zu. Durch die andauernde Einschränkung der Körperfunktionen muss der alte Mensch sein Leben dauerhaft umstellen, z.B. bei Diabetes mellitus. Oft bestehen auch mehrere Erkrankungen nebeneinander (Multimorbidität). Beispielsweise tritt eine Minderung der Herzleistung gleichzeitig mit einer Fettstoffwechselstörung, einer Arthrose und Bluthochdruck auf (▶ s. Lernfeld 1.3). Chronische Erkrankungen und Multimorbidität bestimmen zunehmend das Leben, belasten seelisch und verringern oft die sozialen Kontakte.

1.4 Alter und Behinderung

Befasst man sich mit Behinderung, steht die Frage der Auswirkungen auf die Lebensgestaltung im Vordergrund. Betrachtet werden dabei die individuellen Auswirkungen von Krankheit und die Faktoren, die darauf Einfluss nehmen. Die WHO hat hierfür eine Klassifikation entwickelt. Sie wurde am 22. Mai 2001 international eingeführt.

Die **Internationale Klassifikation der Funktionsfähigkeit, Behinderung und Gesundheit (ICF)** ist einerseits eine Konzeption zum Verständnis von Gesundheit, andererseits ein Schema zur Klassifikation und Kodierung der verschiedenen Komponenten mit dem Zweck, eine gemeinsame „Sprache" zu entwickeln.
Die ICF besteht aus den Teilbereichen
- Funktionsfähigkeit und Behinderung sowie
- Kontextfaktoren.

Funktionsfähigkeit ist dabei ein Oberbegriff für körperliche Funktionen und Strukturen, Aktivitäten und Teilhabe. Er beschreibt den möglichen Umgang eines Menschen mit dem Leben, mit sich und den anderen.

Behinderung ist ein Oberbegriff für Schädigungen und Beeinträchtigungen der Aktivitäten und Teilhabe. Er beschreibt die Einschränkungen des Umganges des Menschen mit dem Leben, mit sich und den anderen.

> **Beispiel**
>
> Die sozialen Beziehungen von Frau K. sind eingeschränkt, da sie nur noch mit Hilfe aus dem Haus kann.

Kontextfaktoren stellen den Lebenshintergrund eines Menschen dar, aufgeteilt in auf die Person selbst bezogene Faktoren und Umweltfaktoren. Kontextfaktoren können sich als fördernd oder hemmend bei der Lebensgestaltung auswirken. Die Systematik der ICF findet sich z.B. im Sozialgesetzbuch wieder.

> **Merke**
>
> Menschen sind behindert, wenn ihre körperliche Funktion, geistige Fähigkeit oder seelische Gesundheit mit hoher Wahrscheinlichkeit länger als sechs Monate von dem für das Lebensalter typischen Zustand abweichen und daher die Teilhabe am Leben in der Gesellschaft beeinträchtigt ist.
> (§ 2 Sozialgesetzbuch IX)

Eine Behinderung bedeutet also nicht zuerst, dass man körperliche, geistige oder seelische Einschränkungen hat, sondern dass man durch die Einschränkungen beeinträchtigt ist, am normalen sozialen Leben teilzunehmen.

1.5 Alter und Pflegebedürftigkeit

Die häufigsten Wünsche für das Leben im Alter sind Gesundheit und Unabhängigkeit. Die meisten Menschen haben Angst davor, pflegebedürftig zu werden, denn das bedeutet: die Selbstständigkeit zu verlieren, abhängig von anderen Menschen zu werden bzw. auf fremde Hilfe angewiesen zu sein.

> **Merke**
>
> Pflegebedürftig sind Personen, die wegen einer körperlichen, geistigen oder seelischen Krankheit oder Behinderung für die gewöhnlichen und regelmäßig wiederkehrenden Verrichtungen im Ablauf des täglichen Lebens auf Dauer, voraussichtlich für mindestens sechs Monate, in erheblichem Umfang oder höherem Maße der Hilfe bedürfen.
> (§ 14 SGB XI)

Von der Pflegebedürftigkeit sind in der Regel Hochaltrige betroffen. Der größere Teil der Pflegebedürftigen wird zu Hause betreut, oft mit der Hilfe eines ambulanten Pflegedienstes. Ende 2004 wurden ca. 1,3 Millionen pflegebedürftige Menschen in Privathaushalten und ca. 630 000 in Pflegeheimen versorgt. Die Pflege übernehmen in der Regel die Frauen der Familie: Ehefrauen, Töchter und Schwiegertöchter. Bedingt durch die Hochaltrigkeit der Pflegebedürftigen sind die Pflegenden oft selbst schon älter. Wegen der beschriebenen Veränderungen im Altersaufbau der Gesellschaft muss häusliche Pflege daher zunehmend durch Pflegedienste geleistet werden.

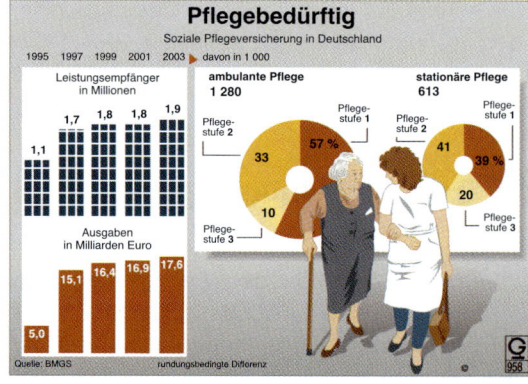

Abb. 1 Pflegebedürftigkeit

Aufgaben

1. Erklären Sie die Unterschiede zwischen kalendarischem, biologischem und sozialem Alter.

2. Welche anatomischen und physiologischen Veränderungen im Alter kennen Sie und welche Faktoren beeinflussen den Alterungsprozess?

3. Belegen Sie anhand von statistischen Daten die These: „Die Deutschen werden alt."

4. Wie definiert die WHO den Begriff „Gesundheit"?

5. Lesen Sie von Bertolt Brecht die Kurzgeschichte: „Die unwürdige Greisin" (www.carelounge.de). Welche Vorstellungen vom Alter haben die Kinder der „unwürdigen Greisin"?

6. Diskutieren Sie die Bedeutung der verschiedenen Altersmodelle für den Pflegealltag.

7. Was bedeutet die Singularisierung, die Feminisierung und der Anstieg der älteren Migranten für die Pflege?

8. Tauschen Sie Ihre Gedanken über die physische, psychische und soziale Situation der pflegenden Frauen aus.

2 Konzepte, Modelle und Theorien der Pflege

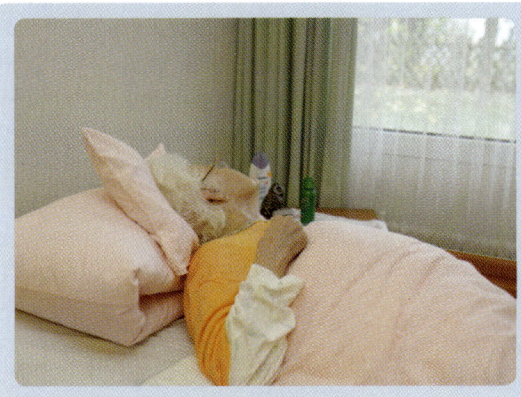

Der Satz „Die Pflegende muss so handeln, wie der Betroffene es tun würde, wenn er dazu in der Lage wäre" wurde von der Pflegetheoretikerin Virginia Henderson geprägt.

Frau Baum ist eine pflegeabhängige Bewohnerin, die nicht mehr spricht und wenige Reaktionen zeigt.

▸ Wie gestalten Sie die Pflege und das Umfeld, wenn Sie sich an dem Satz von V. Henderson orientieren? Tauschen Sie Ihre Meinungen aus.

2.1 Was ist Pflege?

Die Frage „Was ist Pflege?" beschäftigt die Pflegetheoretikerinnen und ist der Forschungshintergrund für Konzepte, Modelle und Theorien in der Pflege.

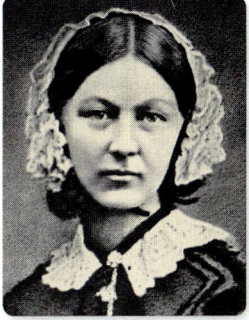

Abb. 2
Florence Nightingale, 1820 bis 1910

Seit den 1950er Jahren wird in Amerika die Pflege erforscht und Pflegetheorien werden entwickelt.

Abb. 1 Krankenpflege ist eine Kunst

Die ersten Beschreibungen von Pflege wurden von **Florence Nightingale** 1859 in ihrem „Ratgeber für Gesundheits- und Krankenpflege" veröffentlicht. Speziell durch ihre Erfahrungen im Krimkrieg sah sie Zusammenhänge zwischen Umfeld, praktischer Pflege, dem Kranken und der Pflegeperson. Sie führte aus, die Krankenschwester müsse die Umgebung eines kranken Menschen so gestalten, dass die Natur ihn heilen könne. Dazu benötige er vor allen Dingen frische Luft, Licht, Reinlichkeit, Ruhe, richtige Nahrung und sauberes Wasser. Zu den Aufgaben der Pflege gehöre es außerdem, die Schmerzen und Leiden des Kranken zu lindern. Der Mensch müsse sich wohl fühlen, damit er seine eigenen Kräfte zur Heilung nutzen könne.

1960 stellte **Virginia Henderson** ihr Pflegemodell vor. Es wurde zum bekanntesten Modell und Henderson zur Vordenkerin der modernen Krankenpflege. Zum ersten Mal werden **Grundbedürfnisse**, die jeder Mensch hat, aufgeführt. Die biologischen Grundbedürfnisse stehen bei ihr im Vordergrund, aber sie geht auch auf psychologische und soziale Bedürfnisse des Menschen ein.

- Normal atmen
- Angemessen essen und trinken
- Abfallprodukte des Körpers ausscheiden
- Sich bewegen und eine geeignete Körperhaltung bewahren
- Schlafen und ruhen

- Passende Kleidung aussuchen, sich an- und ausziehen
- Die Körpertemperatur im Normalbereich halten
- Den Körper sauber und gepflegt halten
- Schäden aus der Umgebung vermeiden können und anderen keinen Schaden zufügen
- Mit anderen kommunizieren
- Seinen Glauben ausüben
- Eine befriedigende Arbeit ausüben
- Spielen oder an Unterhaltungen teilhaben
- Lernen, entdecken und Neugierde befriedigen

Abb. 1 Grundbedürfnisse nach Henderson

In den 1970er Jahren entwickelte **Nancy Roper** in England das erste europäische Pflegemodell.

Während in Amerika die Pflegeausbildung seit den 1950er Jahren an Hochschulen stattfindet und somit Pflegeforschung möglich ist, bietet sich in Deutschland erst in den letzten Jahren, seit der Einrichtung von Pflegestudiengängen, die Möglichkeit zur Forschung in der Pflege.

Seit den 1990er Jahren gibt es das erste deutsche Pflegemodell von **Monika Krohwinkel** (▶ s. Kap. 3).

2.2 Pflegewissenschaftliche Begriffe

Pflegetheorien, Pflegemodelle und Pflegekonzepte dienen der Darstellung der Pflege. Sie helfen, Pflegewissen einzuordnen.
Im Folgenden sollen die Begriffe erläutert werden.

Pflegetheorien

Pflegetheorien beschreiben und erklären, was Pflege ist und bilden somit die Grundlage für die Pflege als eigenständiges Berufsbild. Sie orientieren sich an den Wissenschaften der Soziologie, Psychologie, Philosophie oder Medizin und haben den Anspruch, dass sie wissenschaftlich überprüft und erforscht werden können.

Pflegetheorien unterscheiden sich darin, inwieweit sie eher theoretisch oder mehr praktisch ausgerichtet sind.

Theorien großer Reichweite sind abstrakt und allgemein gehalten. Sie bilden den Rahmen, an dem sich das pflegerische Handeln orientieren kann, also einen theoretischen Hintergrund. Sie zeigen Regeln auf, wie Pflege einheitlich und idealtypisch aussehen kann und tragen weniger zur Problemlösung im Pflegealltag bei. Sie sind nicht direkt für die Pflege umsetzbar.

Theorien mittlerer Reichweite zeigen Möglichkeiten für die Gestaltung des Pflegeprozesses auf, in dem sie Pflegevorgänge konkret beschreiben und erklären. Sie sind weniger abstrakt und in der Praxis umsetzbar.

Theorien geringer Reichweite beziehen sich auf einen Ausschnitt der Pflege, ein bestimmtes Pflegephänomen, z. B. Schmerz, Dekubitus. Sie zeigen das direkte pflegerische Handeln auf und legen konkret fest, was zu tun ist, um das Pflegeziel zu erreichen.

Pflegetheorien bilden den wissenschaftlichen und theoretischen Hintergrund für Pflegemodelle. Oft werden deshalb die Begriffe Theorie und Modell synonym verwendet.

Pflegemodelle

Ein Pflegemodell ist ein Muster oder ein Entwurf davon, wie Pflege aussehen kann. Es zeigt verschiedene Handlungen auf und gibt eine Richtung vor, wie Pflege geplant und durchgeführt werden kann.
Pflegemodelle unterscheiden sich in ihrer Ausrichtung.

Bedürfnismodelle

Jeder Mensch hat Bedürfnisse, die er jedoch bei einer Erkrankung nicht selbst befriedigen kann. Den hiermit verbundenen Einschränkungen wird durch pflegerische Tätigkeiten entgegengewirkt.

● Modelle, die ihren Schwerpunkt darauf legen, was die Pflegeperson tun muss, um dem Menschen bei der Befriedigung der Bedürfnisse zu helfen, nennt man deshalb Bedürfnismodelle.

Die Modelle von Roper et al. und Orem zählen zu den Bedürfnismodellen.

Interaktionsmodelle

Pflege ist ein zwischenmenschlicher Prozess zwischen einer Person, die Hilfe benötigt und einer anderen Person, die Hilfe geben kann. Die Pflegeperson und der Betroffene beeinflussen sich wechselseitig und treten miteinander in Beziehung.

● Modelle, bei denen nicht die Frage im Vordergrund steht, was getan werden muss, sondern wie es getan werden muss, nennt man Interaktionsmodelle.

Ergebnismodelle

Durch Krankheit werden das Gleichgewicht im Menschen und das Gleichgewicht zur Umwelt gestört.

● Modelle, bei denen der zentrale Punkt das Ergebnis der Pflege ist, wie die Pflege den Betroffenen helfen kann, wieder ins Gleichgewicht zu kommen, nennt man Ergebnismodelle.

Pflegekonzepte

Pflegemodelle setzen sich aus einzelnen Bausteinen, den Konzepten zur Pflege, zusammen.

Die **Schlüsselkonzepte** sind dabei die Leitbilder, Grundgedanken und Entwürfe der Pflege.

Schlüsselkonzepte machen Aussagen:

● zum **Menschen**. Z.B.: Welche Bedürfnisse hat ein Mensch?
● zu **Gesundheit oder Krankheit**. Z.B.: Wann ist jemand gesund, krank oder pflegebedürftig? Welchen Grund gibt es für das pflegerische Eingreifen?
● zur **Umgebung**. Z.B.: Welchen Einfluss hat die Umgebung auf den Menschen?

● zur **Pflege**. Z.B.: Unter welchen Gesichtspunkten erfolgt die Einschätzung des Pflegebedürftigen, die Zielsetzung und Planung der Pflege? Wie sind die Schwerpunkte des pflegerischen Handelns, die Bewertung der Pflege? Welche Möglichkeiten hat die Pflegeperson? Berät sie, fördert sie, unterstützt sie?

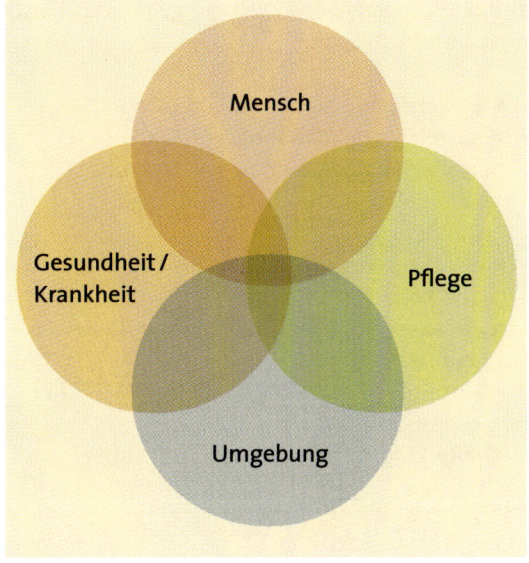

Abb. 1 Die Schlüsselkonzepte der Pflege

Bei aller Unterschiedlichkeit der einzelnen Modelle gibt es doch inhaltliche Gemeinsamkeiten, die in der Pflege eine zentrale Rolle spielen. Allen Modellen ist gemeinsam:

● die Orientierung am individuellen Bedarf des Pflegebedürftigen,
● die umfassende Betrachtung,
● die Ausrichtung der Pflege an einem festgestellten Bedarf und
● die Forderung nach Professionalität in der Pflege.

2.3 Das Pflegemodell nach Dorothea Orem

1971 veröffentlichte Dorothea Orem ihr Pflegemodell. Sie prägte den Begriff der Selbstpflege.

Orem geht davon aus, dass jeder Mensch sich selbst pflegen kann und will und dabei Handlungen zur Erhaltung seines Wohlbefindens und seiner Gesundheit durchführt. Dazu müssen bestimmte Dinge gegeben sein, so genannte Selbstpflegeerfordernisse.

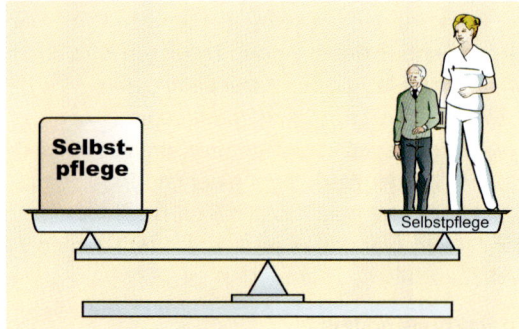

Abb. 2 Das vollständig kompensatorische System

- ausreichende Aufnahme von Luft
- ausreichende Aufnahme von Wasser
- ausreichende Aufnahme von Nahrung
- zufriedenstellende Ausscheidungsfunktionen
- ein ausgewogenes Verhältnis von Aktivität und Ruhe
- ein ausgewogenes Verhältnis von Alleinsein und Geselligkeit
- Verhütung von Gefahren, die den Menschen bedrohen
- Entwicklung innerhalb sozialer Gruppen

Abb. 1 Selbstpflegeerfordernisse nach Orem

Wenn aufgrund des Alters, des Entwicklungsstandes oder einer Erkrankung die Selbstpflegeerfordernisse nicht selbst gedeckt werden können, besteht ein Selbstpflegedefizit. Angehörige oder das soziale Umfeld können ein bestehendes Selbstpflegedefizit möglicherweise auffangen. Professioneller Pflegebedarf besteht, wenn die Fähigkeiten zur Selbstpflege nicht mehr ausreichen oder nicht mehr vorhanden sind.

Jedoch ist bei Orem der Betroffene kein passiver Empfänger von Pflegeleistungen, er bestimmt selbst, was er braucht. Pflege wird ergänzend tätig.

Die Pflege kann dabei über drei Systeme Pflegehandlungen an den Bedarf des Betroffenen anpassen:

Das **vollständig kompensatorische** System:
- Die Pflege kompensiert die Unfähigkeit des Betroffenen Selbstpflege zu leisten völlig und übernimmt alle erforderlichen Handlungen.

Das **teilweise kompensatorische System**:
- Die Pflege kompensiert die Selbstpflegeeinschränkungen des Betroffenen. Sie hilft ihm nur da, wo es erforderlich ist. Der Betroffene leistet den möglichen Teil der Selbstpflege und akzeptiert die Hilfe der Pflegekraft.

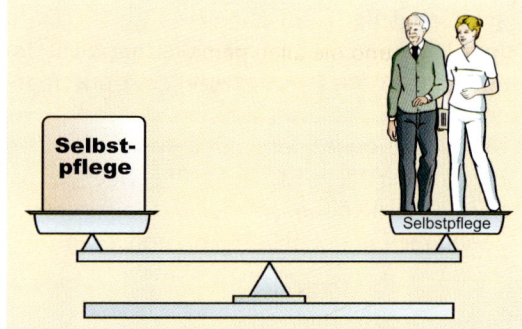

Abb. 3 Das teilweise kompensatorische System

Das **unterstützend-erzieherische** System:
- Der Betroffene erreicht die Fähigkeit zur Selbstpflege. Die Pflege steuert Übungen und entwickelt mit dem Betroffenen zusammen entsprechende Selbstpflegehandlungen, z.B. Unterstützung im Umgang mit Diabetes.

> **Merke**
>
> Das Ziel von Orem ist die Wiederherstellung von Gesundheit und Wohlbefinden oder die Erreichung einer Anpassung an Behinderung.

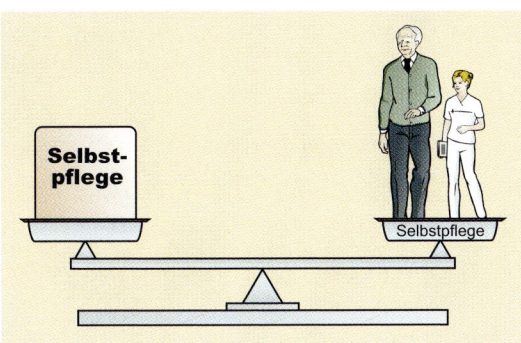

Abb. 1 Das unterstützend-erzieherische System

Orem zeigt dabei folgende Pflegemethoden auf:

- Für jemanden etwas tun.
- Jemanden führen oder leiten.
- Jemanden unterstützen.
- Eine Umgebung schaffen, die die persönliche Entwicklung und die Fähigkeit fördert, erforderliche Handlungen zu vollbringen.
- Jemanden lehren oder belehren.

2.4 Das Pflegemodell nach Nancy Roper et al.

1980 stellten Nancy Roper, Winifred Logan und Allison Tierney das „Modell des Lebens" als erstes europäisches Pflegemodell vor.

Jeder Mensch führt Aktivitäten aus, die man beobachten kann und die allen gemeinsam sind. Diese Verhaltensweisen nennen Roper, Logan und Tierney **Lebensaktivitäten** (LA). Die Lebensaktivitäten sind die Basis des Modells.

- Für eine sichere Umgebung sorgen
- Kommunizieren
- Atmen
- Essen und trinken
- Ausscheiden
- Sich sauber halten und kleiden
- Die Körpertemperatur regulieren
- Sich bewegen
- Arbeiten und spielen
- Sich als Mann oder Frau fühlen und verhalten
- Schlafen
- Sterben

Abb. 2 Lebensaktivitäten nach Roper

Ein Mensch unterscheidet sich vom anderen dadurch, wie er seine Lebensaktivitäten ausführt, wie oft er sie ausführt, wo er sie ausführt, wann er sie ausführt, warum er sie ausführt, was er über sie weiß, welche Überzeugungen und welche Haltung er ihnen gegenüber hat.

Zwischen den einzelnen Lebensaktivitäten gibt es eine enge Wechselbeziehung. Z.B. sind „Essen und Trinken" oder „Arbeiten und Spielen" ohne „Kommunikation" weniger angenehm.

Ein Mensch hat unterschiedliche Möglichkeiten sich zu verhalten.

- Er kann sich vorbeugend verhalten, indem er z.B. einen warmen Mantel anzieht, damit er im Winter draußen nicht friert.
- Er kann sich sichernd oder das Leben erleichternd verhalten, indem er z.B. beim Autofahren einen Gurt anlegt, damit er nicht schwer verletzt wird, wenn er einen Unfall hat.
- Er kann sich zielstrebig verhalten: Beispielsweise bildet er sich fort, um im Berufsleben bestehen zu können.

Die Lebensaktivitäten jedes Menschen liegen innerhalb einer Spanne von völliger Unabhängigkeit bis zu völliger Abhängigkeit. Nach Roper et al. hat er dabei das Bestreben, eine maximale Unabhängigkeit zu erreichen.

Für die Unabhängigkeit bzw. Abhängigkeit spielt das Lebensalter eine große Rolle.

Ein Säugling ist bei seiner Ernährung vollständig von seinen Eltern abhängig, während sich ein Erwachsener selbstständig ernähren kann und ein sehr alter Mensch u. U. wieder Hilfe benötigt.

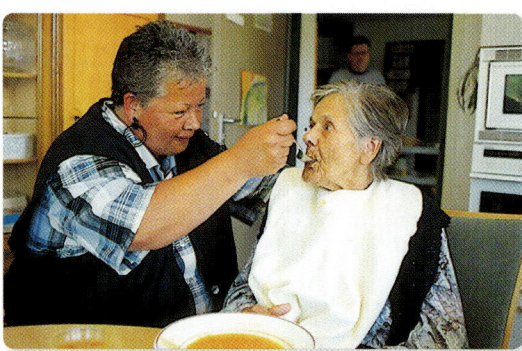

Abb. 1 Die Abhängigkeit eines alten Menschen

Wirken Faktoren von außen auf die Lebensaktivitäten ein, kann sich der Grad der Unabhängigkeit bzw. Abhängigkeit ändern, siehe Tab. 1.

Es besteht Pflegebedarf, wenn der Betroffene die Lebensaktivitäten nicht mehr selbst durchführen kann.

Die Pflegekraft wirkt dabei beratend, begleitend, unterstützend, anleitend, helfend und das Wohlbefinden fördernd.

Merke

Das pflegerische Ziel bei Roper et al. ist, dem Betroffenen die Situation zu erleichtern, Gefahren vorzubeugen, die Selbstständigkeit zu unterstützen und die Abhängigkeit zu verringern.

Faktoren	Beispiel
Körperliche Faktoren	Zum Essen benötigt man ein funktionstüchtiges Gebiss.
Psychologische Faktoren	Wenn man alleine isst, schmeckt das Essen nicht.
Soziokulturelle Faktoren	Man hungert, um eine Idealfigur zu haben.
Umgebungsabhängige Faktoren	Jede Landschaft hat ihre typischen Gerichte.
Politisch-ökonomische Faktoren	In vielen Ländern sterben Menschen an Unterernährung.

Tab. 1 Faktoren, die auf die Lebensaktivitäten einwirken

2.5 Das Pflegemodell nach Erwin Böhm

Erwin Böhm, ein österreichischer Pflegeforscher, entwickelte das psychobiografische Pflegemodell und stellte es 1999 vor. Es ist konzipiert für verhaltensauffällige alte Menschen mit Demenz.

Danach ist der Mensch ein selbstbestimmtes Wesen. Körper, Geist und Seele stehen im Zusammenhang und wirken aufeinander. Nach Böhm wird das Handeln des Menschen bestimmt

- durch die Noopsyche (noos, gr. Verstand), die sich die Welt über den Geist erklärt,
- durch die Thymopsyche (thymos, gr. Gemüt), die sich die Welt über das Gefühl erklärt,
- und durch die Biografie, die durch den Lebensraum, in dem ein Mensch sich aufhält, seine Bedürfnisse und Interessen, seine Lebenserkenntnisse und die Erfahrungen, die er im Alter macht, geprägt wird.

Böhm geht davon aus, dass der Mensch in seinen ersten 25 Lebensjahren durch die Lebensereignisse geprägt wird und Strategien für sein Verhalten lernt. Der Mensch lebt in der Interaktion mit anderen Menschen und der Umgebung. Sie beeinflussen sich gegenseitig. Dadurch werden nach dem Modell Mensch und Umgebung kontinuierlich verändert.

Gesundheit wird definiert als Zustand optimaler Leistungsfähigkeit zur Erfüllung von Rollen und Aufgaben. Krankheit bedeutet demnach, dass ein Mensch nicht mehr in der Lage ist, seine dem Alter entsprechenden Aufgaben durchzuführen.
Als hauptsächliche Krankheit im Alter wird eine Störung der Seele durch

- den Ausfall von Selbstheilungskräften (z. B. Wollen, Wille),
- den Ausfall eines stabilen Selbstbildes,
- den Ausfall eines Teils des gewohnten Lebensstils,
- den Verlust der Fähigkeit, mit schwierigen Situationen umgehen zu können, sowie
- Unter- oder Überforderung angenommen.

Nach Böhm kann der verhaltensauffällige alte Mensch diese Situationen nicht mehr bewältigen und entwickelt sich zurück in frühere Verhaltensweisen (Regression). Er fällt von der rationalen, kognitiven Welt in eine Gefühlswelt zurück.
Der Schwerpunkt der Pflege liegt folgerichtig bei der Seelenpflege, nicht bei Hygiene, Sicherheit oder Ordnung.
„Vor den Beinen muss die Seele bewegt werden."
Die Pflege orientiert sich am Gefühlsleben, berücksichtigt alte Gewohnheiten und die persönlichen Strategien, mit denen der Mensch sein Leben bewältigt hat.
„Das Ziel ist aufleben und nicht aufgehoben sein."
Die Pflege bezieht sich in ihrem Umgang mit den Pflegebedürftigen auf die Zeit ihrer Prägung (die ersten 25 Lebensjahre eines Menschen).
Daher wird zusätzlich in der Einschätzungsphase (▶ s. Lernfeld 1.2, Kap. 2) die **Psychobiografie** erhoben. Dabei geht es nicht um die Ermittlung des Lebenslaufs, sondern um eine Erhebung aus der Sicht der Thymopsyche. Folgende Fragen werden gestellt:

- Was hat den Menschen geprägt?
- Was war dem Menschen wichtig?
- Was hat ihn in seinem Leben beschäftigt?
- In welchen Situationen wurde er aktiv?
- Welche Fähigkeiten hat er entwickelt, um mit schwierigen Situationen umgehen zu können?
- Was ist „normal" für ihn?

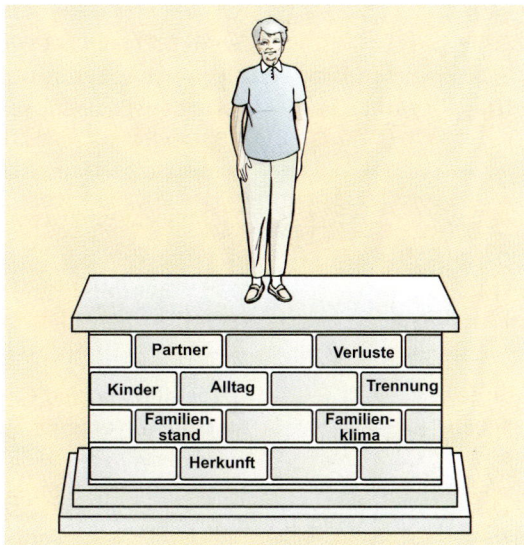

Abb. 1 Themenbereiche der Psychobiografie

Anhand der Beobachtungen und der Biografie (▶ s. Kap. 7) wird gedeutet, welchen Hintergrund das Verhalten des Betroffenen haben könnte. Es werden Fragen gestellt wie: Was fehlt? Was ist anders als früher? Was macht Angst oder Unruhe? Was behindert das Leben?
Das Verhalten wird nach Böhm in Erreichbarkeitsstufen eingeteilt, welche den möglichen Zugang zum Betroffenen (Erreichbarkeit) verdeutlichen, s. Tab. 1, folgende Seite.
Je nach Einordnung in eine der sieben Erreichbarkeitsstufen werden entsprechende pflegerische Maßnahmen geplant. Die Pflegenden haben die Möglichkeiten, durch aktivierende oder re-aktivierende Pflege zu wirken und die Umgebung dem Betroffenen anzupassen.

Bei der **aktivierenden Pflege** werden die Eigenständigkeit und die Eigenverantwortlichkeit so gut es geht erhalten oder aktiviert. Dem Betroffenen sollen keine Verrichtungen abgenommen werden.

Erreichbarkeitsstufen	Mögliche Störungen
Stufe 1: Sozialisation	Der Betroffene befindet sich auf einer für einen Erwachsenen typischen Stufe. Er kann sich durch ein lebenslanges Lernen seiner Kultur, seiner Gesellschaft und deren Normen anpassen.
Stufe 2: Mutterwitz	Der Betroffene redet, „wie ihm der Schnabel gewachsen" ist. Der spontane Ausdruck steht im Vordergrund, nicht vorsichtiges kontrolliertes Reden.
Stufe 3: Seelische und soziale Grundbedürfnisse	Der Betroffenen hat Bedürfnisse und will sie befriedigen. Die primären Bedürfnisse sind beispielsweise Hunger, Durst oder Schlaf. Sekundäre Bedürfnisse stützen sich auf eine erlernte Situation. Z.B.: Der Betroffene kann nur schlafen, wenn sein Bett an der gleichen Wand wie „zu Hause" steht.
Stufe 4: Prägungen	Erlernte, eingespielte und oft wiederholte Verhaltensnormen sind im Betroffenen verankert. Es sind gesellschaftliche und persönliche Rituale, die dem Menschen Sicherheit geben und die nicht mehr verändert werden können. Z.B.: Man putzt sich vor dem Schlafengehen die Zähne.
Stufe 5: Triebe	Triebe sind Kräfte, die den Betroffenen antreiben, etwas zu tun. Sie sind früh erlernte Normen, die aus der Lebensgeschichte abgeleitet werden können und die den Anstoß zum Handeln geben. Beispielsweise Ordnungsliebe: Brotkrümel werden sorgfältig vom Tisch gewischt.
Stufe 6: Intuition	Die kognitiven Fähigkeiten des Betroffenen sind verloren gegangen, die Intuition bleibt, er reagiert gefühlsmäßig auf seine Umwelt.
Stufe 7: Urkommunikation	Der Betroffene ist nur noch durch Urkommunikation über basale Stimulation® erreichbar.

Tab. 1 Erreichbarkeitsstufen nach Böhm

Hier gilt das Motto: „Helfen mit der Hand in der Hosentasche".

Durch Beschäftigungsangebote, welche sich an der Biografie orientieren, bleibt der Betroffene wach und aktiv. Aktivierende Pflege zielt in den Erreichbarkeitsstufen 1 und 2 darauf hin, Regressionen (zurückfallen in eine frühere Entwicklungsstufe) zu vermeiden.

Die **re-aktivierende Pflege** soll einen Menschen durch einen Impuls dazu bringen, verlorengegangene Fähigkeiten wieder zu entdecken, also zu re-aktivieren.

Beispiel

Eine ältere Frau ist sehr unruhig, wirkt, als ob sie etwas sucht. Durch die Biografieerhebung erfährt man, dass sie immer eine überordentliche Hausfrau war und viel geputzt hat.
Ihr wird als Impuls ein Staubtuch gegeben und nun wischt sie vormittags Staub.
Sie wird dafür als ordnungsliebende und saubere Hausfrau gelobt.

Leitschnur der re-aktivierenden Pflege ist das Normalprinzip.

Beispiel

Normal ist, dass man ins Bett geht, wenn man müde ist; man eine Aufgabe hat; man das isst, was einem schmeckt; man um 22.00 Uhr noch etwas zu essen bekommt; man sonntags zur Kirche geht; man Sonntagskleidung trägt …

Die re-aktivierende Pflege hat in den Erreichbarkeitsstufen 3, 4 und 5 das Ziel, die Aufmerksamkeit und Wachheit zu steigern oder zu mindern. In den Erreichbarkeitsstufen 6 und 7 sind damit die Symptome zu lindern.

Durch eine Milieugestaltung, die sich an der Biografie orientiert, soll ein Daheim-Gefühl entwickelt werden. Die Umgebung, die Angebote und die zeitliche Einteilung richten sich nach den lebensgeschichtlichen Gewohnheiten.

Merke

Das pflegerische Ziel nach Böhm ist:
- eine Befindlichkeitsverbesserung von Betroffenen und Personal,
- den Betroffenen erreichen und besser verstehen,
- seine Re-Aktivierung bei Rückzug und die Verhinderung von Regression,
- eine Stärkung seiner Sicherheit, welche durch die Erinnerung entsteht,
- eine Verbesserung seiner psychischen Situation,
- ein Daheim-Gefühl schaffen,
- eine Minderung der Pflegeabhängigkeit des Betroffenen.

Aufgaben

1. Versuchen Sie die Begriffe Schlüsselkonzepte der Pflege, Pflegemodell und Pflegetheorie voneinander abzugrenzen.

2. Zeigen Sie die Merkmale des Bedürfnismodells, des Interaktionsmodells und des Ergebnismodells auf.

3. Welche Möglichkeiten zum pflegerischen Handeln würden sich bei Frau Baum (Einstiegssituation Kap. 2) aus den unterschiedlichen Pflegemodellen ableiten lassen?

4. Diskutieren Sie Fälle aus Ihrem Arbeitsbereich, in denen Betroffene in ihrer Selbstpflege an Grenzen kommen und ein Selbstpflegedefizit von Angehörigen aufgefangen wird.

5. Überlegen Sie sich anhand der Lebensaktivitäten von N. Roper, an welchem Punkt Sie sich zwischen Abhängigkeit und Unabhängigkeit einordnen können. Beziehen Sie Ihre Umgebungsfaktoren mit ein.

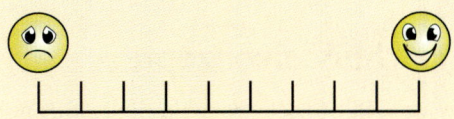

6. Erarbeiten Sie eine Psychobiografie nach Böhm mit einem Ihrer Bewohner.

3 Das Pflegemodell von Krohwinkel am Beispiel einer Pflegesituation

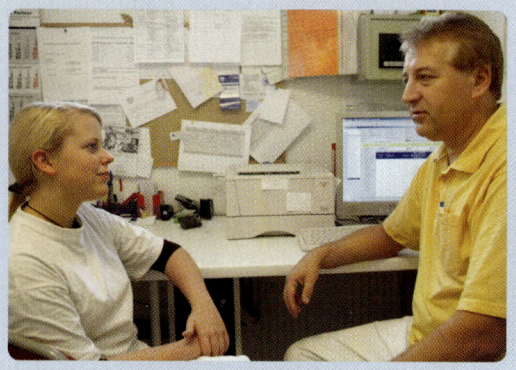

In vielen Einrichtungen wird nach „Krohwinkel" gepflegt.
Auch gibt es in Dokumentationssystemen Vordrucke, die an dem Pflegemodell von Krohwinkel ausgerichtet sind.

▶ Führen Sie ein Interview mit einer Pflegefachkraft und fragen Sie, was es bedeutet, nach Krohwinkel zu pflegen.

Erst auf der Grundlage eines Pflegemodells wird der Pflegeprozess professionell anwendbar. Das Pflegemodell gibt die Richtung vor, wie gepflegt werden soll.
Das Modell von Monika Krohwinkel wird hier wegen seiner zunehmenden Bedeutung und Verbreitung am Beispiel einer Pflegesituation vorgestellt. Monika Krohwinkel hat auf der Grundlage der Modelle von Orem und Roper et al. das erste Pflegemodell im deutschsprachigen Raum entwickelt. 1991 stellte sie ihr Modell der ganzheitlich-fördernden Prozesspflege erstmals vor.

3.1 Schlüsselkonzepte

Der **Mensch** ist nach Krohwinkel mehr als nur die Summe seiner Teile und Fähigkeiten. Er hat Kraft und Energie in sich, um zu entscheiden, zu handeln, Verantwortung zu übernehmen, sich zu entwickeln und sich zu verwirklichen.

> **Beispiel**
>
> Frau Schmidt ist 84 Jahre alt und lebt seit drei Jahren in einer Pflegegruppe im Seniorenzentrum. Sie hat früh – durch einen Unfall – ihren Mann verloren und nicht wieder geheiratet.
> Ihre drei Kinder hat sie alleine großgezogen und dabei als Sekretärin gearbeitet. Sie hat die Erfahrung gemacht, dass sie ihr Leben meistern kann. So versucht sie jetzt auch mit ihrer Krankheit umzugehen. Frau Schmidt wirkt zufrieden und ist freundlich im Kontakt.

Gesundsein oder Kranksein sind nach Krohwinkel Prozesse, bei denen der Blick sich nicht nur auf die Einschränkungen, sondern besonders auf die Fähigkeiten richten soll, die den Menschen stützen. Als Fähigkeiten wird alles bezeichnet, was der Betroffene tun kann, um sein Wohlbefinden zu steigern und seine Unabhängigkeit zu fördern. Als Ressourcen werden Hilfsmittel und die Unterstützung durch Bezugspersonen zur Förderung der Selbstpflegefähigkeit bezeichnet.

> **Beispiel**
>
> Aufgrund einer rheumatischen Erkrankung hat Frau Schmidt Bewegungseinschränkungen und Schmerzen in verschiedenen Gelenken. Die Einschränkungen und Schmerzen unterliegen Schwankungen. Sie versucht trotzdem so gut wie möglich, ihre Unabhängigkeit zu erhalten.

Umgebung und Mensch beeinflussen sich nach Krohwinkel wechselseitig. Die Umgebung nimmt somit einen wichtigen Einfluss auf das Leben, die Gesundheit und das Wohlbefinden eines Menschen. Zur Umgebung gehören

- andere Menschen und
- die gesellschaftliche, wirtschaftliche und umweltbedingte Situation.

> **Beispiel**
>
> Der jüngste Sohn von Frau Schmidt lebt in Amerika, die Tochter 300 km entfernt. Zu ihrem ältesten Sohn hat Frau Schmidt eine enge Beziehung. Er kommt sie täglich besuchen.
>
> Bevor Frau Schmidt ins Seniorenzentrum eingezogen ist, hat sie eine Zeit lang bei ihrer Tochter gelebt. Die Situation war wohl für alle Beteiligten nicht optimal.

> In der Eingewöhnungsphase in der Pflegegruppe hatte sie Schwierigkeiten mit dem wechselnden Personal. Jetzt kennt „man" sich und Frau Schmidt hat eine feste Bezugspflegeperson. Es gefällt ihr in der Gruppe gut und sie fühlt sich wohl.
> Frau Schmidt ist gerne mit Menschen zusammen und hat guten Kontakt zu den Mitbewohnerinnen und zum Personal.

Wenn der Betroffene und seine Bezugspersonen nicht mehr in der Lage sind, die Selbstpflege zu leisten, ergänzt nach Krohwinkel professionelle **Pflege** die Selbstpflege.

> **Beispiel**
>
> In den Situationen, in denen Frau Schmidt ihre Selbstpflege durch ihre Schmerzen nicht selbstständig durchführen kann, übernimmt eine Pflegekraft die Pflege.

3.2 Aktivitäten und existenzielle Erfahrungen des Lebens

Jeder Mensch führt Aktivitäten durch, die man beobachten kann. Er hat Bedürfnisse, Fähigkeiten und Ressourcen, die auf die Aktivitäten einwirken und die Aktivitäten stehen untereinander in Beziehung. Krohwinkel nennt diese Aktivitäten: Aktivitäten und existenzielle Erfahrungen des Lebens (**AEDL**).

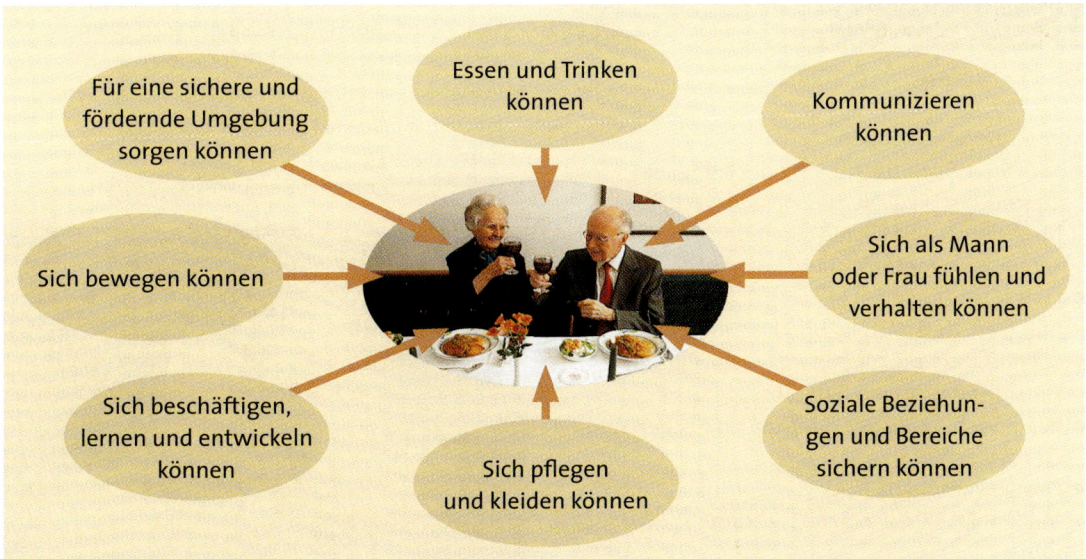

Abb. 1 Die AEDL stehen untereinander in Beziehung

Die Art und Weise, wie der Mensch seine Aktivitäten ausführt, hat Einfluss auf sein Leben und seine Gesundheit. Jeder Mensch macht darüber hinaus existenzielle Erfahrungen im Leben. Der Umgang mit diesen Erfahrungen beeinflusst das Leben, die Gesundheit und jede Aktivität des Lebens.

Auf die Aktivitäten wirken unterschiedliche Faktoren:
- Lebens- und Entwicklungsprozesse
- Fähigkeiten, Ressourcen und Defizite
- Umgebungs- und Lebensverhältnisse
- Gesundheits- und Krankheitsprozesse
- Diagnostik und Therapie

Jede AEDL setzt sich aus körperlichen, seelischen, sozialen und existenziellen Anteilen zusammen. Jeder AEDL kann eine Vielzahl von Tätigkeiten und Merkmalen zugeordnet werden.

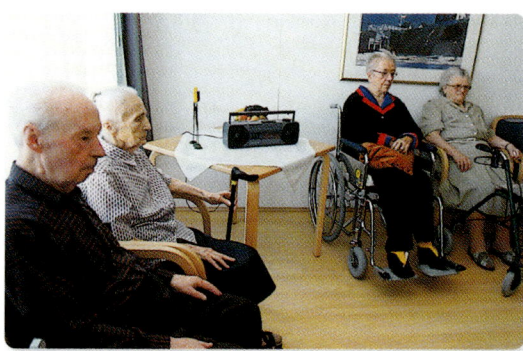

Abb. 1 Radio hören

Kommunizieren können
- Sprechen: Beeinträchtigung der Fähigkeit zu sprechen, Reduzierung des Wortschatzes, Muttersprache; Hilfsmittelgebrauch (Sprechkanüle, Kehlkopfmikrophon)
- Hören: vermindertes Hörvermögen, Schwerhörigkeit; Hilfsmittelgebrauch (Hörgerät)
- Sehen: Einschränkungen im Sehen, Blindheit; Hilfsmittelgebrauch (Brille, Lesegerät)
- Beeinträchtigung der Fähigkeit zu riechen und zu schmecken
- Gestik, Mimik, Ausdruck von Gefühlen
- Merkfähigkeit, Gespräche mit sinnhaftem Inhalt führen
- Gewohnheiten und Bedürfnisse

Sich bewegen können
- körperliche Einschränkungen wie Gelenkstörungen, Lähmungen, Wirbelsäulenbeschwerden
- Störungen im Gleichgewicht, Sturzgefährdung, Bewegungsablaufstörung; Hilfsmittelgebrauch (Gehstock, Rollator, Rollstuhl)
- geistige Störungen, wie Antriebsstörungen
- Gewohnheiten und Bedürfnisse

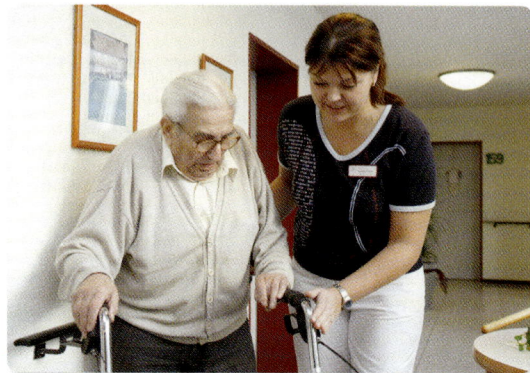

Abb. 2 Sich bewegen

Vitale Funktionen aufrechterhalten können
- Atmung: Einschränkung der Atmung durch Krankheiten, Atemverhalten, Husten, Verschleimung; Hilfsmittelgebrauch (Inhalationsgerät)
- Kreislauf: Kreislaufregulierung, Puls, Blutdruck, Durchblutung; Hilfsmittelgebrauch (Kompressionsstrümpfe, Schrittmacher)
- Wärmeregulierung: Temperatur, Schwitzen, Frieren, eingeschränkte Kälte- und Wärmeempfindungen
- Gewohnheiten und Bedürfnisse

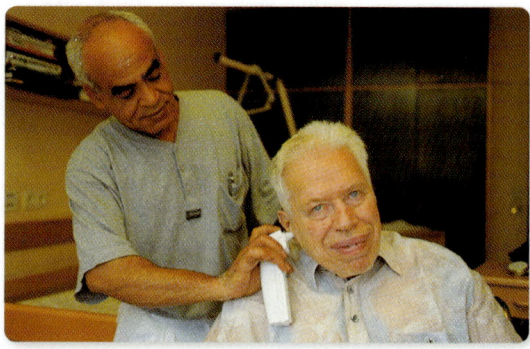

Abb. 3 Fieber messen

Essen und trinken können

- Ernährungszustand
- Appetit, Kostform, Diät, Essverhalten, Umgang mit Genussmitteln
- Fähigkeiten zur selbstständigen Zubereitung der Nahrung
- körperliche Einschränkungen (Tremor, Lähmung, Schluckbeschwerden); Hilfsmittelgebrauch (rutschfeste Unterlage, hoher Tellerrand, PEG-Sonde)
- geistige Einschränkungen (vergessen zu trinken)
- Gewohnheiten und Bedürfnisse

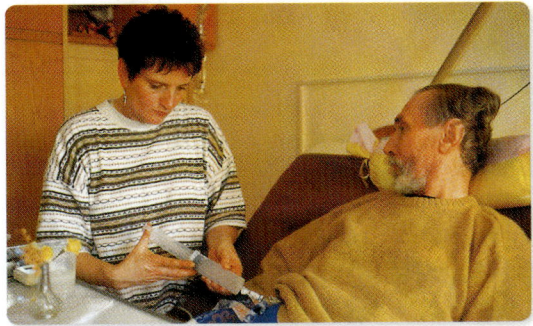

Abb. 1 Ernährung durch eine PEG-Sonde

Ausscheiden können

- Urin und Stuhl: Menge, Häufigkeit, Aussehen, selbstständige Kontrolle
- körperliche Einschränkungen (Vergrößerung der Vorsteherdrüse, Blasenmuskelschwäche)
- geistige Einschränkungen (vergessen zur Toilette zu gehen)
- Hilfsmittelgebrauch (Inkontinenzslip, Katheter, Anus praeter-Beutel)
- Gewohnheiten und Bedürfnisse

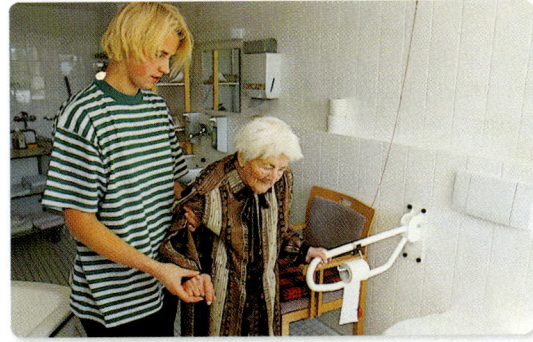

Abb. 2 Gang zur Toilette

Sich pflegen können

- Zustand und Pflege von: Haut, Mund, Gebiss, Nägel, Haare, Augen, Nase, Ohren
- körperliche Einschränkungen (Tremor, Lähmungen)
- geistige Einschränkungen (vergessen, die Notwendigkeit nicht einsehen).
- Gewohnheiten und Bedürfnisse

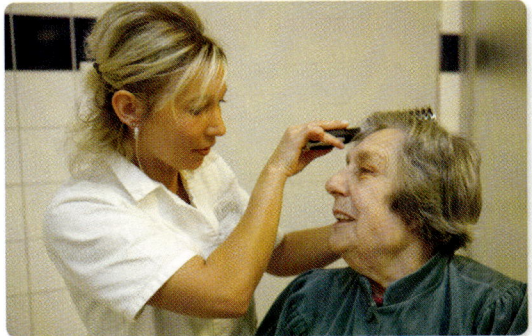

Abb. 3 Sich pflegen

Sich kleiden können

- Zustand der Kleidung
- kulturelle und modische Besonderheiten
- motorische Einschränkungen (Schwierigkeiten beim Zuknöpfen, verminderte Beweglichkeit)
- geistige Einschränkungen (Ankleiden in falscher Reihenfolge, Kleiderauswahl der jeweiligen Situation und Jahreszeit nicht entsprechend)
- Gewohnheiten und Bedürfnisse

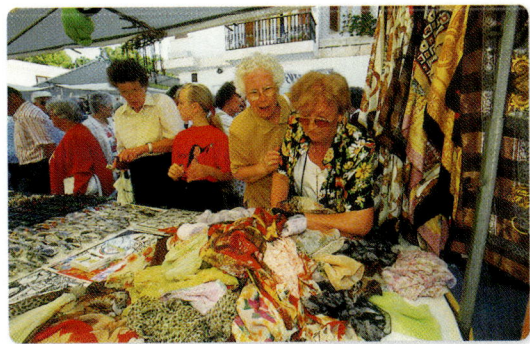

Abb. 4 Beim Kleiderkauf

Ruhen, schlafen und sich entspannen können

- Schlafdauer, Schlafqualität, Schlafzeiten
- Ruhepausen, Entspannungsmöglichkeiten

• körperliche Einschränkungen (häufiges nächtliches Wasserlassen)
• geistige Einschränkungen (Störungen im Tag-Nacht-Rhythmus)
• Rituale und Einschlafhilfen
• Gewohnheiten und Bedürfnisse

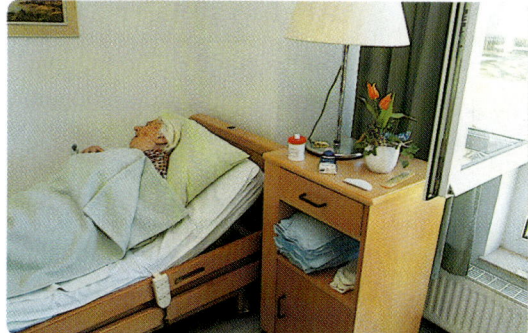

Abb. 1 Gesunder Schlaf

Sich als Frau oder Mann fühlen und verhalten

• Rollenverhalten
• fehlender Partner
• körperliche Einschränkungen (Inkontinenz, Impotenz)
• geistige Einschränkungen (mangelhafte Triebkontrolle)
• Gewohnheiten und Bedürfnisse (nach Intimsphäre, Nähe, Zuwendung und Sexualität)

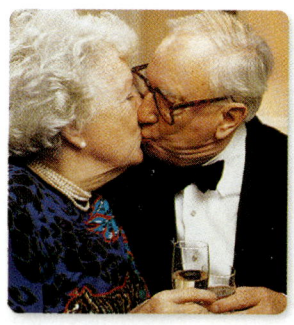

Abb. 2
Eine glückliches Paar

Sich beschäftigen, lernen und entwickeln können

• Tagesgestaltung, Interessen, Fähigkeiten, Vorlieben, Hobbys
• Einteilung von Zeit
• körperliche Fähigkeiten
• geistige Fähigkeiten
• Gewohnheiten und Bedürfnisse

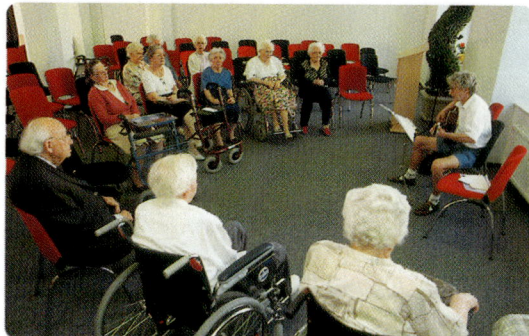

Abb. 3 Gemeinsames Singen

Für eine sichere und fördernde Umgebung sorgen können

• gesunde Lebensführung
• Umgang mit Krankheiten
• Umgang mit Verpflichtungen und Besitz
• eigenständiges Wohnen
• Fähigkeit zur Einschätzung von Gefahren
• situativ-adäquates Verhalten
• Hilfe, Unterstützung einfordern
• Gewohnheiten und Bedürfnisse

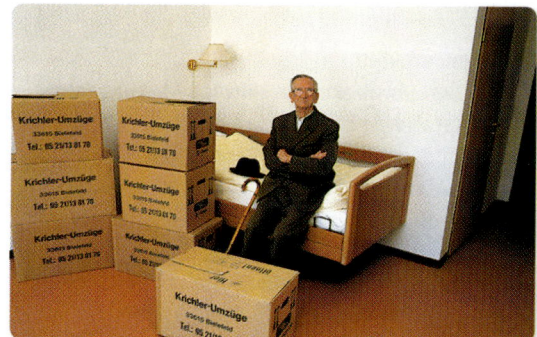

Abb. 4 Umzug ins Seniorenheim

Soziale Beziehungen und Bereiche sichern können

• Herstellung von sozialen Kontakten
• Beziehungsgestaltung zur Familie, zu Freunden und Bekannten
• Umgangsformen, situativ-adäquates Verhalten
• Gewohnheiten und Bedürfnisse

Mit existenziellen Erfahrungen umgehen können

• Zu den existenzfördernden Erfahrungen gehören: Wiedergewinnung von Unabhängig-

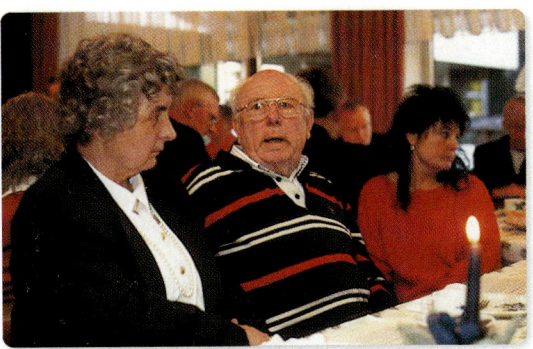

Abb. 1 Familiengeburtstag

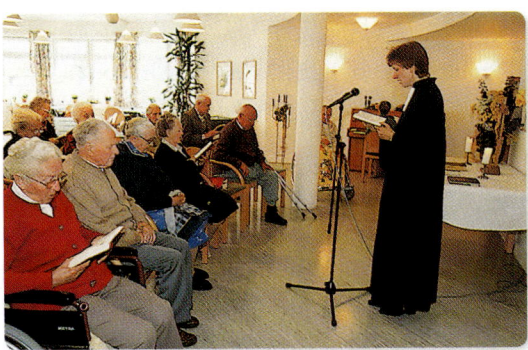

Abb. 2 Ausübung des christlichen Glaubens

keit, Zuversicht, Freude, Vertrauen, Integration, Sicherheit, Hoffnung, Wohlbefinden
- Zu den belastenden und gefährdenden Erfahrungen gehören: Verlust von Unabhängigkeit, Sorge, Angst, Misstrauen, Trennung, Isolation, Langeweile, Ungewissheit, Schmerzen, Hoffnungslosigkeit, Sterben

- Zu den Erfahrungen, welche die Existenz sowohl fördern als auch gefährden können, gehören: kulturgebundene Erfahrungen wie Weltanschauungen, Glauben und Religionsausübung, lebensgeschichtliche Erfahrungen
- Die Fähigkeit zu unterscheiden und zur Weiterentwicklung

3.3 Der Pflegeprozess

Nach Krohwinkel ist der Pflegeprozess ein individueller, ganzheitlicher und fördernder Problemlösungs- und Beziehungsprozess, der ein Bezugspflegesystem erfordert. Dabei sind die Pflegenden in fünf Bereichen tätig:
- direkte Pflege,
- Pflegedokumentation,
- Pflegeorganisation,
- Mitarbeit bei Diagnostik und Therapie,
- Kooperations- und Koordinationsaufgaben.

Die Bereiche sind nach Dringlichkeit geordnet. „Direkte Pflege" muss auch bei Personalmangel geleistet werden.

Krohwinkel richtet sich nach dem 4-schrittigen Pflegeprozess der Weltgesundheitsorganisation: **Pflegebedarfserhebung** (Einschätzung und Diagnose), **Pflegeplanung**, **Durchführung** und **Überprüfung**.

3.3.1 Pflegebedarfserhebung

In der Pflegebedarfserhebung werden die Fähigkeiten, Bedürfnisse und Probleme des Betroffenen, seine Ressourcen durch Hilfsmittel und Bezugspersonen sowie die Einflussfaktoren der Umwelt in allen AEDL ermittelt.

> **Beispiel**
>
> **Die Pflegebedarfserhebung bei Frau Schmidt**
>
> **Kommunizieren können**
> **Fähigkeiten:** Fr. S. ist orientiert und hat keine Einschränkungen im Bereich der Kommunikation.
> **Bedürfnisse:** Sie legt großen Wert darauf, täglich ihre Zeitung zu lesen.
> **Ressourcen:** Fr. S. trägt eine Lesebrille, die ihre Lebensqualität nicht einschränkt.

Sich bewegen können

Probleme: Durch die Schmerzen in den Hüften, Knien und Füßen fällt ihr das Gehen schwer.

Fähigkeiten: Um beweglich zu bleiben, läuft Fr. S. so viel sie kann. Sie benutzt einen Rollator.

Ressource: Ihr Sohn holt sie täglich zu Spaziergängen ab, bei längeren Strecken nehmen sie einen Rollstuhl.

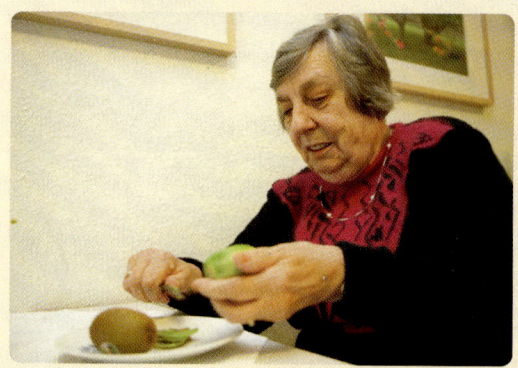

Abb. 2 Frau Schmidt genießt eine Kiwi

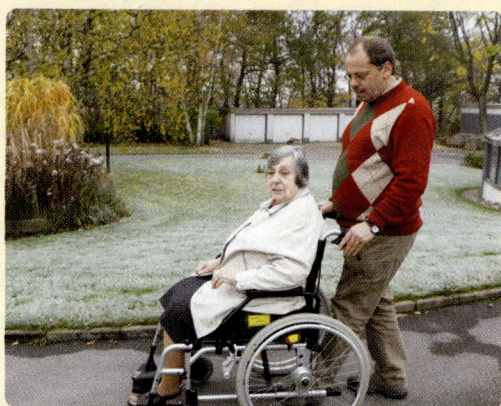

Abb. 1 Frau Schmidt mit ihrem Sohn beim täglichen Spaziergang

Vitale Funktionen aufrechterhalten können

Fr. S. hat eine leichte Herzinsuffizienz. Ansonsten sind die Funktionen im Normalbereich.

Essen und trinken können

Fähigkeiten: Fr. S. nimmt eine normale Vollkost selbstständig zu sich. Sie ist körperlich in der Lage, mit Besteck umzugehen und ihre Brote zu streichen.

Problem: Fr. S. neigt zu Übergewicht.

Fähigkeiten: Sie achtet selbstständig auf ihr Gewicht und bewegt sich so viel, wie sie kann.

Problem: Fr. S. neigt zu Ödemen. Ihre Trinkmenge wurde vom Arzt auf 1,8 l täglich festgelegt.

Fähigkeiten: Sie achtet selbstständig auf ihre Trinkmenge.

Bedürfnisse: Fr. S. liebt Kiwis.

Ausscheiden können

Problem: Aufgrund ihrer Herzinsuffizienz muss Fr. S. nachts vermehrt Wasser lassen. Die Bewegungseinschränkung erschwert den Gang zur Toilette.

Fähigkeiten: Sie benutzt nachts den Toilettenstuhl.

Problem: Fr. S. erhält aufgrund ihrer starken Schmerzen eine Schmerztherapie mit Morphium. Bedingt durch das Morphium leidet sie unter einer Obstipation und erhält Lactulose auf ärztliche Anordnung.

Bedürfnisse: Ihr ist es wichtig, nach jedem Toilettengang eine Intimwäsche durchzuführen.

Sich pflegen können

Problem: Aufgrund der Bewegungseinschränkung im Schulterbereich ist Fr. S. nicht oder nur teilweise in der Lage, sich selbstständig zu pflegen.

Fähigkeiten: Sie übernimmt je nach Tagesform eine Teilwäsche, sagt Bescheid, wenn es ihr nicht möglich ist.

Bedürfnisse: Fr. S. schätzt ein gepflegtes Äußeres. Sie benutzt eine Pflegeserie.

Sie lässt sich regelmäßig von einer Kosmetikerin durch eine Gesichtsmaske verwöhnen und die Augenbrauen und vereinzelte Barthaare zupfen.

Ihren Rücken und ihre Gelenke möchte sie mit Franzbranntwein eingerieben haben.

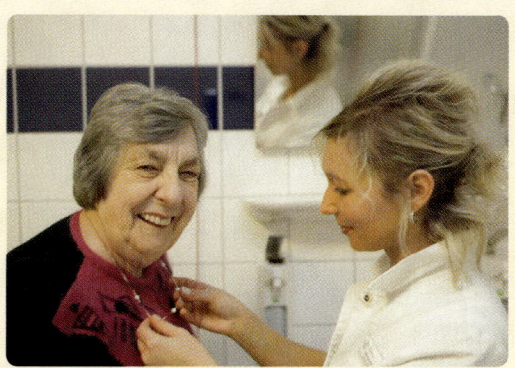

Abb. 1 Frau Schmidt bei der Morgentoilette

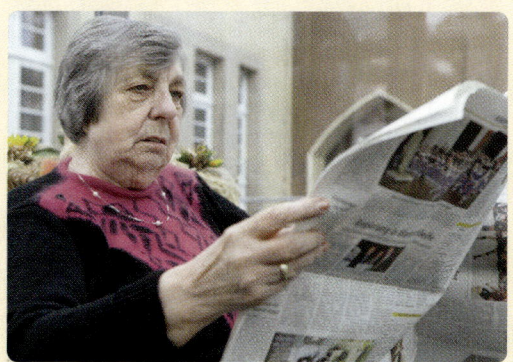

Abb. 2 Frau Schmidt liest Zeitung

Sich kleiden können
Problem: Aufgrund der Bewegungseinschränkung ist Fr. S. nicht in der Lage, sich
selbstständig an- oder auszukleiden.
Fähigkeiten: Je nachdem, wie es ihr geht,
kleidet sie sich teilweise selbstständig an.
Bedürfnisse: Fr. S. möchte gut und gepflegt
aussehen. Sie sagt abends, was sie den nächsten Tag anziehen möchte.
Sie trägt täglich Schmuck.

Ruhen, schlafen, sich entspannen können
Problem: Aufgrund ihres nächtlichen Wasser-
lassens und ihrer Schmerzen hat Fr. S. viele
Schlafunterbrechungen.
Bedürfnisse: Nachdem sie für die Nacht zu-
rechtgemacht wurde, bleibt sie so lange sie
möchte in ihrem Fernsehsessel sitzen und
geht in der Regel alleine zu Bett.
Das Fenster muss geöffnet sein und das Rollo
darf nur halb unten sein, damit sie noch etwas
sieht. Tagsüber hält sie einen Mittagsschlaf in
ihrem Fernsehsessel.

**Sich beschäftigen, lernen und entwickeln
können**
Fähigkeiten: Fr. S. liest jeden Tag ihre Zeitung
und schaut fern.
Sie hält sich meistens außerhalb ihres Zimmers auf, unterhält sich viel mit anderen Bewohnerinnen und mit dem Pflegepersonal.
Sie besucht regelmäßig den Gottesdienst.

Ressource: Der Sohn kommt täglich und geht
mit ihr spazieren.

Sich als Mann oder Frau fühlen und verhalten
Bedürfnisse: Fr. S. legt großen Wert auf ihr
weibliches Äußeres. Sie fühlt sich in ihrer
Frauenrolle wohl.

**Für eine sichere und fördernde Umgebung
sorgen können**
Problem: Durch die Bewegungseinschrän-
kungen ist Fr. S. nicht mehr in der Lage, allein
zu wohnen. Bei ihr besteht eine Sturzgefährdung.
Fähigkeiten: Fr. S. hat sich ihr Zimmer sehr
freundlich mit einem großen Sessel und
Dekorationen eingerichtet.
Ressource: Der Sohn hat eine finanzielle Vollmacht. Er erledigt in Absprache mit seiner
Mutter die finanziellen Angelegenheiten.

**Soziale Beziehungen und Bereiche sichern
können**
Fähigkeiten: Fr. S. pflegt gute Kontakte zu ihren Mitbewohnerinnen, beim Pflegepersonal
ist sie beliebt. Sie hat zu ihrem ältesten Sohn
eine enge Beziehung.
Ressource: Der Sohn kommt sie täglich besuchen.

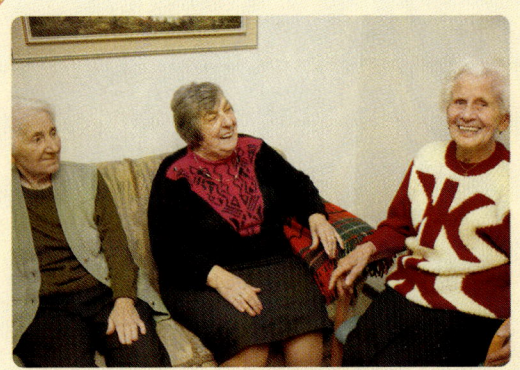

Mit existenziellen Erfahrungen des Lebens umgehen können

Fähigkeiten: Fr. S. hat sich mit ihrem Leben und ihrer Krankheit arrangiert. Sie wirkt zufrieden und fühlt sich in der Pflegegruppe sichtlich wohl.
An Tagen mit starken Schmerzen ist sie traurig, sie ist aber zuversichtlich und weiß, dass den schlechten Tagen auch wieder gute folgen werden.

Abb. 1 Frau Schmidt und ihre Mitbewohnerinnen

3.3.2 Pflegeplanung

Die Planung der Pflegeziele und der Maßnahmen beachtet die Fähigkeiten und Ressourcen des Betroffenen und bezieht die Bezugspersonen und die Einflüsse durch die Umgebung ein.

Das wichtigste pflegerische Ziel nach Krohwinkel ist das Erhalten, Erlangen oder Wiedererlangen von Fähigkeiten zur Realisierung und Gestaltung von Unabhängigkeit, Wohlbefinden und Lebensqualität.

> **Beispiel**
>
> Die Pflegeziele bei Frau Schmidt sind: Erhalten ihrer Fähigkeiten in den einzelnen AEDL, ihrer größtmöglichen Unabhängigkeit, ihres Wohlbefindens und ihrer Lebensqualität.

(s. Tab. 1 folgende Seite, Pflegeplanung von Frau Schmidt)

3.3.3 Durchführung

Bei der Durchführung der geplanten Maßnahmen haben Pflegepersonen nach Krohwinkel folgende Möglichkeiten zu handeln:

- für den Betroffenen **handeln**, wenn er dazu nicht in der Lage ist

> **Beispiel**
>
> - An „schlechten Tagen" Übernahme der Körperpflege und des An- und Auskleidens bei Fr. S. Zurechtlegen der Kleidung unter Einbeziehung der Bedürfnisse.
> - Führen eines Trinkprotokolls unter Einbeziehung von Fr. S.
> - Beobachtung des Stuhlgangs unter Einbeziehung von Fr. S.
> - Sturzprophylaxe unter Einbeziehung von Fr. S.

- den Betroffenen **unterstützen**

> **Beispiel**
>
> - Zur Förderung der Unabhängigkeit von Fr. S. nachts einen Toilettenstuhl neben das Bett stellen.
> - Zur Sicherheit nachts eine Einlage geben.
> - Fr. S. in ihrer individuellen Beziehungsfähigkeit unterstützen.

- den Betroffenen **fördern**

> **Beispiel**
>
> - Einschätzung der aktuellen Selbstpflegefähigkeiten
> - Förderung der Selbstpflege durch Fr. S.

Probleme	Fähigkeiten, Ressourcen, Bedürfnisse	Ziele	Maßnahmen	Überprüfung
Sich bewegen können: Durch Beschwerden in den Gelenken hat Fr. S. eine eingeschränkte Bewegungsfähigkeit, es besteht die Gefahr der weiteren Verschlechterung	Fr. S. hat den Willen ihren aktuellen Zustand zu halten. Fr. S. läuft selbstständig mit einem Rollator „ihre Runden" im Haus	Fr. S. bleibt motiviert. Bewegungsfähigkeit möglichst erhalten, Bewegungseinschränkungen kompensieren	Fr. S. unterstützen und ermutigen, weiterhin mit dem Rollator viel zu laufen, sich zu bewegen und mit ihrem Sohn Spaziergänge zu machen. Bei längeren Spaziergängen Gebrauch eines Rollstuhls	Wöchentlich
Sich pflegen können: Aufgrund der Bewegungseinschränkung im Schulterbereich und der Hände ist Fr. S. nicht oder nur teilweise in der Lage, sich selbstständig zu pflegen. Sie kann den Rücken, den Intimbereich und die unteren Extremitäten nicht waschen. Sie kann sich nicht frisieren	Fr. S. schätzt ein gepflegtes Äußeres. Sie übernimmt je nach Tagesform eine Teilwäsche. Sie möchte eine spezielle Pflegeserie benutzen. Sie möchte Rücken und Gelenke mit Franzbranntwein eingerieben haben	Fr. S. ist sauber und gepflegt. Fr. S. fühlt sich wohl. Fr. S. erhält ihre Selbstständigkeit. Ihre individuellen Bedürfnisse werden befriedigt	Hilfestellung dem Zustand anpassen: waschen lassen, den Rest übernehmen. Übernahme der Körperpflege des Rückens, der unteren Extremitäten und des Intimbereichs. Richten der Frisur. Pflegeserie benutzen. Rücken und Gelenke mit Franzbranntwein einreiben	Wöchentlich
Sich kleiden können: Aufgrund der Bewegungseinschränkung im Schulterbereich und den Händen ist Fr. S. nicht oder nur teilweise in der Lage sich selbstständig an- oder auszukleiden	Je nachdem, wie es ihr geht, kleidet sie sich teilweise selbstständig. Sie sagt abends, was sie den nächsten Tag anziehen möchte. Sie möchte täglich Schmuck tragen	Fr. S. erhält ihre Fähigkeiten. Fr. S. sieht gut und gepflegt aus. Fr. S. fühlt sich wohl	Hilfestellung dem Zustand beim An- und Auskleiden anpassen. Auf Wünsche eingehen	Wöchentlich
Essen und trinken können: Fr. S. neigt zu Übergewicht. Fr. S. neigt zu Ödemen. Ihre Trinkmenge wurde vom Arzt auf 1,8 l täglich festgelegt	Fr. S. achtet selbstständig auf ihr Gewicht und bewegt sich so viel, wie sie kann. Fr. S. achtet selbstständig auf ihre Trinkmenge. Fr. S. isst gerne Kiwis	Fr. S. bleibt motiviert. Fr. S. trinkt maximal 1,8 l. Fr. S. erhält ihre Selbstständigkeit	Fr. S. unterstützen und ermutigen, weiterhin ihr Gewicht zu halten, Gewichtskontrolle 1 x im Monat. Unter Einbeziehung von Fr. S. ein Trinkprotokoll führen. In der Küche täglich eine Kiwi bestellen	Wöchentlich
Ausscheiden können: Durch die Bewegungseinschränkung besteht eine Sturzgefahr beim nächtlichen Wasserlassen. Durch die regelmäßige Morphiumgabe leidet Fr. S. unter einer Obstipation	Fr. S. ist in der Lage, selbstständig einen Toilettenstuhl zu benutzen. Fr. S. hat das Bedürfnis, nach jedem Toilettengang eine Intimwäsche durchzuführen	Fr. S. fühlt sich sicher. Fr. S. erhält ihre Unabhängigkeit. Regelmäßiger Stuhlgang. Fr. S. fühlt sich sauber und wohl	Bereitstellung eines Toilettenstuhls für die Nacht. Tägliche Überprüfung des Stuhlgangs. Auf die Bedürfnisse eingehen	Wöchentlich
Für eine sichernde und fördernde Umgebung sorgen können: Durch die Bewegungseinschränkung besteht eine allgemeine Sturzgefahr		Förderung einer sicheren Mobilität. Vermeidung von Stürzen	Standard Sturzprophylaxe	Wöchentlich
Mit existenziellen Erfahrungen umgehen können: An Tagen mit starken Schmerzen ist Fr. S. traurig	Sie ist zuversichtlich, weiß, dass den schlechten Tagen auch wieder gute folgen werden	Fr. S. erhält ihre Fähigkeiten	Fr. S. in ihrer Zuversicht unterstützen	Wöchentlich

Tab. 1 Pflegeplanung Frau Schmidt

- den Betroffenen **ermutigen**

Beispiel

- Fr. S. ermuntern, ihre Fähigkeiten weiterhin zu erhalten.

- mit dem Betroffenen **fördernd kommunizieren**
- ihn unterrichten, **anleiten** und **beraten**

Alle pflegerischen Hilfeleistungen beziehen als Ressource eventuell vorhandene Bezugspersonen mit ein.

Beispiel

- Der Sohn kommt täglich und geht mit Frau Schmidt spazieren.
- Der Sohn hat eine finanzielle Vollmacht. Er erledigt in Absprache mit seiner Mutter die finanziellen Angelegenheiten.

Aufgaben

1. Nennen Sie die Aktivitäten und existenziellen Erfahrungen des Lebens (AEDLs) nach Krohwinkel.

2. Das Pflegemodell Krohwinkel richtet sich nach dem 4-schrittigen Pflegeprozess der WHO. Welche Schritte sind das?

3. Vergleichen Sie die Unterlagen Ihres Interviews zu Beginn des Kapitels 3 mit Ihrem neuen Wissen. Welche Unterschiede stellen Sie fest?

4. Erarbeiten Sie die möglichen existenziellen Erfahrungen mit einer Bewohnerin/einem Bewohner Ihrer Einrichtung in Bezug auf die AEDL „Sich beschäftigen, lernen und entwickeln können". Welche Erfahrungen haben sie in ihrem Leben gemacht und wie wirken sie sich heute aus?

3.3.4 Überprüfung

Nach der Durchführung der geplanten Maßnahmen wertet eine Pflegeperson zusammen mit dem Betroffenen in regelmäßigen Abständen aus, inwieweit die Zielsetzung erreicht worden ist. Der Pflegeprozess wird auf seine Wirksamkeit hin überprüft.

Beispiel

- Die Pflege orientiert sich an den Fähigkeiten von Fr. S., die Fähigkeiten werden gefördert, um sie so lange wie möglich zu erhalten.
- Die Bedürfnisse von Fr. S. bilden einen wichtigen Teil der Pflege und steigern das Wohlbefinden.
- Die Wechselwirkungen der AEDLs untereinander und die Einflussfaktoren werden beachtet, Angehörige sind einbezogen. Somit wird die Pflege umfassend durchgeführt.
- Fr. S. erhält eine verlässliche, kontinuierliche Betreuung.
- Die ganzheitlich-fördernde Prozesspflege nach Krohwinkel wurde umgesetzt.

4 Pflegeforschung und Umsetzung von Forschungsergebnissen

GANGREA PER DECUBITUM

Weichlagerung   Grundkurs Dekubitus
Mikrolagerung   30° Lagerung

Die 7 Säulen der Wundbehandlung

Standard Dekubitusprophlaxe

Werden Sie zertifizierter Wund- und Dekubitusbeauftragter

Expertenstandard

Dekubitus von A–Z, das Handbuch zum Downloaden

Wundmanagementseminare

Die Pflege zur Vermeidung eines Druck-geschwürs hat in den letzten 25 Jahren viele Veränderungen erfahren.

▸ Verfolgen Sie die Entwicklung bis zum heutigen Wissensstand anhand alter und neuer Lehrbücher, von Artikeln in Pflegezeit-schriften und Internetseiten.

▸ Fragen Sie Ihre älteren Kolleginnen.

4.1 Wozu dient Pflegeforschung?

In der Pflegeforschung wird die Pflegepraxis auf ihre Wirkung hin untersucht. Dazu werden Probleme systematisch betrachtet, die Ergebnisse interpretiert, Schlussfolgerungen gezogen und Veränderungen auf den Weg gebracht.

Beispiel

Zwei Pflegekräfte unterhalten sich.
Sie: „Das haben wir schon immer so gemacht."
Er: „Dazu gibt es jetzt neue Forschungs-ergebnisse."
Sie: „Darüber sollten wir uns informieren!"

Merke

Ziele der Pflegeforschung sind die Entwicklung einer wissenschaftlich fundierten Begründung der Pflege, die Verbesserung der Pflege und die Professionalisierung der Pflegeberufe.

Pflegekräfte haben lange Zeit so gearbeitet, wie sie es durch Erfahrungen gelernt haben und ohne wissenschaftliche Begründung. Das berufliche Selbstverständnis der Pflegenden hat sich in den letzten Jahren stark gewandelt. Die Pflege alter und kranker Menschen ist komplexer geworden, die fachlichen Anforderungen an die Pflege sind gestiegen. Um den heutigen Anforderungen gerecht zu werden, müssen Pflegekräfte in der Lage sein, den Nachweis zu erbringen, dass ihre Pflege wirkt. Außerdem müssen sie über den aktuellen Wissensstand in der Pflege informiert sein.

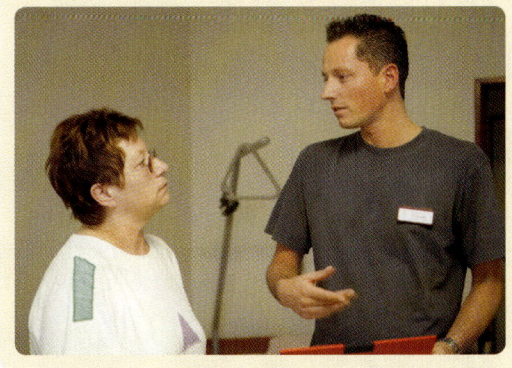

Die Pflegeforschung befasst sich mit allen Bereichen der Pflegepraxis, des Pflegemanagements und der Pflegeausbildung.

4.2 Methoden der Pflegeforschung

Eine wissenschaftliche Vorgehensweise wird als Methode bezeichnet.

4.2.1 Quantitative und qualitative Pflegeforschung

Die quantitative und die qualitative Forschung sind zwei bekannte Methoden.

Die **quantitative Forschung** wurde ursprünglich in den Naturwissenschaften angewendet. Sie arbeitet mit objektiven Daten.

- Die Vorgehensweise ist deduktiv, d.h., eine theoretische Annahme (Hypothese) wird auf ihre Gültigkeit hin überprüft.

> **Beispiel**
>
> Die Weichlagerung (▶ s. Lernfeld 1.3) dient der Dekubitusprophylaxe, verstärkt u.a. allerdings auch eine Desorientierung.
> In einer Studie zu Dekubituslagerungssystemen wird die Hypothese aufgestellt, dass ein Lagerungssystem, welches die Micro-Stimulation fördert, zur Dekubitusprophylaxe geeignet ist und zudem u.a. eine Desorientierung verbessert. (Quelle: Schröder, G.: Mehr als nur Druckreduzierung, Die Schwester Der Pfleger, 43. Jahrg. 12/04)

- Sie misst und beobachtet gezielt den Forschungsgegenstand und wendet standardisierte Instrumente wie Fragebögen oder Skalen zur Untersuchung an.

> **Beispiel**
>
> Mithilfe standardisierter Instrumente, wie u.a. einem Wunddokumentationsbogen, der Braden-Skala (s. Tab. 1) und einer Fotodokumentation, wurden die Messwerte erhoben. (Quelle: siehe oben)

- Durch die allgemeinen Aussagen, die gesammelt werden, wird eine Gesetzmäßigkeit abgeleitet.
- Es werden Ursache und Wirkung gezeigt.

> **Beispiel**
>
> Das Ergebnis ist, dass die Wundheilung deutlich unterstützt wird, das System u.U. prophylaktisch einsetzbar ist und bei einigen Fallbeispielen eine Verbesserung der Desorientierung zu erzielen ist. (Quelle: siehe oben)

Die **qualitative Forschung** ist hauptsächlich eine Methode der Sozialwissenschaften. Sie arbeitet mit subjektiven Daten, untersucht Erfahrungen und Erleben aus der Sicht des betroffenen Menschen.

- Sie geht induktiv vor: Vom Einzelfall wird auf das Allgemeine geschlossen.
- Die Datenerhebung ist offen, es werden keine Annahmen im Vorfeld geäußert.
- Dabei wendet sie offene Methoden wie Interviews und teilnehmende Beobachtung an.

> **Beispiel**
>
> Das Thema: „Wie erleben Sie die Zusammenarbeit mit den Hausärzten der Bewohner?" kann im Interview erfragt werden (s. Abb.) oder durch Beobachtung des Pflegepersonals im Alltag erarbeitet werden.

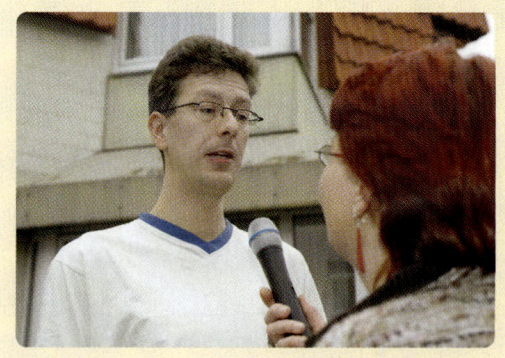

- In den unterschiedlichen Aussagen werden Übereinstimmungen und Schwerpunkte gesucht.
- Allgemeines und Vorgänge werden erkennbar.
- Das Erleben der Betroffenen steht im Vordergrund.

Punkte	1 Punkt	2 Punkte	3 Punkte	4 Punkte
Sensorisches Empfindungsvermögen Fähigkeit, adäquat auf druckbedingte Beschwerden zu reagieren	fehlt ● keine Reaktion auf schmerzhafte Stimuli, ● mögliche Gründe: Bewusstlosigkeit, Sedierung oder ● Störung der Schmerzempfindung durch Lähmungen, die den größten Teil des Körpers betreffen	stark eingeschränkt ● eine Reaktion erfolgt nur auf starke Schmerzreize ● Beschwerden können kaum geäußert werden oder ● Störung der Schmerzempfindung durch Lähmung, wovon die Hälfte des Körpers betroffen ist	leicht eingeschränkt ● Reaktion auf Ansprache oder Kommandos ● Beschwerden können aber nicht immer ausgedrückt werden oder ● Störung der Schmerzempfindung durch Lähmung, wovon eine oder zwei Extremitäten betroffen sind	vorhanden ● Reaktion auf Ansprache ● Beschwerden können geäußert werden oder ● keine Störung der Schmerzempfindung

Tab. 1 Auszug aus einer Braden-Skala (Quelle: www.thomashilfen.de)

4.2.2 Experimentelle und deskriptive Pflegeforschung

Andere Methoden der Forschung basieren auf dem Experiment und der Beschreibung.

In der **experimentellen Forschung** wird oft mit Versuchsgruppen gearbeitet. Bei einer Versuchsgruppe wird etwas verändert, bei der Kontrollgruppe bleibt alles so, wie es ist. Beide Gruppen werden miteinander verglichen.

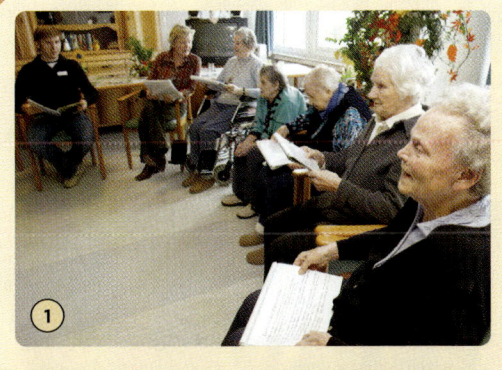

Beispiel

Mit einer Gruppe von Bewohnern wird abends vor dem Schlafengehen gesungen (Versuchsgruppe ①), mit einer Kontrollgruppe ② nicht.
Kann die Gruppe mit dem abendlichen Singen besser schlafen als die Gruppe ohne Singen?

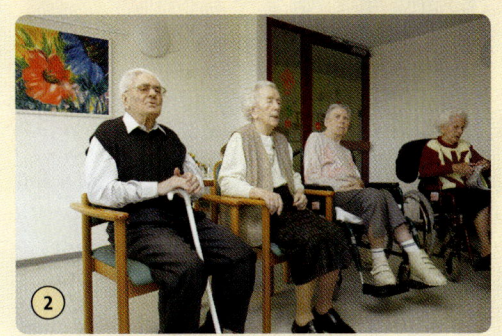

Bei der **deskriptiven Forschung** werden Ist-Zustände beschrieben und analysiert. Es werden beispielsweise viele Fragebögen eingesetzt.

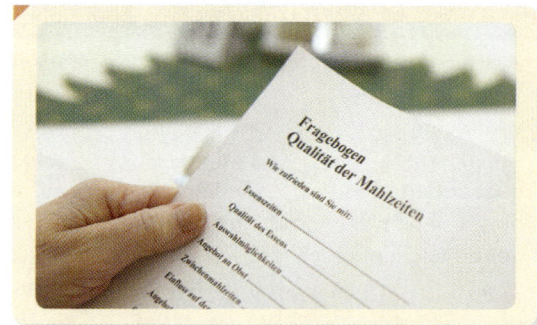

Beispiel

In einer Fragebogenaktion (Foto rechts) werden die Bewohnerzufriedenheit und -wünsche in Bezug auf die angebotenen Mahlzeiten erfragt. Mit den Erkenntnissen möchte man das Angebot entsprechend verändern.

4.3 Der Forschungsprozess

Ähnlich dem Pflegeprozess läuft auch der Forschungsprozess nach verbindlichen Schritten ab.

4.3.1 Problembestimmung

Zuerst stellt sich die Frage: Was soll erforscht werden? Gibt es ein Problem, das gelöst werden soll? Gibt es eine neue Pflegemethode, die besser sein soll als die alte? Können die alte und die neue Methode verglichen werden?

Das Problem wird benannt, dann wird überprüft, ob es ein pflegerelevantes Problem ist, und schließlich wird es konkretisiert. Es werden Fragen formuliert, die bearbeitet werden.

Beispiel

Forschungsproblem: Die Bewohner einer Pflegestation leiden oft unter Verdauungsproblemen und Schlafstörungen.
Forschungsfragen:
1. Wird durch kurze Spaziergänge die Verdauung angeregt?
2. Fördern kurze Spaziergänge den Schlaf?

4.3.2 Literaturstudium

Nun wird mit dem Suchen und Lesen der Fachliteratur begonnen. Ziel des Literaturstudiums ist es, sich mit dem Thema vertraut zu machen und herauszufinden, ob das Thema schon einmal erforscht wurde, welche Ergebnisse vorliegen und welche Überlegungen zu dem Thema existieren.

Literatur zu Forschungsarbeiten findet man in Bibliotheken, Fachzeitschriften und im Internet, z. B.
- in der Fachzeitschrift „Pflege"
- beim Deutschen Netzwerk für Qualitätsentwicklung i.d. Pflege unter http://www.dnqp.de
- beim Kuratorium Deutsche Altershilfe unter http://www.kda.de
- beim Deutschen Institut für Medizinische Dokumentation und Information unter http://www.dimdi.de

Die Literatur wird erst einmal gesichtet. Dazu liest man zunächst die Zusammenfassung, um herauszufinden, ob es sich um wichtige Literatur zum Thema handelt. Ist das Material geeignet, liest man das Buch oder den Artikel und schreibt eine Kurzfassung mit Bewertung. So wird die theoretische Grundlage gelegt.

4.3.3 Hypothese

Jetzt erstellt man die Hypothese. Eine Hypothese ist eine theoretisch begründete Annahme. Sie soll durch die Forschungsarbeit überprüft werden und dient der zielgerichteten Durchführung.
Die Forschungsfrage wird in der Hypothese in eine Feststellung umgewandelt und sagt das zu erwartende Ergebnis voraus. Eine Hypothese muss überprüfbar sein.

Beispiel

Hypothese: Kurze Spaziergänge regen die Verdauung an und fördern den Schlaf.

4.3.4 Forschungsmethode

Als Nächstes wird die passende Forschungsmethode ausgewählt.

Wenn Ursache und Wirkung geklärt werden sollen, wenn sich Ergebnisse mit Zahlen und Daten erfassen lassen, wählt man die quantitative Methode.

Will man hingegen Vorgänge erkennen oder individuelles Erleben verstehen, wählt man die qualitative Methode.

> **Beispiel**
>
> Für die Hypothese „Kurze Spaziergänge regen die Verdauung an und fördern den Schlaf" eignet sich die quantitative Forschungsmethode. Das Ergebnis lässt sich messen.

Würde die Forschungsfrage lauten „Steigern kurze Spaziergänge das Wohlbefinden?", wäre die qualitative Forschung die Methode der Wahl. Die Bewohner müssten nach ihrem Befinden befragt werden oder sie würden auf ihre Stimmung und Verhalten hin beobachtet.

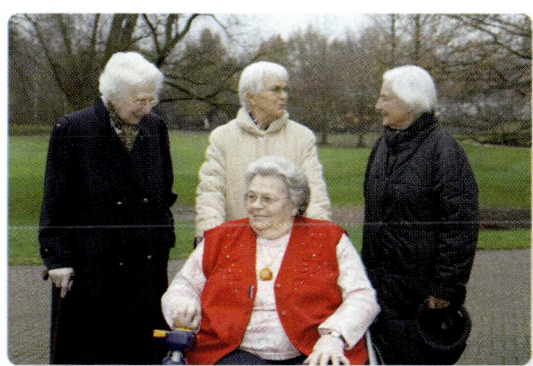

Abb. 1 Der tägliche kurze Spaziergang

4.3.5 Datenerhebung

Im nächsten Schritt des Forschungsprozesses wird überlegt, welche Art der Datenerhebung für den Forschungsgegenstand geeignet ist.

Der **Fragenbogen** eignet sich bei einer Untersuchung von großen Gruppen. Die Befragten müssen nicht vor Ort anwesend sein. Fragebögen können vorformulierte Fragen, z. B. Multiple-Choice-Fragen und/oder offenen Fragen enthalten.

Durch **Einschätzungsskalen** kann die Wirkung einer Variablen (z. B. eine neue Methode) anhand einer Skala gemessen werden. Bekannte Skalen sind die Braden- oder Norton-Skala zur Einschätzung eines Dekubitusrisikos. In anderen Skalen wird z. B. in 3 bis 5 Stufen eine Reaktion oder Einstellung angekreuzt, beispielsweise: Wie stufen Sie Ihr Befinden durch die neue Maßnahme ein: schlechter, gleich oder besser?

Bei der **Beobachtung** wird die zu untersuchende Gruppe von außen betrachtet und das Verhalten aufgezeichnet.

Bei der teilnehmenden Beobachtung wird die forschende Person Teil der Gruppe, die sie untersucht.

Datum	Verlauf
13.7.	Frau M. hat bei jedem Durchgang geschlafen

Tab.1 Auszug aus einem Beobachtungsprotokoll

Interviews sind mündliche Befragungen. Sie können strukturiert wie Fragebögen sein, d. h., es werden immer die gleichen Fragen gestellt.

Sie können auch unstrukturiert sein. Es werden offene Fragen gestellt, die freie, spontane Äußerungen zulassen.

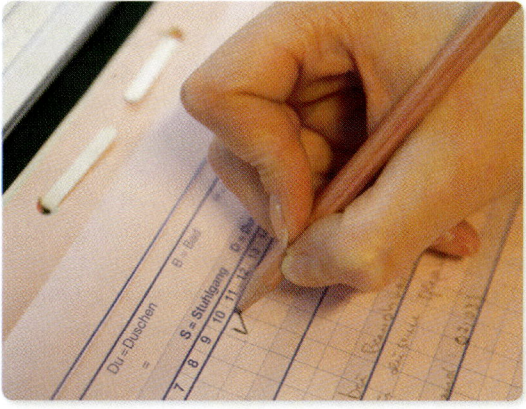

Abb. 2 Dokumentation nach einer Befragung

Beispiel

Zur Datengewinnung eignen sich in unserem Beispiel Befragungen und Beobachtungen der Bewohner.
Die Häufigkeit des Stuhlgangs kann erfragt werden, ebenso der Schlaf. Zur weiteren Objektivierung kann beides auch noch beobachtet werden.

Dann werden die Bedingungen, unter denen die Forschung stattfindet, festgelegt. Es wird eine Gruppe von Personen zusammengestellt, die man als **Stichprobe** bezeichnet. Die Personen der Gruppe können gezielt oder zufällig ausgesucht werden. Die Stichprobe muss repräsentativ für das Forschungsvorhaben sein.

Beispiel

Die Stichprobe wird gezielt ausgesucht. Für die Datengewinnung eignen sich Bewohner mit einer Obstipations- und / oder Schlafproblematik.

Außerdem wird ein Zeitrahmen für das Forschungsvorhaben festgelegt.

4.3.6 Datenanalyse

Im Anschluss an die Sammlung der Daten beginnt die Analyse. Dazu werden die gesammelten Daten zunächst geordnet.

Bei quantitativen Forschungsarbeiten können die Daten in eine Rangordnung gebracht werden, nach Häufigkeit sortiert werden, in Prozentzahlen oder in absoluten Zahlen ausgedrückt werden.

Bei qualitativen Forschungsarbeiten können ähnliche Ergebnisse nach Gruppen, Kategorien, Gemeinsamkeiten und Unterschieden sortiert werden. Daten können in Beziehung zueinander gesetzt werden, beispielsweise das Verhältnis von Männern zu Frauen und von jungen zu alten Menschen.

Zur Darstellung der Daten eignen sich Tabellen, Grafiken oder Diagramme.

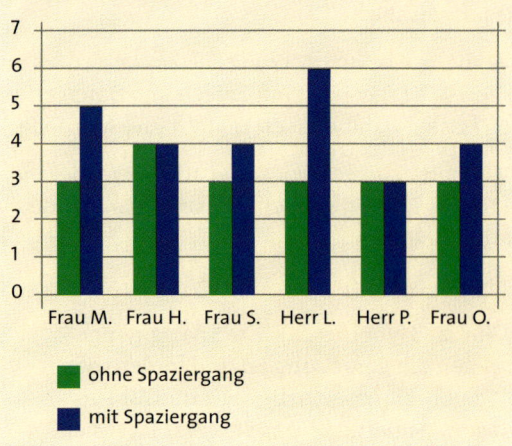

Durchschnittliche Häufigkeit des Stuhlgangs während einer Woche

■ ohne Spaziergang
■ mit Spaziergang

Abb. 1 Säulendiagramm

4.3.7 Ergebnisse, Schlussfolgerungen, Empfehlungen

Die Ergebnisse der Datensammlung werden nun mit dem Forschungsziel verglichen, die Hypothese wird bestätigt oder als unzutreffend gewertet. Bei der Auswertung ist es wichtig, Schwierigkeiten, die während der Forschungsphase aufgetreten sind, zu berücksichtigen und zu benennen. Schlussfolgerungen können nun gezogen und Empfehlungen abgeleitet werden.

Beispiel

Die Hypothese „Kurze Spaziergänge regen die Verdauung an und fördern den Schlaf" kann tendenziell bestätigt werden.

Von 10 Personen der Stichprobe nahmen nur 6 regelmäßig an den Spaziergängen teil. Das Ergebnis ist im Säulendiagram oben abzulesen.

Der Spaziergang musste innerhalb von 3 Monaten 8 mal wegen Personalmangels ausfallen.

Der Spaziergang sollte weiterhin angeboten werden.

4.3.8 Forschungsbericht

Im Forschungsbericht werden die Ergebnisse festgehalten. Der Bericht macht Aussagen über die einzelnen Schritte des Forschungsprozesses. Er wird der Öffentlichkeit vorgestellt und soll bei Pflegefachkräften und Forschenden Interesse wecken, damit die Ergebnisse auf die Praxis übertragen werden können.

4.4 Umsetzung von Forschungsergebnissen in der Pflege

4.4.1 Evidenzbasierte Pflege

Die evidenzbasierte Pflege (Evidenz, lat. Nachweis, Deutlichkeit) ist eine Methode, bei der pflegerische Vorgehensweisen, die wissenschaftlich fundiert sind und deren Wirksamkeit nachgewiesen ist, in der täglichen Praxis umgesetzt werden.

Evidenzbasierte Pflege (EBP)
- wendet die derzeit am besten wissenschaftlich nachgewiesenen Pflegeerfahrungen in der alltäglichen Pflegepraxis an,
- bindet das Wissen und die Erfahrungen von Pflegenden ein,
- beachtet die individuellen Vorstellungen und Bedürfnisse des Pflegebedürftigen
- und plant die vorhandenen Ressourcen mit ein.

In jedem Einzelfall müssen die Pflegekräfte jedoch die Pflegesituation beurteilen und abwägen, inwieweit die wissenschaftlichen Belege für den Betroffenen geeignet sind, ob die Pflege in der empfohlenen Methode richtig ist, oder ob begründet von ihr abgewichen werden kann.

Es gibt noch nicht für jede Pflegesituation eine wissenschaftlich abgesicherte Pflegehandlung.

Die Vorgehensweise in der EBP
In einem schrittweisen Prozess wird ein Pflegeproblem von der Fragestellung bis zur praktischen Lösung bearbeitet:

1. Schritt: Aufgabenstellung klären
- Zunächst wir geklärt, ob das Problem, das untersucht werden soll, auch wirklich in den eigenen Arbeitsbereich gehört.

2. Schritt: Fragestellung
Die Fragen sind:
- Beim wem gibt es ein Pflegeproblem?
- Was soll gemacht werden?
- Welches Ziel soll erreicht werden?

Z.B.: Kann die Beziehungsgestaltung zu einem an Demenz erkrankten Bewohner durch „integrative Validation" (▶ s. Lernfeld 1.3) verbessert werden? Das Ziel sollte immer eine Verbesserung der Pflegequalität oder des Befindens der betroffenen Person beinhalten.

3. Schritt: Recherche
- In der Literatur, in Datenbanken und im Internet werden Forschungsarbeiten zu dem Problem und der Fragestellung gesucht.

4. Schritt: Kritische Beurteilung der Recherche
- Die gefundenen Studien werden auf ihre Aussagekraft und auf ihre Anwendbarkeit in der Praxis beurteilt. Dann erfolgt eine Einschätzung, inwieweit das vorhandene Material Lösungen für das benannte Problem bietet. Hier können Beurteilungsbögen helfen. Es ist wichtig, darauf zu achten, dass die Studien auch zur eigenen Pflegesituation passen und nicht die Pflegemaßnahmen geändert werden müssen, weil z.B. eine andere Patientengruppe untersucht wurde.

5. Schritt: Umsetzung
- Nun wird überlegt und geplant, wie die Ergebnisse in der Praxis umgesetzt werden können. Informationsveranstaltungen oder Schulungen sind z.B. geeignete Maßnahmen. Bei der Anwendung des neuen Wissens in der Praxis müssen die Bedürfnisse des Betroffenen unbedingt

berücksichtigt werden. Die Pflegefachkraft prüft die Situation von allen Seiten, um den neuen Wissensstand, die eigene Fachkompetenz und die Interessen der betroffenen Person einzubeziehen.

6. Schritt: Auswertung
- Die neue Pflegepraxis wird auf ihre Wirksamkeit hin überprüft, und es wird beurteilt, inwieweit das gewünschte Ziel erreicht wurde.

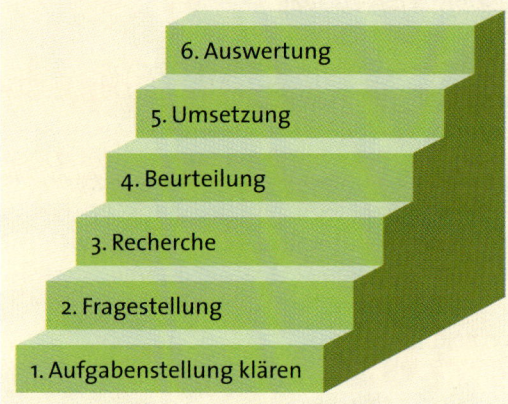

Abb. 1 Der Prozess der evidenzbasierten Pflege

4.4.2 Nationale Expertenstandards

Eine Form evidenzbasierter Pflege ist die Umsetzung der so genannten nationalen Expertenstandards in der täglichen Praxis.

Eine Pflegeexpertengruppe im Deutschen Netzwerk für Qualitätssicherung in der Pflege (DNQP) entwickelt seit 2000 nationale Expertenstandards. Die Basis dieser Standards sind nationale und internationale wissenschaftliche Studien.

Die Entwicklung eines nationalen Expertenstandards erfolgt in drei Stufen.

- Zunächst wird ein Entwurf von einer Expertengruppe auf der Basis von nationaler und internationaler wissenschaftlicher Literatur erstellt.
- Dann wird er mit einer breiten Fachöffentlichkeit im Rahmen einer Konsensus-Konferenz mit dem Ziel diskutiert, einen möglichst hohen Grad an Übereinstimmung zu erreichen.

- Anschließend wird der nationale Expertenstandard in 15 Einrichtungen unter wissenschaftlicher Begleitung eingeführt und beurteilt.
- Es erfolgt ein Abschlussbericht.

> **Merke**
>
> Nach dem Pilotprojekt Dekubitusprophylaxe (1999–2000) wurden von 2001 bis 2006 die Standards Entlassungsmanagement, Schmerzmanagement, Sturzprophylaxe und Kontinenzförderung unter der Förderung durch das Bundesministerium für Gesundheit entwickelt und erprobt. 2006 erfolgte der Abschlussbericht.

Die nationalen Expertenstandards bieten die Möglichkeit einer einheitlichen Vorgehensweise aller Pflegenden.

> **Beispiel**
>
> **Entlassungsmanagement**
> Im Übergang vom stationären in den nachstationären Bereich gibt es oft Versorgungsbrüche. Dadurch erfahren Betroffene und deren Angehörige eine zusätzliche Belastung. Zudem sind die Menschen, die nach einem Krankenhausaufenthalt einer weiteren Versorgung bedürfen, oft älter und haben viele und/oder chronische Erkrankungen.
> Der nationale Expertenstandard „Entlassungsmanagement" hat zum Ziel, die Versorgungskontinuität von Patienten zu sichern, das Handeln aller beteiligten Berufsgruppen abzustimmen und die Gesamtsituation des Patienten zu berücksichtigen. Voraussetzung für die Anwendung des Standards ist eine gute Absprache aller beteiligten Berufsgruppen sowie die Übernahme der entscheidenden Koordination durch eine Pflegefachkraft.
> Der Standard teilt sich in Struktur-, Prozess- und Ergebniskriterien.

Die **Strukturkriterien** sagen aus, welche Anforderungen an eine Einrichtung gestellt werden:

- Eine schriftliche Regelung für die Zusammenarbeit der unterschiedlichen Berufsgruppen und ein gutes Dokumentationssystem mit Einschätzungs- und Überprüfungsinstrumenten (z.B. mindestens Verlegungsberichte) müssen vorhanden sein.

Pflegefachkräfte müssen die Fähigkeiten besitzen,
- die Instrumente des Dokumentationssystems anzuwenden,
- Betroffene und Angehörige in Bezug auf den Pflegebedarf zu beraten,
- zu beurteilen, inwieweit die Entlassungsplanung den individuellen Bedürfnissen entspricht.

Pflegefachkräfte müssen die Erlaubnis und die Fähigkeit haben, den Entlassungsprozess zu koordinieren.

Die **Prozesskriterien** beschreiben die Durchführung der Maßnahmen.
- Innerhalb von 24 Stunden nach der Aufnahme eines Betroffenen führt die Pflegefachkraft ein Assessment durch. Damit schätzt sie den Unterstützungsbedarf nach der Entlassung ein und entwickelt mit dem Betroffenen, seinen Angehörigen und den beteiligten Berufsgruppen eine individuelle Entlassungsplanung.
- Der Betroffene und seine Angehörigen erhalten eine bedarfsgerechte Beratung oder Schulung.
- Alle an der Entlassung Beteiligten sowie die weiterbetreuende Einrichtung stimmen den Entlassungstermin und den Pflegebedarf ab. Mit der weiterbetreuenden Einrichtung wird eine Pflegeübergabe vereinbart.
- 24 Stunden vor der Entlassung überprüft die Pflegefachkraft zusammen mit den Betroffenen und Angehörigen noch einmal die Planung und 48 Stunden nach der Entlassung kontrolliert die Pflegefachkraft, ob alles umgesetzt wurde.

Die **Ergebniskriterien** zeigen an, was erreicht werden soll.
- Das Assessment und die Einschätzung des Unterstützungsbedarfs sind dokumentiert.
- Eine individuelle Entlassungsplanung mit dem erforderlichen Versorgungsbedarf liegt vor.

- Betroffener und Angehöriger kennen die Möglichkeiten der Handhabung ihrer Probleme oder besitzen ausreichende Informationen.
- Der Entlassungstermin und der Unterstützungsbedarf wurden mit allen Beteiligten abgestimmt.
- Die Entlassung wurde bedarfsgerecht vorbereitet und durch die Umsetzung der Planungen konnte eine Kontinuität in der Versorgung hergestellt werden.

Tipp

Der nationale Expertenstandard zum Entlassungsmanagement erleichtert auch die Arbeit der weiterführenden Einrichtungen wie ambulante Pflegedienste oder stationäre Pflegeeinrichtungen. Der Standard, die Präambel und weitere Hinweise hierzu lassen sich kostenlos herunterladen unter:
http://www.dnqp.de

Aufgaben

1. Worin liegen die Unterschiede zwischen der qualitativen und der quantitativen Pflegeforschung?

2. Überlegen Sie sich Beispiele für experimentelle und deskriptive Forschung.

3. Beschreiben Sie die sieben Schritte des Forschungsprozesses.

4. Erarbeiten Sie sich den Expertenstandard „Dekubitusprophylaxe". Vergleichen Sie den Expertenstandard „Dekubitusprophylaxe" mit der Pflege in Ihrer Einrichtung. Wird in Ihrer Einrichtung „evidenzbasiert" gepflegt? Gibt es Unterschiede zum Expertenstandard? Wenn es einen Unterschied gibt, fragen Sie nach und erforschen Sie die Gründe.

5 Gesundheitsförderung und Prävention

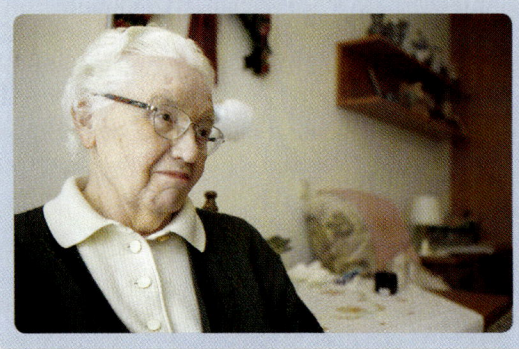

Frau Kuhn ist seit einem halben Jahr Witwe. Sie lebt allein. In der letzten Zeit fühlt sie sich mitunter einsam in ihrer Wohnung.

▸ Welche Folgen kann das Gefühl der Einsamkeit für Frau Kuhn haben?

▸ Was kann sie tun, damit ihre seelische und soziale Gesundheit erhalten bleibt?

5.1 Gesundheitsförderung

Die Gesundheitsförderung zielt darauf ab, den Menschen darin zu unterstützen, gesund zu bleiben und unter gesunden Bedingungen zu leben.

Die Ottawa-Konferenz der Weltgesundheitsorganisation

Der Begriff **Gesundheitsförderung** wurde durch eine Konferenz der Weltgesundheitsorganisation 1986 in Ottawa geprägt. Wesentliche Aussagen sind:

● Gesundheitsförderung zielt auf einen Prozess hin, allen Menschen ein höheres Maß an Selbstbestimmung über ihre Gesundheit zu ermöglichen und sie damit zur Stärkung ihrer Gesundheit zu befähigen.
● Voraussetzungen für die Gesundheitsförderung sind: Friede, Wohnmöglichkeiten, Bildung, Nahrung, Einkommen, eine stabile Umwelt, nachhaltige Ressourcennutzung, soziale Gerechtigkeit und Chancengleichheit.

Weiterhin sagt die WHO: Um die Gesundheit in ihren körperlichen, seelischen und sozialen Dimensionen zu fördern, besteht die Notwendigkeit, dass Regierungen, Gesundheits- und Sozialeinrichtungen, Wirtschafts-, Industrie- und Bildungsbereiche, Medien und nicht-staatliche Einrichtungen zusammenarbeiten.

Nach der Ottawa-Konferenz hat sich der Begriff der Gesundheitsförderung durchgesetzt und zu einem veränderten Gesundheitsverständnis geführt. Bis dahin prägte das Krankheitsmodell den Umgang mit Gesundheit und Krankheit. Medizin und Pflege orientierten sich an der Entstehung von Krankheiten (Pathogenese).
Die Hauptfrage war: „Was macht den Menschen krank?"

Die Gesundheitsförderung soll die Gesundheit eines Menschen stärken, bevor Krankheiten entstehen, und nicht erst vorbeugen oder heilen, wenn bereits Risikofaktoren oder Symptome für eine Erkrankung vorhanden sind.
Die neue Frage lautet also: „Was hält den Menschen gesund?"

5.1.1 Das Modell der Salutogenese

Ein Modell zur Gesundheitsförderung wurde von Aaron Antonowsky (1923–1994) entwickelt. Es stellt die Frage der Entstehung von Gesundheit (Salutogenese) in den Vordergrund.
Im Prozess der Salutogenese stellen sich folgende Fragen:
● Warum bleiben Menschen gesund?
● Unter welchen Bedingungen ist man gesund?
● Welche Faktoren schützen und erhalten Gesundheit?

Kernbegriffe des Modells sind das Kohärenzgefühl (Gefühl der Stimmigkeit), das Gesundheits-Krankheits-Kontinuum, Stressoren und Spannungszustände sowie Widerstandsressourcen.

Kohärenzgefühl

Der Gesundheits- bzw. Krankheitszustand eines Menschen wird bestimmt durch seine individuelle Grundhaltung gegenüber seinem Leben und der Umwelt. Je mehr ein Mensch mit sich und der Welt stimmig ist, also je ausgeprägter sein Kohärenzgefühl ist, desto gesünder sollte er sein oder desto schneller sollte er wieder gesund werden.

Diese Grundhaltung setzt sich aus drei Elementen zusammen:

1. Das Gefühl der Verstehbarkeit beschreibt die Fähigkeit eines Menschen, die Welt zu verstehen, Eindrücke und Reize als Informationen verarbeiten zu können und nicht mit ihnen überfordert zu sein.

2. Das Gefühl der Bewältigbarkeit beschreibt die Überzeugung eines Menschen, dass er mit Schwierigkeiten umgehen und sie bewältigen kann.

3. Das Gefühl der Sinnhaftigkeit beschreibt, dass ein Mensch sein Leben als sinnvoll empfinden kann und eine positive Erwartung an das Leben hat. Ohne dieses Gefühl empfindet der Mensch das Leben als Last.

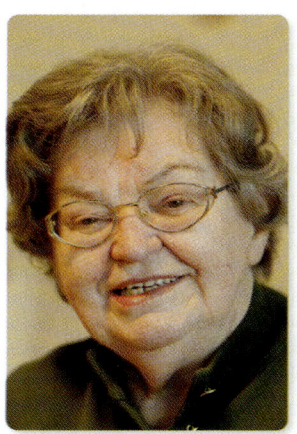

Frau Adam sagt: „Ich komme zurecht. Und wenn es mal ein Problem gibt, dann gibt es auch einen Weg es zu lösen. Ich finde das Leben schön."

Abb. 1 Kohärenzgefühl

Gesundheits-Krankheits-Kontinuum

Antonowsky kritisiert die willkürliche Trennung in gesund und krank. Völlige Gesundheit oder völlige Krankheit sind für einen Menschen nicht zu erreichen. Gesundheit und Krankheit sind die beiden Pole eines Kontinuums. Jeder Mensch ist mehr oder weniger gesund und gleichzeitig mehr oder weniger krank, je nachdem wie weit er von den beiden Polen entfernt ist.

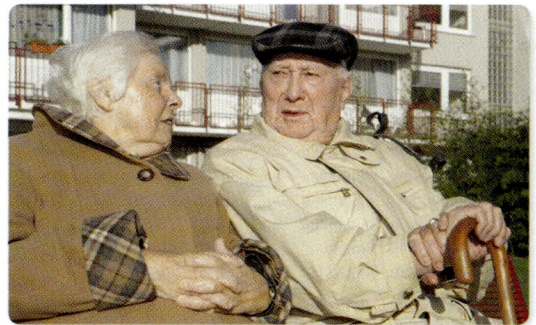

Abb. 2 Gesund mit kranken Anteilen. Frau Baier sagt: „Ich bin zwar zuckerkrank, aber wenn ich mich gesund ernähre, in Bewegung bleibe und meine Medikamente nehme, fühle ich mich wohl."

Stressoren und Spannungszustände

Stressoren sind Anforderungen, die von außen kommen. Werden sie bewusst, entsteht ein Spannungszustand und das emotionale und körperliche Gleichgewicht des Organismus wird gestört. Nur durch eine Handlung kann dieser Spannungszustand gelöst und das Gleichgewicht wieder hergestellt werden. Wenn die Spannungsbewältigung glückt, wirkt sie gesundheitserhaltend oder -fördernd.

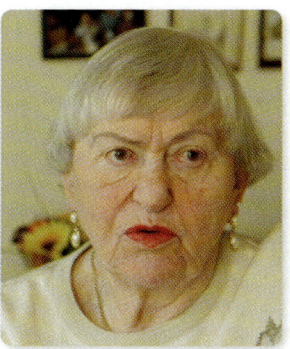

Frau Behrens denkt: „Die Altenpflegerin heute Morgen war ziemlich unfreundlich zu mir. Soll ich sie noch einmal ansprechen?"

Abb. 3 Stressor und Spannungszustand

Widerstandsressourcen

Widerstandsressourcen erleichtern eine erfolgreiche Spannungsbewältigung. Sie erhöhen die Widerstandskraft eines Menschen und haben Einfluss auf den Erhalt oder die Verbesserung der Gesundheit.

Widerstandsressourcen können sein:

- individuelle Faktoren, wie ein gesundes Immunsystem, Intelligenz, finanzielle Mittel,
- soziale Faktoren, beispielsweise Unterstützung durch andere,
- kulturelle Faktoren, z. B. ein Rollenverhalten, das Sicherheit gibt.

Die Widerstandsressourcen ermöglichen es einem Menschen, positive Erfahrungen zu machen und Herausforderungen zu bewältigen.

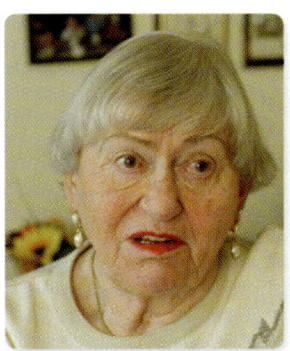

Frau Baier denkt weiter: „Ach, so schlimm war es auch nicht, jeder kann ja mal einen schlechten Tag haben, ich frage sie einfach, was los war."

Abb. 1 Spannungszustand und Widerstandsressource

5.1.2 Öffentliche Gesundheitsförderung

Die öffentliche Gesundheitsförderung hat zum Ziel:

- die Lebenskompetenz der Bevölkerung zu fördern,
- ein eigenverantwortliches Gesundheitshandeln zu unterstützen,
- die Entwicklung von gesundheitlichen Ressourcen zu stärken,
- das Risiko, krank zu werden, zu vermindern,
- die Menschen, die bereits Gesundheitseinschränkungen haben, zu befähigen, selbstbestimmt damit zu leben und ihre Gesundheit zu optimieren.

Gesundheitsförderung verfolgt dabei einen umfassenden Ansatz, d. h., die körperlichen und seelischen Ressourcen und das soziale Umfeld werden einbezogen.

Beispiele:
- Elternschule
- Projekte zur Suchtvorbeugung
- Demenzkampagne
- Informationsveranstaltungen zu bestimmten Krankheiten
- Fortbildungen zum gesunden Älterwerden
- Angebote der offenen Altenhilfe

Merke

Nach dem Modell der Salutogenese ist das Ziel pflegerischer Intervention, jedem Menschen das nötige Wissen und Werkzeuge zu geben, das hilft, einen Einfluss auf den eigenen Gesundheitszustand auszuüben. Nicht die Anforderungen des Lebens machen demnach krank, sondern unbearbeitete Spannungen, die sich in Belastungen umwandeln. Ein starkes Kohärenzgefühl ist dabei der entscheidende Faktor, um alltägliche Anforderungen und Stressoren zu bewältigen.

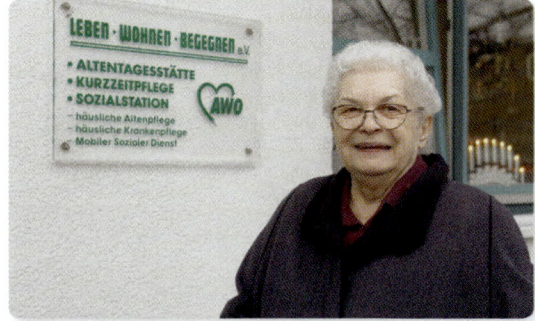

Abb. 2 Beispiel für öffentliche Gesundheitsförderung. In Altentagesstätten oder Sozialstationen treffen sich ältere Menschen und vermeiden so die Einsamkeit.

In diesem Bereich arbeiten unterschiedliche Institutionen eng zusammen, wie beispielsweise Landeszentralen für Gesundheitsförderung, der öffentliche Gesundheitsdienst, kirchliche Einrichtungen, Wohlfahrtsverbände, Vereine oder Selbsthilfegruppen.

So gab es z.B. nach den Erfahrungen mit der Hitze im Jahr 2004 einen Ratgeber der Landeszentrale für Gesundheitsförderung in Rheinland-Pfalz mit Ratschlägen für ältere Menschen.

Sommerliche Hitzewelle – warum sind alte Menschen besonders gefährdet?

(aus einem Ratgeber der Laneszentrale für Gesundheitsförderung in Rheinland-Pfalz e.V. (www.lzg-rlp.de))

Guten Tag, meine Damen und Herren, herzlich willkommen am Gesundheitstelefon der Landeszentrale für Gesundheitsförderung in Rheinland-Pfalz e.V. Nachfolgend machen wir Sie aus aktuellem Anlass mit einer Empfehlung des Sozialministeriums Rheinland-Pfalz bekannt. Sie enthält Informationen und Hinweise zu Interventions- und Versorgungsmaßnahmen bei anhaltenden Hitzeperioden.

Von anhaltenden Hitzeperioden sind ältere Frauen und Männer in besonderer Weise betroffen. Dabei kann es nicht zuletzt bei bettläge... ...nerinnen und Bewohnern von Alten- und ... ...chen Problemen komm...

Warum sind ältere Me... Alter nimmt das Durst... schen oft über lange... aufnehmen. Auch di... im Alter ab und ver... Wärmeabgabe. Bes... Temperaturregelung... senfunktion beeinflu... mehr Wärme aufni... abgibt, kann es zu... stieg der Körpert... sius. Dies kann s... Kreislaufkollaps u... seinstrübung. Oh... handlung kann e... und geschwäch... wichtiger Organ... Es ist deshalb w... tropischen Tem... persönliche Le... gung auf dies...

schen sollten die durch sommerliche Hitze auftretenden Gefahren klar erkennen und Heime müssen sicherstellen, dass alle Mitarbeiterinnen und Mitarbeiter über die oben dargestellten medizinischen Zusammenhänge informiert sind und die zu treffenden Maßnahmen umsetzen.

Was ist bei hohen Lufttemperaturen, 35° C und mehr, zu beachten?

– Achten Sie auf eine erträgliche Raumtemperatur
– Lüften Sie früh morgens, abends und möglichst auch nachts
... ...ie Räume tagsüber, wenn möglich mit ...

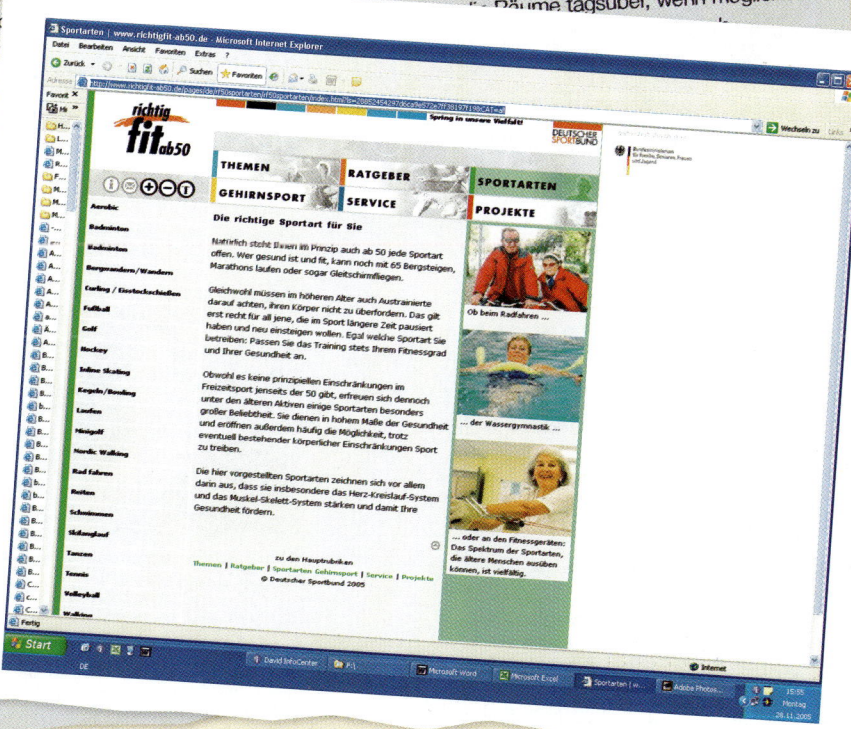

Abb. 1 Beispiele für öffentliche Gesundheitsförderung

5.2 Prävention

Die Prävention hat die Aufgabe Krankheiten, Unfällen und deren Folgen vorzubeugen. Je nachdem zu welchem Zeitpunkt die Maßnahmen einsetzen, werden sie unterschiedlich benannt.

5.2.1 Primärprävention

Die Primärprävention versucht die Entstehung von Krankheiten zu verhüten. Sie zielt auf Risikofaktoren ab, die zu bestimmten Krankheiten führen können. Hierunter fallen z. B. alle Schutzimpfungen.

> **Beispiel**
> - Vorbeugung vor Grippeerkrankungen

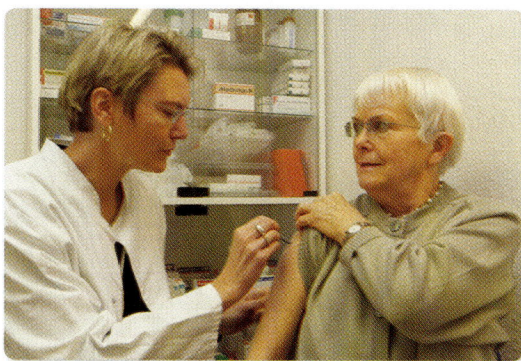

Abb. 1 Vorbeugung von Krankheiten – Grippeschutzimpfung im Herbst

In der Pflege alter Menschen ist die Primärprävention darauf ausgerichtet, Risikofaktoren zu erkennen und einen noch nicht aufgetretenen Schaden zu verhindern. Der gesamte Bereich der Prophylaxen gehört in diesen Bereich.

Häufige Risikofaktoren im Alter:

- Nachlassen der Sinnesorgane
- Beeinträchtigung der Beweglichkeit
- Abnahme der geistigen Fähigkeiten
- Einsamkeit
- Chronische Erkrankungen
- Multimorbidität

> **Beispiel**
> - prophylaktische Maßnahmen in der Pflege, wie Dekubitus- oder Sturzprophylaxe
> - kognitives Training zur Vorbeugung von geistigem Abbau
> - Bewegungsübungen gegen Mobilitätseinschränkungen

5.2.2 Sekundärprävention

Die Sekundärprävention hat das Ziel der Krankheitsfrüherkennung, also Krankheiten in einem Vorstadium zu erkennen, in dem sie noch aufgehalten werden können. Hierzu zählen alle Früherkennungsuntersuchungen.

> **Beispiel**
> - Früherkennungsuntersuchung von Darmkrebs
> - Herz-Kreislauf-Checks mit Suche nach Risikofaktoren
> - regelmäßige Untersuchung der Füße bei Zuckerkrankheit

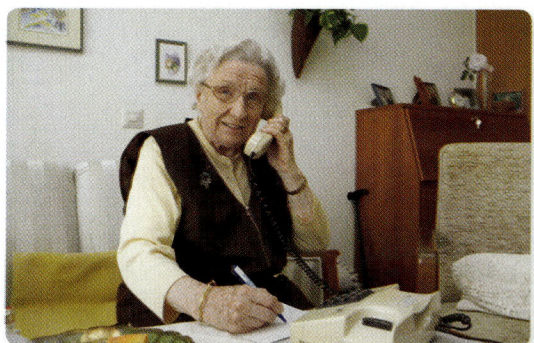

Abb. 2 Vorsorge treffen – Termin zur Früherkennungsuntersuchung ausmachen

5.2.3 Tertiärprävention

Die Tertiärprävention soll Krankheitsverläufe günstig beeinflussen, Verschlimmerungen, Komplikationen, Begleiterkrankungen und Rückfälle verhindern. Die Lebensqualität soll so gut es geht wieder erreicht werden. Die tertiäre Präventionen leitet fließend in die Rehabilitation über.

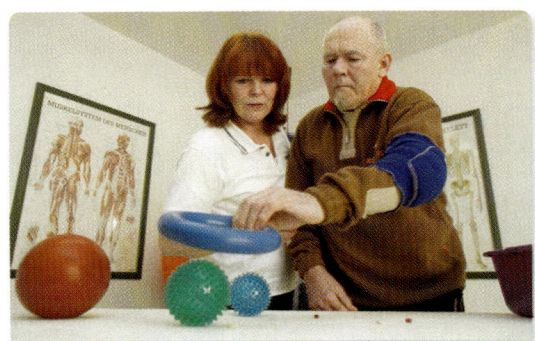

Beispiel

- gezielte aktivierende Pflege oder Mobilisation nach einem Schlaganfall
- standardisierte Schulung und Überwachung von Diabetikern
- Selbsthilfegruppen, z. B. nach Krebserkrankungen

Abb. 1 Krankheitsverlauf günstig beeinflussen

5.3 Gesundheitsförderung und Prävention in der Altenpflege

Die Gesundheitsförderung und Prävention folgen dem Ziel: „Gesund alt werden". Sie betreffen körperliche, seelische und soziale Bereiche des alten Menschen und verfügen über ein großes Spektrum unterschiedlicher Angebote. Z. B.:

- **Information und Beratung** zur Vorbeugung vor Osteoporose, gesunde Lebensweise, altersgerechtes Wohnen
- **offene Angebote** wie Seniorentagesstätten und -nachmittage, spezielle Volkshochschulangebote oder Sport und Freizeit für Senioren
- **pflegerisch-medizinische Betreuung**, beispielsweise Einrichtung des häuslichen Umfelds nach

den individuellen Erfordernissen, Motivierung zu sozialen Kontakten, regelmäßige Kontrollen von Blutdruck oder Blutzucker, optimale Behandlung von Krankheiten

- **aktivierende Pflege** fördert die Selbstständigkeit und das Selbstwertgefühl, sie beugt sozialen, seelischen und körperlichen Einschränkungen vor

Merke

Im Vordergrund aller Bemühungen steht eine selbstständige Lebensführung bei einer zufriedenstellenden Lebensqualität.

Aufgaben

1. Die Ottawa-Konferenz der WHO hat 1986 den Begriff „Gesundheitsförderung" geprägt. Seitdem geht es um die Frage: Was hält den Menschen gesund? Bis zu diesem Zeitpunkt wurde eher gefragt: Was macht den Menschen krank? Erklären Sie den Unterschied.

2. Nennen Sie Merkmale der Gesundheitsförderung und Merkmale der Prävention.

3. Welche Möglichkeiten kennen Sie in Ihrem Wohnort, bei denen ältere Menschen Kontakte finden können, um der Einsamkeit entgegenzuwirken?

4. Welche Maßnahmen der Primärprävention kennen Sie?

5. Besprechen Sie Möglichkeiten, einen Betroffenen mit Risikofaktoren zu motivieren, seine Lebensweise zu ändern. Üben Sie im Rollenspiel.

6 Rehabilitation

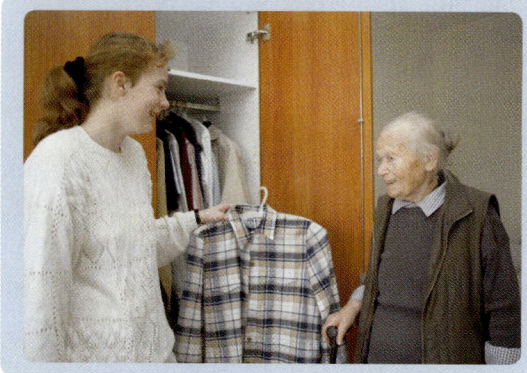

Frau Sommer, eine Bewohnerin eines Seniorenzentrums, hat einen Schlaganfall (▶ s. Lernfeld 1.3) erlitten und ist nach der Krankenhausbehandlung wieder zurückverlegt worden. Sie hat Einschränkungen in der linken Körperhälfte, kann aber laufen.

Frau Sommer möchte daran arbeiten, ihre Selbstständigkeit, besonders im Bereich von Körperpflege und An- und Ausziehen, wieder zu erlangen.

6.1 Grundlagen

Rehabilitation (lat., Wiederherstellung) meint umfassend die Bemühungen zur Wiedereingliederung eines Menschen in seinen Alltag oder sein berufliches Leben.

Die Weltgesundheitsorganisation versteht unter Rehabilitation alle Maßnahmen, die darauf gerichtet sind

- zu verhindern, dass Aktivitätseinschränkungen zu Einschränkungen der Teilhabe an Lebensbereichen führen.
- das Ausmaß von Einschränkungen der Aktivität und der Teilhabe zu verringern.

Nach dem Sozialgesetzbuch IX haben behinderte oder von Behinderung bedrohte Menschen Anspruch auf Leistungen der Rehabilitation, um ihre Selbstbestimmung und gleichberechtigte Teilhabe am Leben in der Gesellschaft zu fördern und Benachteiligungen zu verhindern.

Im § 4 SGB IX wird ausgeführt:

Die Leistungen zur Teilhabe umfassen die notwendigen Sozialleistungen, um unabhängig von der Ursache der Behinderung

1. die Behinderung abzuwenden, zu beseitigen, zu mindern, ihre Verschlimmerung zu verhüten oder ihre Folgen zu mindern,

2. Einschränkungen der Erwerbsfähigkeit oder Pflegebedürftigkeit zu vermeiden, zu überwinden, zu mindern oder eine Verschlimmerung zu verhüten sowie den vorzeitigen Bezug anderer Sozialleistungen zu vermeiden oder laufende Sozialleistungen zu mindern,

3. die Teilhabe am Arbeitsleben entsprechend den Neigungen und Fähigkeiten dauerhaft zu sichern oder

4. die persönliche Entwicklung ganzheitlich zu fördern und die Teilhabe am Leben in der Gesellschaft sowie eine möglichst selbstständige und selbstbestimmte Lebensführung zu ermöglichen oder zu erleichtern.

Man unterscheidet die medizinische, berufliche und soziale Rehabilitation.

Die **medizinische** Rehabilitation versucht einen Gesundheitsschaden, der durch einen Unfall oder eine Krankheit entstanden ist, zu beseitigen, zu lindern oder seine Verschlimmerung zu verhüten.

Leistungen nach dem Gesetz sind:
- Behandlung durch Ärzte, Zahnärzte und Angehörige anderer Heilberufe, soweit deren

Leistungen unter ärztlicher Aufsicht oder auf ärztliche Anordnung ausgeführt werden, einschließlich der Anleitung, eigene Heilungskräfte zu entwickeln,

- Arznei- und Verbandmittel,
- Heilmittel einschließlich physikalischer, Sprach- und Beschäftigungstherapie,
- Psychotherapie als ärztliche und psychotherapeutische Behandlung,
- Hilfsmittel,
- Belastungserprobung und Arbeitstherapie.

Die **berufliche** Rehabilitation versucht den Betroffenen in den beruflichen Alltag zu integrieren. Berufliche Einschränkungen sollen verhindert oder beseitigt werden, die Erwerbsfähigkeit soll erhalten oder wiederhergestellt werden oder es erfolgt eine berufliche Umorientierung.

Die **soziale** Rehabilitation umfasst alle Leistungen, die es ermöglichen, ein selbstbestimmtes und möglichst unabhängiges Leben zu führen und am Leben in der Gemeinschaft teilzunehmen.

Rehabilitationsträger sind die gesetzlichen Krankenkassen, Unfallversicherungen und Rentenversicherungen, die Bundesagentur für Arbeit, die Kriegsopferversorgung, die öffentliche Jugendhilfe und die Sozialhilfe.

Im Bereich der Altenpflege kommen im Wesentlichen Leistungen der medizinischen Rehabilitation in Betracht.

Die Rehabilitation kann in unterschiedlichen **Einrichtungen** stattfinden:

- Im Krankenhaus unmittelbar nach Abklingen der akuten Phase, z.B. in der Geriatrie (sog. Frührehabilitation)
- In speziellen Rehabilitationseinrichtungen nach der Krankenhausbehandlung im ambulanten, teilstationären und stationären Bereich, z.B. geriatrische Rehabilitationskliniken

Im Sozialgesetzbuch wird der Vorrang der Rehabilitation vor anderen Maßnahmen und Leistungen verdeutlicht.

So heißt es in § 31 SGB XI:

Die Pflegekassen prüfen im Einzelfall, welche Leistungen zur medizinischen Rehabilitation und ergänzenden Leistungen geeignet und zumutbar sind, Pflegebedürftigkeit zu überwinden, zu mindern oder ihre Verschlimmerung zu verhüten. Werden Leistungen nach diesem Buch gewährt, ist bei Nachuntersuchungen die Frage geeigneter und zumutbarer Leistungen zur medizinischen Rehabilitation mit zu prüfen.

6.2 Die geriatrische Rehabilitation

Die geriatrische Rehabilitation ist eine spezielle Form der medizinischen Rehabilitation, welche auf die besonderen Probleme geriatrischer Patienten zugeschnitten ist.

Alte Menschen mit abgrenzbaren Schädigungen, z.B. einer Schenkelhalsfraktur, bekommen bei sonstiger Gesundheit rehabilitative Leistungen in einer orthopädischen Fachabteilung .

Bestehen darüber hinaus gesundheitliche Probleme und Schädigungen, spricht man vom geriatrischen Patienten.
Dieser ist gekennzeichnet durch

- typische Altersveränderungen der Organe und Gewebe,
- Funktionseinschränkungen, welche gerade noch ein eigenständiges Leben ermöglichen, wenn keine zusätzlichen Probleme auftreten,
- zunehmend Mehrfacherkrankungen, z.B. des Herz-Kreislauf-Systems, des Bewegungsapparates, des Nervensystems und der Sinnesorgane,
- das Auftreten von z.B. Immobilität, Sturzneigung, Inkontinenz, chronischen Schmerzen, Fehl- und Mangelernährung,
- bestehende oder drohende Beeinträchtigung der selbstständigen Lebensführung.

> **Merke**
>
> Die geriatrische Rehabilitation hat zum Ziel, ein größtmöglich selbstständiges Leben auch bei chronischer Erkrankung oder Behinderung zu erhalten oder zurückzugeben. Kompetenzen werden wiederhergestellt, vorhandene Fähigkeiten aktiviert und gefördert. Die Rehabilitation bezieht körperliche, seelische und soziale Aspekte ein.

6.2.1 Aufgaben der Rehabilitation

Das Ziel der Rehabilitation eines älteren und häufig multimorbiden Menschen ist, gemeinsam mit ihm und seinen Angehörigen, eine möglichst weitgehende Unabhängigkeit zu erreichen. Dazu zählen eine aktive Beteiligung des Betroffenen und eine gemeinsame Entwicklung von Bewältigungsstrategien. Sie sind darauf ausgerichtet, die Auswirkungen der Behinderung einzugrenzen und das Leben zu erleichtern. Die Aktivierung steht im Vordergrund, Abläufe, die für den Alltag wichtig sind, werden eingeübt.

> **Beispiel**
>
> Abläufe, die eingeübt werden können:
> - Selbstständige Nahrungsaufnahme
> - Selbstständiges An- und Auskleiden
> - Transfers auf die Toilette (Toilettenstuhl)
> - Gehfähigkeit innerhalb der Wohnung
> - Treppen steigen

Der Betroffene erhält die notwendigen Hilfsmittel. Der Gebrauch der Hilfsmittel wird geübt.

Die Wohnung und das Wohnungsumfeld werden angepasst, so dass ein weitgehend eigenständiges Leben mit Behinderung möglich ist. Ambulante Dienste und Haushaltshilfen unterstützen, falls erforderlich, die Selbstständigkeit.

Ein wichtiger Punkt ist die Einbeziehung, Unterstützung und Beratung von Angehörigen. Leitgedanke ist das Hinarbeiten auf eine Rückkehr des Betroffenen in seine gewohnte Umgebung. Sollte dies nicht möglich sein, in eine Pflegeeinrichtung.

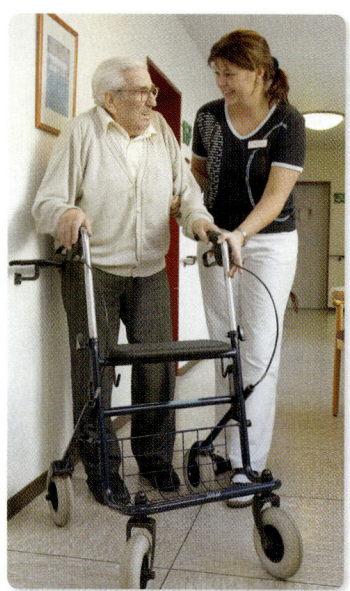

Abb. 1 Rollator fahren einüben

6.2.2 Rehabilitationsteam

Die Ziele der Rehabilitation beziehen sich auf körperliche, seelische und soziale Bereiche der Betroffenen. Deshalb können nicht alle Maßnahmen durch Mitarbeiter einer Berufsgruppe durchgeführt werden. Es ist notwendig, dass ein Team aus unterschiedlichen Berufsgruppen mit den Betroffenen zusammen alle Aspekte der Rehabilitation erarbeitet.

Das Rehabilitationsteam kann aus
- Ärzten,
- Pflegefachkräften,
- Neuropsychologen,
- Ergotherapeuten,
- Logopäden,
- Physiotherapeuten,
- Med. Bademeistern,
- Musiktherapeuten und
- Sozialarbeitern
bestehen.

Jede Berufsgruppe übernimmt entsprechend ihrem Berufsbild spezielle Aufgaben aus der Gesamtbehandlung, die zuvor allerdings gemeinsam im Team konzipiert wurde.

Sozialarbeiter:
Beratung, Stellen von Anträgen, Vermittlung von Hilfen, Heimplatzsuche

Arzt:
Festlegen der Therapie, Erstellung des Behandlungsplans

Logopäde:
Training bei Sprach- und Schluckstörungen zur Verbesserung der Kommunikations- möglichkeiten

Physiotherapeut:
Übungen zur Verbesserung von Beweglichkeit, Koordination und Muskelkraft

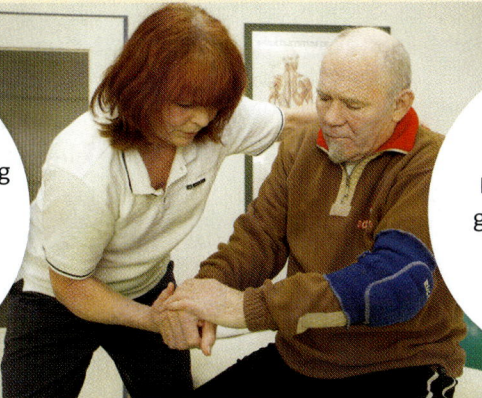

Med. Bademeister:
Bäder und Massagen gegen Schmerzen und Verspannungen

Ergotherapeut:
Training zur Verbesserung der motorischen Funktionen, der Wahrnehmung und Konzentration

Pflegekraft:
Motivieren, beobachten, begleiten, unterstützen und aktivierend pflegen

Neuropsychologe:
Diagnose der kognitiven Hirnleistung, des Verhaltens und Erlebens, neuropsycholo- gische Therapien und Gesprächsführung

Abb. 1 Das Rehabilitationsteam

6.2.3 Rehabilitationsplan

Für jeden Betroffenen wird ein individueller Rehabilitationsplan erstellt. Zunächst wird ein so genanntes **Geriatrisches Assessment** erhoben. Dazu ermittelt jede Berufsgruppe die aktuelle gesundheitliche Situation des Betroffenen, seine Fähigkeiten und Beeinträchtigungen aus körperlicher, sozialer und seelischer Sicht. Es werden die konkreten Ziele des Betroffenen erfragt sowie seine Wünsche zur Lebensform. Z.B.: Möchte er weiterhin allein in seiner Wohnung leben oder in einer betreuenden Einrichtung?

Die individuellen und erreichbaren Ziele werden gemeinsam erarbeitet. Dann erfolgt die Zuordnung der notwendigen Hilfestellungen: Wer im Team führt welche Maßnahmen durch?

Wie der Pflegeprozess wird auch der Rehabilitationsprozess regelmäßig auf das Erreichen der formulierten Ziele hin überprüft und bei Bedarf verändert.

6.3 Die Aufgaben der Pflegenden

Die Selbstständigkeit zu fördern und den Pflegebedarf zu vermindern sind die grundsätzlichen Aufgaben der rehabilitativen Pflege. Erreicht werden können diese Ziele durch die Gestaltung eines rehabilitativen Milieus, die Beobachtung des Betroffenen, Stärkung seiner Motivation, Begleitung und Unterstützung darin, das in den Therapien Gelernte in den Alltag umzusetzen, sowie aktivierende Pflege.

Milieugestaltung

In einem rehabilitativen Milieu werden die Fähigkeiten der Betroffenen beobachtet und zur Unterstützung bei der Aktivierung verloren gegangener Fähigkeiten einbezogen. Die Selbstpflegefähigkeiten werden gefördert und gestärkt.

Beobachtung

Das Pflegeteam sieht die Rehabilitanden 24 Stunden am Tag und nicht nur während der Therapiezeiten. Dies ermöglicht eine genaue Beobachtung der Befindlichkeiten und der Wirkung der Therapiemaßnahmen.

Motivation

Eine wichtige Voraussetzung für die Rehabilitation ist die Mitarbeit des Betroffenen. Zu den Aufgaben der Pflege gehört die Motivation. Eine positive Grundhaltung der Pflegefachkräfte erleichtert dies. Sie zeigt sich

● durch eine freundliche und zugewandte Haltung,
● durch Zeit haben und pünktlich sein,
● durch Ideen haben, Geduld behalten und respektieren von Grenzen
● sowie durch Zulassen von Abweichungen von den eigenen Vorstellungen.

Im Motivationsgespräch appelliert man freundlich und ermutigt. Erfolge (auch kleine) werden angemessen gelobt. Eigene Fähigkeiten können so wieder entdeckt werden und das Selbstvertrauen der Rehabilitanden steigt.

Durch Misserfolge wird der Betroffene niedergeschlagen und traurig. Hier ist es wichtig, nicht aufzugeben, die Motivation aufrechtzuerhalten und Zuspruch zu geben.

Unterstützung der therapeutischen Maßnahmen

Die Pflegefachkräfte unterstützen die Betroffenen darin, das in den Therapieeinheiten Gelernte in den Alltag zu übertragen.

> **Beispiel**
>
> Wurde der Transfer aus dem Bett in den Rollstuhl schon bei der Physiotherapeutin gelernt, wird er z.B. morgens beim Aufstehen gleich geübt.

Aktivierende Pflege

Aktivierende Pflege berücksichtigt immer die Fähigkeiten und Ressourcen des Betroffenen und bezieht sie in die Pflege ein. Sie fördert die Selbstständigkeit und leitet zur Selbstpflege an.

Grundlagen der Motivation	Beispiel
Kleine erreichbare Ziele definieren, Möglichkeiten und Grenzen akzeptieren.	Beim Aus- und Anziehtraining bei einem Betroffenen mit Halbseitenlähmung wird z.B. zunächst das selbstständige Anziehen eines Pullovers geübt.
Die Ziele individuell definieren, Bedürfnisse und Prioritäten des Betroffenen berücksichtigen.	Treppensteigen zu üben, ist für jemanden, der im zweiten Stockwerk wohnt, wichtiger als für jemanden, der im Erdgeschoss lebt.
Einen Bezug zur Biografie herstellen und die Biografie berücksichtigen.	Eine Betroffene, die immer selbstständig war und sich nie hat unterkriegen lassen, ist eher bereit, für die Widererlangung ihrer Fähigkeiten zu kämpfen.
An vorhandene Interessen und Fähigkeiten anknüpfen.	Jemand der gerne kocht, trainiert seine Zubereitungsfertigkeiten eher, als jemand, der immer bekocht wurde.
Ziele und Perspektiven eröffnen, als positive Verstärker einsetzen.	In vielen Fällen lässt sich die Versorgung in einem Pflegeheim vermeiden.

Tab. 1 Grundlagen der Motivation

- Durchführung von Pflegekonzepten, z.B. Pflege nach Bobath (▶ s. Lernfeld 1.3)
- Mobilität fördern, wie Lageveränderungen im Bett, sich aufsetzen, stehen
- Unterstützung beim Wiedererlangen der Fähigkeiten zur Körperpflege
- Hilfestellung bei der Nahrungsaufnahme, z.B. bei Schluckstörungen
- Toiletten- und Kontinenztraining
- Vorbereitung auf den Alltag zu Hause, wie: Zubereitung von Mahlzeiten, Wäschepflege, Benutzung von Transportmitteln
- Gesundheitserziehung und -training, z.B. Veränderung von Ess- und Trinkgewohnheiten

Abb. 1 Mögliche rehabilitativ- pflegerische Aufgaben

Aktivierende Pflege findet nicht nur in Rehabilitationseinrichtungen statt, sondern ist Bestandteil der täglichen Pflege in allen Bereichen der Altenpflege. Sie findet besondere Berücksichtigung bei der Festlegung der Pflegestufe nach dem Pflegeversicherungsgesetz.

Aufgaben

1. Nennen Sie Merkmale der medizinischen, beruflichen und sozialen Rehabilitation.

2. Bei der geriatrischen Rehabilitation arbeiten berufsübergreifende Teams zusammen. Welche Berufsgruppen sind das?

3. Erkundigen Sie sich, wie ein Training im An- und Auskleiden aussehen kann. Welche Informationen brauchen Sie zur Situation von Frau Sommer (Einstieg, Kap. 6)? Welche Ziele würden Sie gerne mit Frau Sommer erreichen? Wie könnte eine rehabilitative Pflege aussehen? Üben Sie im Rollenspiel.

4. Sie ermöglichen es einer Pflegebedürftigen so viel wie möglich bei der Körperpflege mitzuwirken, um ihre Eigenständigkeit zu fördern. Sie benötigt länger, als wenn Sie die Pflege durchführen würden. Eine Kollegin steht in der Tür und fragt, wie lange Sie noch brauchen. Kennen Sie die Situation aus Ihrem Alltag? Wie würden Sie reagieren?

7 Biografiearbeit

Der Begriff „Biografie" kommt aus dem Griechischen und bedeutet Lebensbeschreibung. Das Wissen um die Biografie hilft, den Menschen in seinem Denken, Erleben, Verhalten und Handeln zu verstehen. Eine Biografie ist immer individuell, bei jedem Menschen verläuft sie anders. Das Hier und Jetzt eines jeden Menschen erschließt sich aus seiner Vergangenheit, aus seiner Lebensgeschichte. Je länger eine Lebensgeschichte ist, desto stärker beeinflusst sie das gegenwärtige Verhalten. Professionelle Pflege nutzt die Biografie als Hilfsmittel, um zielgerichtet zu planen und zu handeln.

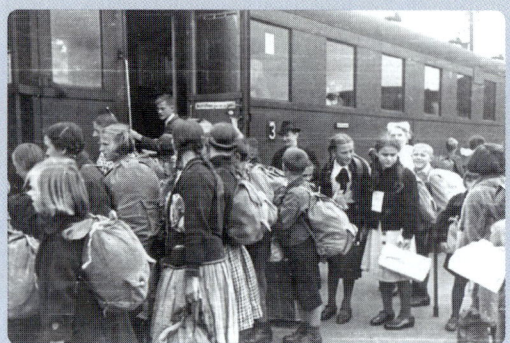

Juliane ist Auszubildende in einem Seniorenheim. Auch Frau Eiber lebt seit zwei Jahren dort und sucht immer wieder das Gespräch zum Pflegepersonal. Sie fragt auch Juliane nach ihren beruflichen Zielen und ihren Perspektiven. Es kommt zu einem Gespräch über die Ausbildungsmöglichkeiten früher und heute.

Frau Eiber erzählt Juliane, dass sie als 12-Jährige für ein Jahr ganz allein zur so genannten Kinderlandverschickung in den Harz geschickt wurde. Schule fand dort nur unregelmäßig statt.

Auch in der Zeit nach dem Krieg waren kaum Lehrer da und alles war improvisiert. Sie hat dann schnell begonnen zu arbeiten und Geld zu verdienen, um ihre Familie zu unterstützen. Mit 22 Jahren hat Frau Eiber geheiratet und wurde Mutter. In dem Gespräch mit Juliane beklagt sie, dass sie keine Ausbildungschancen bekommen habe. Sie bewundert Juliane, weil sie ihre Ausbildung so diszipliniert und engagiert angeht, und macht ihr viel Mut, diese Chance zu nutzen.

▸ Sammeln Sie Informationen zum Thema Schule, Ausbildung und Berufschancen in der Kriegs- und Nachkriegszeit.

▸ Konnten junge Menschen in dieser Zeit Ausbildungen absolvieren oder studieren?

▸ Was waren typische Berufe in der Nachkriegszeit?

▸ Stellen Sie die gesammelten Antworten Ihren eigenen Erfahrungen mit Schule und Ausbildung gegenüber. Welche Unterschiede können Sie erkennen?

7.1 Wertvorstellungen und Lebensumstände früher und heute

7.1.1 Zur Sozialgeschichte

Um die Bedeutung der Biografiearbeit in der Altenpflege zu verstehen und Erkenntnisse über das Leben eines alten Menschen einordnen zu können, ist es wichtig, Lebensumstände und Wertvorstellungen aus dem 20. Jahrhundert zu kennen. Dabei geht es sowohl um Geschichtsdaten als auch um besonders gravierende Ereignisse wie den Zweiten Weltkrieg und die Wiedervereinigung, aber auch um den Alltag, um kleine, nur auf den ersten Blick unbedeutende Details.

Nicht nur die Mode, die Wohnverhältnisse, die Arbeitswelt oder die Freizeitbeschäftigungen unterliegen einem ständige Wandel, sondern auch soziale, politische oder kulturelle Wertvorstellungen. Zur Einordnung wichtiger politischer, sozialer und kulturellen Ereignisse gibt die Tabelle Hinweise.

Das 20. Jahrhundert in Zahlen, mit Ausblick auf das 21. Jahrhundert	
1990 Wiedervereinigung	2004 Hartz IV 2002 Euroeinführung 2001 11. September Terroranschlag 1990 Währungsunion
1949–1990 Bundesrepublik Deutschland 1949–1990 Deutsche Demokratische Republik	1989 Fall der Berliner Mauer 1989 World Wide Web (www) 1986 Reaktorunfall Tschernobyl 1985 Glasnost, Peristroika 1973 Ölkrise 1969 Mondlandung 1968 Notstandsverfassung 1960er Jahre – „Wirtschaftswunder" 1961 Bau der Berliner Mauer 1957 EWG – Römische Verträge 1956 Deutschland Fußball-Weltmeister 1956 P 50 (Vorgänger Trabant) 1955 letzte Kriegsgefangene kehren heim 1953 17. Juni, Volksaufstand DDR 1952 regelmäßiges Fernsehprogramm 1949 Grundgesetz 1949 Verfassung der DDR
1945–1949 das besetzte Deutschland	1948/49 Berliner Blockade 1948 Währungsreform 1947 VW-Käfer Typ 1
1939–1945 Zweiter Weltkrieg	
1933–1945 Nationalsozialismus	1938 Reichsprogromnacht 1935 Rassengesetze 1933 Machtergreifung
1918–1933 Weimarer Republik	1932 6 Mio. Arbeitslose 1930 Weltwirtschaftskrise 1923 Hörfunk: Erste Volksempfänger
1914–1918 Erster Weltkrieg	

Tab. 1 Ausgewählte Daten des 20. Jahrhunderts

7.1.2 Lebensphasen und Lebensbereiche

Von Biografen wird die Lebensgeschichte häufig in vier Phasen eingeteilt: die **Kindheit**, die **Jugendzeit**, das **Erwachsenen(Erwerbs-)alter**, der **Ruhestand**.

> ■ **Übung**
>
> Vergleichen Sie die Fotos in Abb.1, S. 60 und stellen Sie die Unterschiede mithilfe einer Tabelle heraus.

Heute	Vor 75 Jahren

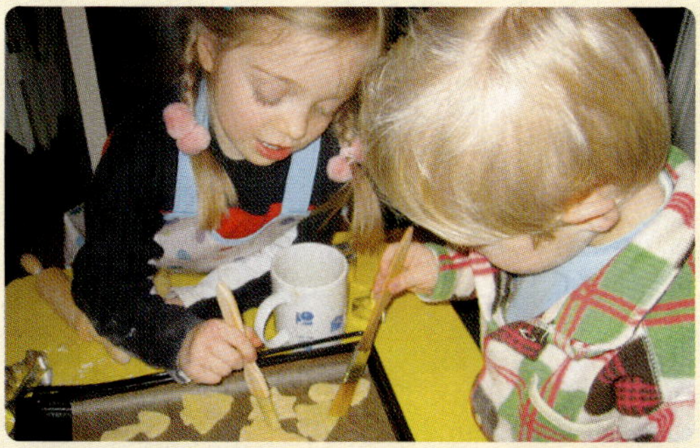

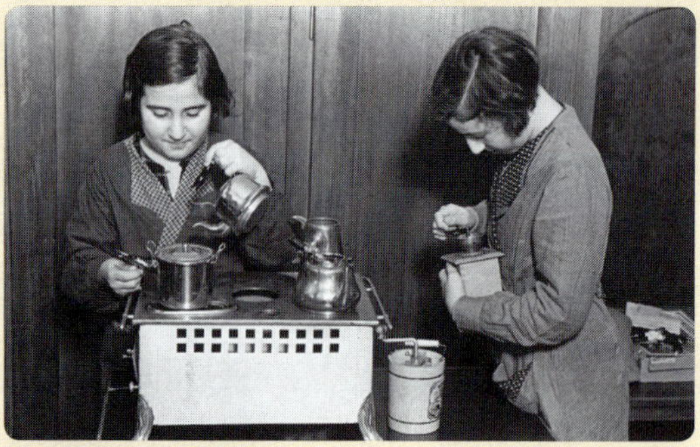

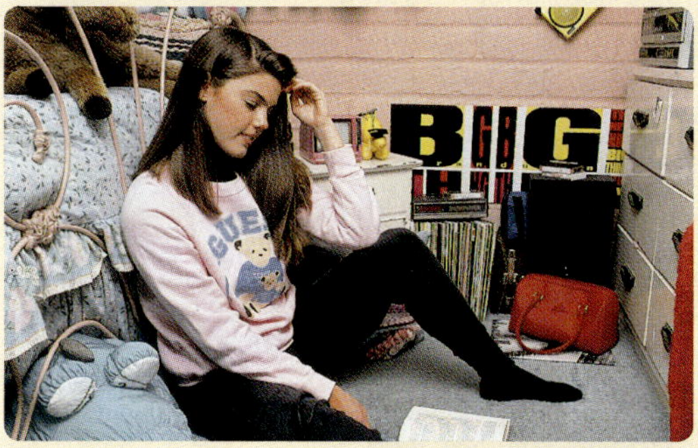

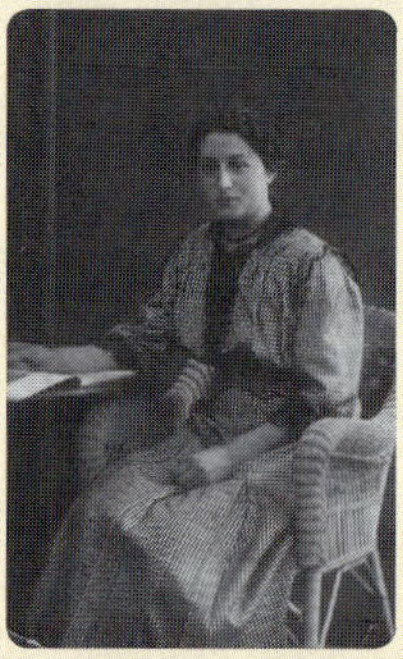

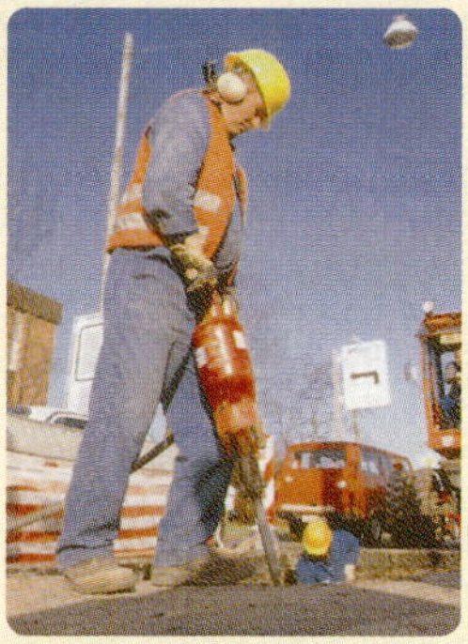

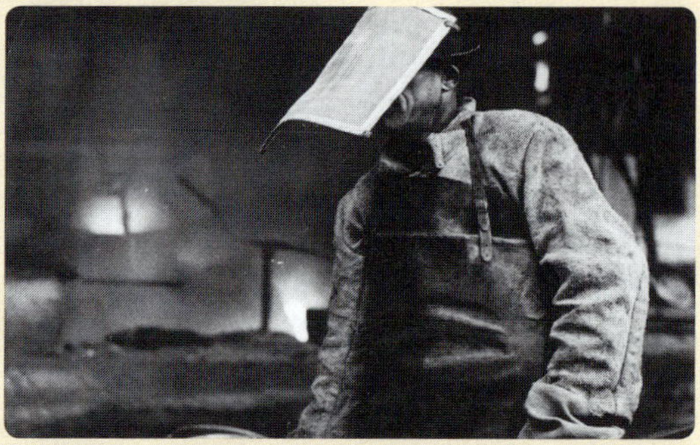

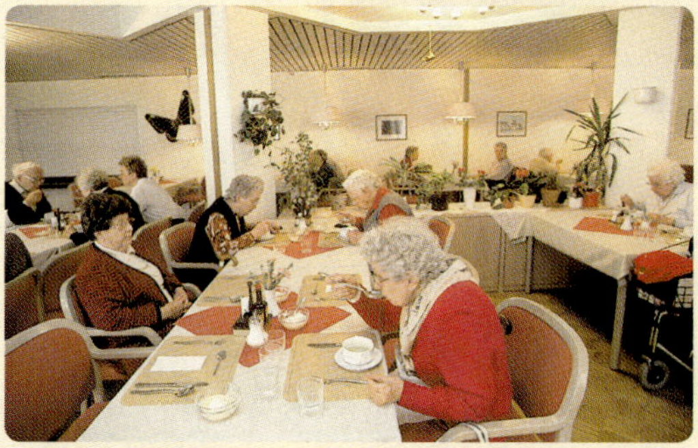

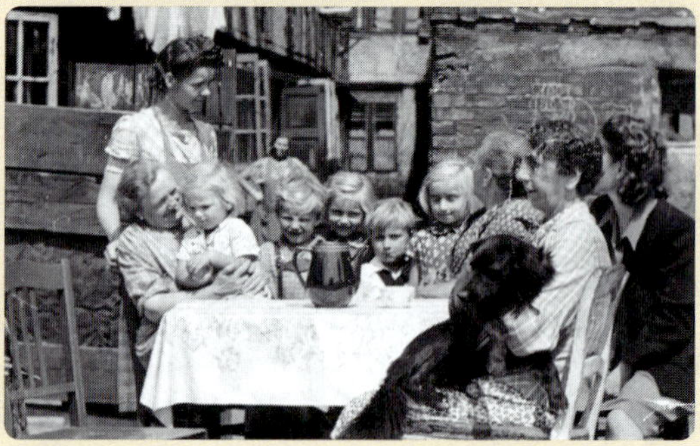

Abb. 1 Die vier Lebensphasen früher und heute

Neben den Lebensphasen, also dem zeitlichen Ablauf, spielen die Lebensverhältnisse eine bedeutende Rolle. Sie können in **vier Lebensbereiche** gegliedert werden:

Wohnen, **Arbeit**, **Freizeit**, **Bildung**. Diese Bereiche stellen den räumlichen, sozialen und individuellen Lebensrahmen eines Menschen dar.

Wohnen
In der Altenpflege kann Wohnen viele Varianten aufweisen: betreutes Wohnen, Wohnheim, Seniorenwohnung, Pflegeheim, behindertengerechtes Wohnen, Wohngemeinschaften usw.

Wohnen heißt, dass eine Zeitspanne in einer Wohnung verbracht wird. Sie ist ein Ort der Individualität, des Rückzugs, der Gestaltung und der Selbstdarstellung – ein Bereich, in dem sich Menschen wohl fühlen sollten.

Welchen Stellenwert das Wohnen für einen Menschen hat, hängt von seiner Lebenssituation ab. Ein älterer Mensch, der nur mit fremder Hilfe die Wohnung verlassen kann, hält sich überwiegend in seiner Wohnung auf. In einer Einrichtung des betreuten Wohnens werden Unterstützung oder Anleitung gegeben. Auch hier gelten die Wünsche nach Rückzug, Individualität und nach eigenen Gestaltungsmöglichkeiten. Bei einem jüngeren Menschen ist die Zeitspanne des Wohnens vielleicht nur sehr kurz, weil er außerhalb der Wohnung arbeitet, sich bildet oder seine Freizeit verbringt.

Arbeit
Arbeit wird in Lexika mit „Mühe" oder „Plage" beschrieben. Sie ist zielgerichtetes Handeln zur Existenzsicherung (enschließlich Haushaltsführung und Kindererziehung) und dient der Befriedigung von Einzelbedürfnissen.
Ein großer Teil der Bevölkerung zwischen dem 18. und 65. Lebensjahr geht einer Arbeit nach. Die Bedeutung von Arbeit und ihr Stellenwert werden dann deutlich, wenn jemand zum Beispiel aus Altersgründen aus dem Arbeitsprozess ausscheidet und es zu einer Verschiebung der Lebensbereiche kommt, da ein ganzer Bereich plötzlich wegfällt.

Freizeit
Freizeit meint die Zeit, die nach der Arbeit zur Erholung zur Verfügung steht. Diese Zeit wird individuell gefüllt. Die sozialen Bedingungen haben eine große Bedeutung bei der Freizeitgestaltung.

In der Lebensphase des Ruhestandes bekommt dieser Lebensbereich eine große Bedeutung. Ältere Menschen, die nach der Berufstätigkeit endlich Zeit für ihre Hobbys und Interessen finden, sehen diesem Lebensabschnitt mit Freude entgegen. Andere wiederum haben große Angst vor der Leere, vor der Situation, nicht mehr gebraucht zu werden oder einfach keinen Lebensrhythmus mehr zu haben.
Die Freizeit von älteren Menschen in der stationären Pflege kann aufgrund der körperlichen Verfassung von diesen in vielen Fällen nicht geplant werden. Deshalb ist Unterstützung notwendig und ein hohes Maß an Einfühlungsvermögen zur Entwicklung von Ideen gefordert. Mithilfe der Biografiearbeit gelingt es leichter, die Wünsche der Betroffenen herauszufinden und zu erfüllen.

Bildung
Unter Bildung versteht man die Entwicklung des Menschen im Hinblick auf seine geistigen, seelischen, kulturellen und sozialen Fähigkeiten. Bildung ist ein lebenslanger, nie abgeschlossener Prozess. Er wird unterschieden in Ausbildung und Allgemeinbildung.

Diese Unterscheidung ist für die Altenpflege von großer Bedeutung, da es hier immer um Menschen geht, die viel Freizeit zur Verfügung haben. Dieses Arbeitsfeld ist der Allgemeinbildung zugeordnet. Durch sinnvolle Tätigkeiten in der Freizeit wird der Mensch in die Lage versetzt, sich an ihn interessierenden selbst ausgewählten Themen freiwillig zu bilden. Die Freiwilligkeit ist besonders hervorzuheben, denn ein selbst ausgewähltes Bildungsthema wird durch eigene Motivation vorangetrieben.

In der Ausbildung hingegen wird ein von außen vorgegebenes Ziel, ein Abschluss, eine Prüfung, ein Zertifikat angestrebt. Hier ist es das Ziel, das die Motivation zum Lernen herstellt, und nicht allein die Sache oder der Prozess des Lernens.

Beispiel

Gewichtung der vier Lebensbereiche: Pflegekraft Corinna Krüger, 35 Jahre alt, verheiratet, eine Tochter (7 Jahre). Frau Krüger arbeitet 22 Stunden in der Woche in einem Pflegeheim. Familie Krüger wohnt in einem Reihenhaus. Die Tochter besucht die 1. Klasse der Grundschule im Wohnbezirk. In der Freizeit geht die Familie begeistert ihrem Hobby, dem Hockeyspielen, nach. Frau Krüger absolviert gerade an 5 Wochenenden eine Schiedsrichterausbildung. Ihr Mann ist ein leidenschaftlicher Koch und verwöhnt die Familie oft mit einem schönen Essen. Die Hausarbeit ist auf alle drei Familienmitglieder aufgeteilt, so dass alle ihren Verpflichtungen im schulischen, beruflichen und häuslichen Bereich nachkommen können.

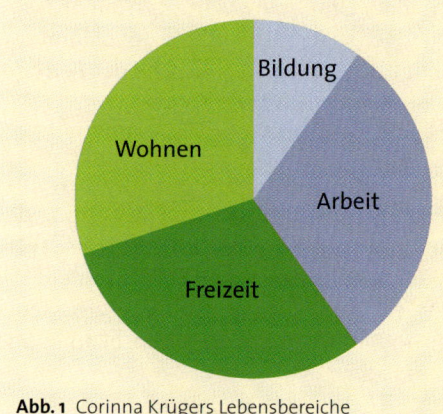

Abb. 1 Corinna Krügers Lebensbereiche

Die Gewichtung der Lebensbereiche wird durch unterschiedlich große Kreisflächen gekennzeichnet.

Übung

Zeichnen Sie die Gewichtung Ihrer Lebensbereiche in einen Kreis und schreiben Sie stichwortartig Ihre eigenen Prioritäten in das jeweilige Feld.

Zeichnen Sie den Kreis der Lebensbereiche für einen alten Menschen, den Sie gut kennen. Überlegen Sie, welche Aspekte diesem

Menschen heute wichtig sind und machen Sie diese kenntlich.

Vergleichen Sie Ihren eigenen Kreis mit dem des alten Menschen. Welche Unterschiede fallen Ihnen auf?

Zeichnen Sie einen weiteren Kreis. Erfragen Sie von einem alten Menschen, wie die Lebensbereiche vor 75 Jahren ausgefüllt worden wären.

7.1.3 Werte und Normen

Die Auseinandersetzung mit der Geschichte des sozialen Lebens im 20. Jahrhundert am individuellen Beispiel und im Vergleich zur heutigen Situation ist wichtig, um mit der Geschichte eines Menschen umgehen zu können. Die eigene Lebenssituation beeinflusst die Einstellung zur Geschichte und auch die Haltung gegenüber einem anderen Menschen. Dadurch können Verständnis und Sympathie, aber auch negative Empfindungen ausgelöst werden.

Merke

Jeder Mensch nimmt seine eigene Situation subjektiv wahr. Deshalb ist es sinnvoll, sich die eigenen Bewertungskriterien und Prioritäten bewusst zu machen, um die Situation von anderen Menschen zu verstehen.

Die Werte von Herrn L., 75 Jahre alt

Früher war alles anders... So beginnen häufig Gespräche mit älteren Menschen, auch das mit Herrn L.

Er berichtet vom starken Zusammenhalt der Familie. Nach der Arbeit war es selbstverständlich, dass jeder innerhalb der Familie entsprechend seinem Können etwas für die Gemeinschaft tat. Herr L. bewirtschaftete einen Garten gemeinsam mit seinem Vater und ging an den Wochenenden gerne angeln. Damit trug er erheblich zur Versorgung der Familie mit Nahrungsmitteln bei. Darüber hinaus erhielt er viel Anerkennung für seine Tätigkeiten.

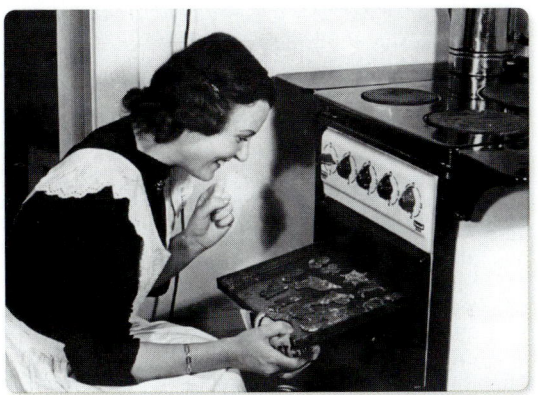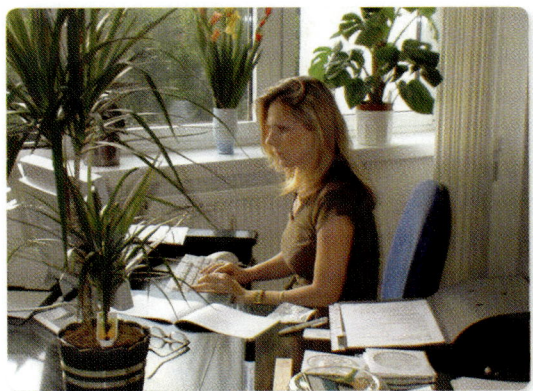

Abb. 1 Rolle der Frau im Wandel. Links: in den fünfziger Jahren des letzten Jahrhunderts, rechts: heute

Auch später, als er schon verheiratet war, lebten er und seine Frau bei seinen Eltern, da sie nicht sofort eine bezahlbare Wohnung fanden.

Herr L. schwärmt von seiner Arbeit als Fliesenleger. Alle in der Firma wussten, was sie zu tun hatten. Der Chef sagte, was gearbeitet werden sollte, und alle richteten sich danach. Da wurde nicht viel gefragt. Pünktlichkeit und Fleiß waren selbstverständlich. In den letzten Jahren seiner Berufstätigkeit wäre das nicht immer so gewesen, erzählt er. Der Juniorchef hätte das Geschäft nicht so streng wie sein Vater geführt. Da hätten sich die Lehrlinge einiges rausgenommen.

Große Bedenken äußert Herr L. zur Situation seiner Schwiegertochter. Sie arbeitet als Verwaltungsangestellte. Die Kinder gehen nach der Schule in einen Hort und kommen erst um 16.30 Uhr nach Hause. Früher war eine Mutter zu Hause und die Kinder sind nach der Schule zum Mittagessen gekommen. Heute ist eine Familie nur noch selten zusammen. Da ist es doch kein Wunder, dass so viele Familien auseinander brechen, meint er.

So wie Herr L. denken viele Menschen aus seiner Generation. Seine Werte und Normen sind beispielhaft für viele ältere Menschen.
Besonders hervorzuheben sind seine Anmerkungen zu den Themen
- Pünktlichkeit und Fleiß,
- die Rolle des Chefs,
- die Rolle der Frau,
- die Einstellung zur Familie.

Im Laufe der Generationen verändern sich **Werte** und **Normen** einer Gesellschaft. Da sie jedoch eine Orientierung für die Menschen sind, irritiert es gerade Ältere, wenn sie mit diesen Veränderungen konfrontiert werden. Die alten und bekannten Regeln geben Sicherheit und einen Sinn. Die Öffnung für Neues oder ein Hinterfragen der alten Werte schafft Unsicherheit und ist somit ein schwieriger Prozess.

Werte sind grundlegende Zielvorstellungen. Sie geben Sinn und Orientierung für das Handeln und das soziale Zusammenleben. Werte sind abhängig von Einzelnen, von einer Gruppe, einer gesellschaftlichen Schicht oder einer gesamten Gesellschaft. In der deutschen Gesellschaft herrschen andere Werte als zum Beispiel in Lateinamerika. Jede Gruppe legt für sich Werte fest oder übernimmt festgelegte Werte.

Normen lassen sich aus Werten ableiten. Sie sind konkreter, beinhalten Regeln und setzen Maßstäbe zum Verhalten der Menschen in einer Gruppe. Normen bieten eine Orientierung und Stabilität des Einzelnen in einer Gemeinschaft. Außerdem bieten sie Schutz für den Einzelnen innerhalb einer Gemeinschaft, da immer nach einem festgelegten Regelwerk vorgegangen wird.

7.2 Umgang mit Biografien

7.2.1 Einfluss der Lebensgeschichte

Der Umgang mit Lebensgeschichten, den Erfahrungen und der Übertragung in die Gegenwart sollte kritisch betrachtet werden. Es gilt hier zu bedenken, dass nicht alles Positive, was der alte Mensch aus der Vergangenheit berichtet, auch positive Gefühle in der gegenwärtigen Situation auslöst. Es kann schmerzlich sein, beim Versuch alte Kompetenzen zu reaktivieren, an Grenzen zu stoßen. Das eigene Idealbild wird zerstört und die Motivation Neues zu entdecken, kann verschwinden, da Misserfolge vorangegangen sind.

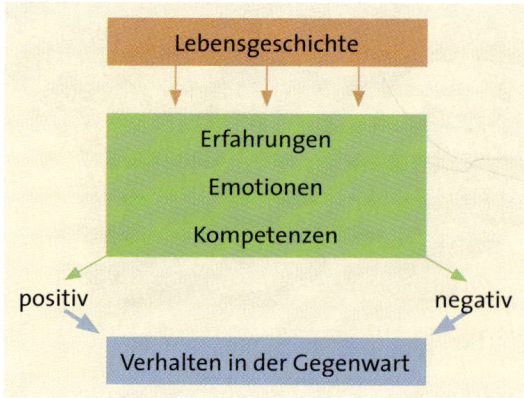

Abb. 2 Der Einfluss der Lebensgeschichte auf das Verhalten in der Gegenwart

Beispiel

Herr Bertel war in jungen Jahren ein toller Fußballspieler. Er ist für sein Alter immer noch in guter körperlicher Verfassung, kann aber aufgrund geschädigter Kniegelenke nicht mehr gut laufen. Es macht ihn traurig, dass er nicht mehr aktiv am Sport teilnehmen kann. Das ist für ihn ein Verlust an Lebensqualität und Lebensfreude, auch nicht durch Zuschauen beim Fußballspielen kompensiert werden kann. Es macht ihn eher noch trauriger, andere spielen zu sehen.

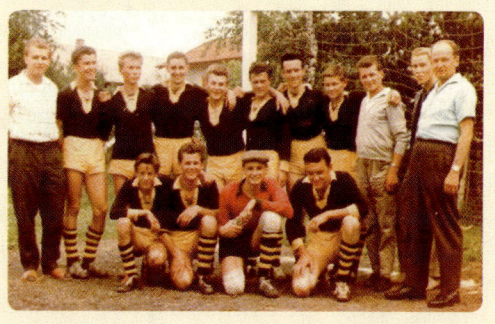

Die Erfahrungen und Kompetenzen eines alten Menschen sollten unter zwei Aspekten betrachtet werden:

- Ist die einzelne Erfahrung im Alter nutzbar und somit übertragbar in die Gegenwart?
- Bedeutet das Übertragen der einzelnen Erfahrung in die Gegenwart einen Gewinn oder Verlust und Traurigkeit?

7.2.2 Lebensläufe und Geheimnisse

Jeder Mensch lebt mit seiner Geschichte. Je nach Alter und individuellen Möglichkeiten haben die Menschen unterschiedlich bewegte Lebensläufe und Erfahrungen. Diese Erfahrungen und der Werdegang insgesamt führen zu dem, was der Mensch von sich zeigt. Die Biografie ist also in sein gegenwärtiges Handeln integriert und hat Einfluss auf Entscheidungen und Verhalten.

Die eigene Geschichte beinhaltet gute Erlebnisse, die auch gute Gefühle und Emotionen freisetzten. Es gibt aber auch Biografieteile, die in Vergessenheit geraten sind. Das kann unterschiedliche Gründe haben, z. B.:

- Vergessen der Ereignisse, weil sie für das eigene Leben nicht von großer Bedeutung waren,
- negativ besetzte Gefühle werden wach bei Gedanken an bestimmte Ereignisse (traumatische Erlebnisse).

Es muss unterschieden werden zwischen

- Vergessen wegen Bedeutungslosigkeit,
- Nicht-Mitteilen-Wollen, Schweigen-Wollen, Verdrängen-Wollen.

Bei der Biografieerstellung ist zu beachten, dass niemand gedrängt werden darf, aus seinem Leben Geheimnisse preiszugeben. Das Ermessen, welche

Erlebnisse und besonderen Ereignisse aus dem Leben öffentlich werden, muss bei der Person selber liegen oder bei einer Person ihres Vertrauens.

Das Wissen um die Geschichte eines Menschen bringt den anderen in eine emotionale Nähe zu diesem Menschen, die von Sympathie und Verständnis geprägt ist. Aber auch Irritation oder Ablehnung der Person kann eine Folge sein, wenn eigene Anteile der Pflegekraft berührt werden.

7.2.3 Die besondere Situation der Kriegskinder

Im Zusammenhang mit Geheimnissen ist die besondere Situation der heute 65- bis 75-Jährigen zu betrachten. Die Menschen dieser Generation haben den Zweiten Weltkrieg als Kinder und Jugendliche erlebt und kaum Gelegenheit bekommen, das Erlebte zu verarbeiten. Traumatisierungen durch Konzentrationslager oder Bombenalarm, der Verlust von Angehörigen, Ausbombung, Hunger, Schmutz und vieles mehr wurden häufig in der Kriegs- und Nachkriegszeit verdrängt. Von den bei Kriegsende 1945 unter 18-Jährigen leben heute (2006) noch über 16 Millionen Menschen.

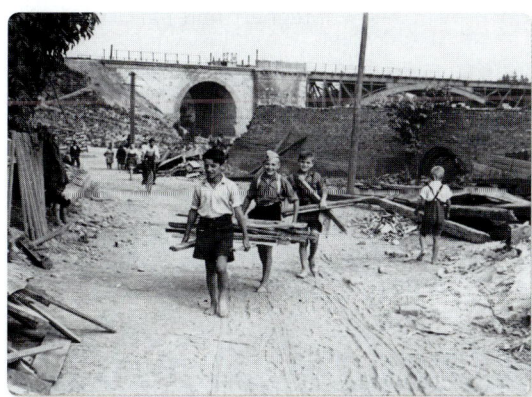

Abb. 1 Kinder im Sommer 1945

Nun in der vierten Lebensphase, in der der Mensch mehr Zeit (Freizeit) hat und auch zur Ruhe kommt, werden Erinnerungen wach und können zur Belastung werden. Es sollte eine Möglichkeit gefunden werden, diesen Zustand zu erkennen, und diesem Menschen Angebote zur Bewältigung seiner Erinnerung aufzuzeigen.

Mögliche Anzeichen, die dafür sprechen, dass besondere und über lange Zeit verdrängte Erlebnisse den Betreuten beschäftigen und/oder belasten, sollten frühzeitig erkannt und im Gespräch verifiziert werden. Wenn der Betroffene nicht über seine Erlebnisse redet, gibt es meist Anzeichen im Verhalten, die die aufmerksame Pflegekraft beobachten kann. Das sind Verhaltensweisen wie
- Rückzug in die eigene, innere Welt,
- Angstzustände bei kleinen Veränderungen im täglichen Leben,
- Verhalten, welches auf Depressionen schließen lässt (▶ s. Lernfeld 1.3),
- resigniertes, „ohnmächtiges" Verhalten gegenüber anderen Menschen,
- Trauer darüber, dass das Leben so verlaufen ist und nicht anders.

Wenn die Pflegekraft ein solches Verhalten beobachtet oder im Gespräch mit den Betreuten Anzeichen dafür entdeckt, dass Kriegserlebnisse, die nicht verarbeitet werden konnten, zu oben genannten Symptomen führen, ist das Gespräch mit einer Fachkraft (Stationsleitung, Psychologe), den Angehörigen oder dem Hausarzt des Bewohners zu suchen.

Die Aufgabe des Pflegepersonals ist es, ein offenes Ohr für mögliche Kriegsbiografien zu haben und die daraus resultierenden Probleme zu erkennen. Es führt allerdings über die Pflegetätigkeit hinaus, diese Probleme bewältigen zu wollen. Wichtig ist, zu erkennen, dass Unterstützung für den Betreuten organisiert werden muss. Weiterführende Informationen zu Hilfsmaßnahmen finden sich z.B. unter der Internetadresse www.kriegskind.de. Hinter der Adresse verbirgt sich ein gemeinnütziger Verein, der sich mit Spätfolgen von Kriegstraumatisierungen beschäftigt.

7.3 Methoden der Informationssammlung

Wie im Beispiel des Fußballspielers Bertel (▶ Kap. 7.2.1) deutlich wurde, ist es wichtig, die Situation anderer Menschen zu verstehen, um professionell handeln zu können. Dazu sind Informationen über die Lebenssituation notwendig. Es sollten objektive Tatsachen wie auch die individuelle Beurteilung des Betroffenen zusammengetragen werden. Folgende Methoden stehen zur Verfügung:

- Gespräch mit dem Betroffenen,
- Gespräch mit Angehörigen,
- Akteneinsicht,
- runder Tisch mit allen Beteiligten.

Vor der Sammlung von Informationen ist die Fragestellung oder der Auftrag dazu zu klären. Gründe für die Erstellung einer Biografie können sein:

- Es gehört in das Konzept der Pflegeeinrichtung, den individuellen Werdegang professionell in den Umgang mit Pflegebedürftigen einzubeziehen.
- Der alte Mensch leidet an Demenz und lebt in der Vergangenheit, kann die Gegenwart nicht in sein Handeln integrieren.
- Der pflegebedürftige Mensch kann sich aufgrund seiner körperlichen Situation nicht sprachlich äußern (Koma / Schlaganfall).
- Die Pflegeplanung soll auf die individuelle Biografie der betroffenen Person ausgerichtet werden.

7.3.1 Welche Daten sind wichtig?

In der Regel ist ein Stammblatt (▶ s. Lernfeld 1.2, Kap. 3.1.1) für jeden Pflegebedürftigen vorhanden. Dort finden sich alle Informationen zur Person, zu den Bezugspersonen und Kostenträgern, zur Pflegestufe, Therapie etc. Für die Biografiearbeit sind weiterführende Daten notwendig:

Soziale Daten
- Beschreibung der Wohnform
- Beschreibung der sozialen Integration im Wohnumfeld
- Übersicht, mit welchen anderen Menschen Kontakte bestehen (Familie, Vereine, Einzelpersonen, Gruppen, Nachbarn usw.)

- Beschreibung der Aktivitäten, an denen der Betroffene teilnimmt
- Besondere Kompetenzen und Ressourcen

Daten aus der Geschichte
- In welcher Umgebung ist der Betreffende aufgewachsen?
- Gestaltung der Lebensphasen
- Besonderheiten in der Biografie
- Seit wann ist Unterstützung im täglichen Leben notwendig?

Besonderheiten
- Vorlieben und Abneigungen
- (Lieblings)musik
- (Lieblings)essen
- Hobbys
- (Lieblings)kleidung
- Was mag die Person überhaupt nicht?

Die Informationen können formlos oder mit Unterstützung eines strukturierten Fragebogens gesammelt werden. Beigefügte Fotografien erweitern das Gesamtbild.

Menschen, die aufgrund einer gesundheitlichen Einschränkung nicht die Möglichkeiten der sprachlichen Äußerungen haben, können ihre Geschichte natürlich nicht erzählen. Die Informationszusammenstellung ist in diesen Fällen über die anderen oben genannten Methoden möglich. Dabei sollte aber nicht vernachlässigt werden, den Menschen über nonverbale Kommunikationsmethoden doch mit ins „Gespräch" zu integrieren (z.B. Malen, Bewegung, Beobachtung).

7.3.2 Gespräch über die Biografie mit der betroffenen Person

Beim Erarbeiten einer Biografie mit der Methode des direkten Gesprächs mit der Person sollten die Gesprächsinhalte strukturiert werden. Zu Beginn dieses Kapitels wurden vier Lebensphasen beschrieben. Diesen Lebensphasen können folgende Ereignisse zugeschrieben werden:

- Kindheit – Geschwister, Einschulung

- Jugendzeit – Schule, Ausbildung
- Erwachsenenalter – Heirat, Kinder, Beruf
- Ruhestand – Ressourcen, Einschränkungen

Um das Gespräch zu eröffnen und den „roten Faden" zu behalten, ist es sinnvoll, Fragen zu den oben genannten Themen zu stellen. Der Erzähler wird die ihm wichtigen Erlebnisse aus der jeweiligen Lebensphase erzählen. Der Zuhörer sollte sensibel zuhören und versuchen, Brüche im Lebenslauf zu erkennen, und die Bedeutung dieser Brüche eventuell durch Nachfragen thematisieren. Hier ist es hilfreich, Daten aus der Geschichte des 20. Jahrhunderts parat zu haben (▶ **s. Kap. 7.1.1**).

7.3.3 Gespräch über die Biografie einer Person mit Angehörigen

Es gibt Situationen, in denen der Betroffene selbst die Informationen zu seiner Biographie nicht geben kann. Dann ist es wichtig, vor der Durchführung des Gesprächs zu entscheiden, ob der Betroffene daran teilnimmt oder nicht. Dies sollte mit dem Betroffenen und / oder seinen Angehörigen abgewogen werden.

Um Gespräche dieser Art zu führen, sind Rahmenbedingungen zu schaffen, die allen Gesprächsteilnehmern bekannt sein müssen:

- der Ort, an dem man sich trifft
- ein abgeschlossener Raum
- ein abgesteckter Zeitrahmen
- die Sitzordnung
- die Teilnehmer am Gespräch
- die Anrede (Namen kennen)

> **Merke**
>
> Die Biografiedatensammlung ist nie abgeschlossen. Durch Gespräche und Situationen fließen immer wieder neue Aspekte ein.

7.4 Umsetzung der Erkenntnisse in die Pflegepraxis

Folgende Geschichte zeigt, wie das Wissen um die Biographie eines Menschen hilft, mit ihm im Alter würdig und individuell umzugehen.

MARMELADE IM TEE

Frau Jause lebt seit drei Monaten in einem Seniorenheim. Sie leidet an Demenz und wird in einer speziell für diesen Personenkreis eingerichteten Gruppe betreut. Sie fühlt sich nach kurzer Eingewöhnungszeit sehr wohl in der Gemeinschaft. Ein festes Ritual in der Gruppe ist das gemeinsame Einnehmen der Mahlzeiten.

Beim Frühstück schenkt sich Frau Jause jeden Morgen eine Tasse Tee ein. Danach greift sie zur Erdbeermarmelade, nimmt einen Löffel Marmelade und füllt diesen in ihren Tee. Die Pflegekraft versucht ihr klar zu machen, dass der Zucker zum Süßen auch auf dem Tisch steht. Frau Jause tut diesen Einwand mit einem Achselzucken ab. Dieser Vorgang geschieht über 10 Tage jeden Morgen in ähnlicher Abfolge.

Im Gespräch mit dem Sohn wird dieses Verhalten, diese Gewohnheit thematisiert. Der Sohn berichtet, dass die Mutter auf dem Land aufgewachsen ist. In der Kriegs- und Nachkriegszeit wurde aus Mangel an Zucker mit Marmelade gesüßt. Dies hat die Mutter beibehalten.

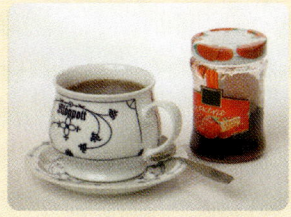

Es gibt also eine ganz logische, nachvollziehbare Erklärung für das Verhalten von Frau Jause. Da jüngere Menschen diese Art der Improvisation nicht erlebt haben und unsere Gewohnheiten heute anders sind, konnte das Verhalten erst mal nicht erklärt werden. Beim Gespräch über die Lebensgeschichte wurde die Erklärung gefunden. Die Pflegekräfte werden morgens nicht mehr eingreifen, wenn Frau Jause ihren Tee mit Marmelade süßt. Das Verhalten wird nicht als dumm oder destruktiv bewertet, sondern unter anderen Aspekten eingeschätzt und ins richtige Licht gerückt.

Es sind nicht die „großen Probleme", die mit dem Wissen um die Biografie eines Menschen gelöst werden. Gewonnene Erkenntnisse über einen Menschen können aber sensibel in die Pflege integriert werden. Der Umgang mit Eigenarten wird erleichtert, sie können belassen werden, wenn kein anderer dadurch gestört oder eingeschränkt wird. Häufig wird dadurch der Alltag für beide Seiten – Pflegebedürftige und Pflegende – entspannter.

Durch die personelle Ausstattung des Arbeitsbereichs muss gewährleistet werden, dass die Pflegenden nicht mit den Lebensgeschichten überschüttet werden und die Möglichkeit erhalten, Abstand zum Geschehen zu bekommen, um nicht im Mitleid für die zu Pflegenden zu erstarren. Das kann durch regelmäßige Teambesprechungen und in Einzelgesprächen mit professioneller Supervision erfolgen.

> **Merke**
>
> Von der Biografiearbeit können alle Beteiligten profitieren. Durch das Verständnis für manchmal ungewöhnliche Verhaltensweisen wird der respektvolle Umgang miteinander gefördert.

Aufgaben

1. Ergänzen Sie die Tabelle „Ausgewählte Daten des 20. Jahrhunderts" (Kap. 7.1.1). Fragen Sie hierzu Ältere, welche historischen Ereignisse für sie prägend waren.

2. Welche vier Lebensbereiche stellen den individuellen Lebensrahmen eines Menschen dar?

3. Welche Bedeutung hat die Freizeit für einen Menschen im Ruhestand?

4. a) Frau Nützlich schneidet aus alten Badetüchern die dünnen Stellen heraus und fertigt aus den „guten Stücken" Küchenhandtücher, obwohl sie über Augenschmerzen klagt und in ihrem Wäscheschrank genügend Küchentücher vorhanden sind.
   b) Als Sie einen Platz für den Koffer von Herrn Sparbier suchen, stellen Sie fest, dass die Abseite randvoll mit Bündeln von gebrauchten Briefumschlägen ist.

   Versuchen Sie mithilfe der Tabelle „Daten des 20. Jahrhunderts" (Kap. 7.1.1) Gründe für die Verhaltensweisen zu finden.

5. Herr Plau, Jahrgang 33, an Demenz erkrankt, muss häufig vom Pflegepersonal gesucht werden. Wenn er zurückgebracht wird, gibt er an, seine Brigade gesucht zu haben. Aus den Dokumentationsakten wissen Sie, dass Herr Plau seit 1990 arbeitslos war. Welche Ereignisse könnten Aufschluss über das Verhalten von Herrn Plau geben?

8 Pflegerelevante Grundlagen der Ethik

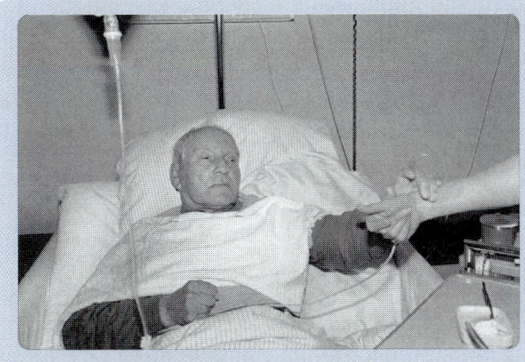

▶ Beschreiben Sie den Gesichtsausdruck und den Körperausdruck des Mannes.

▶ In welcher Situation befindet sich Ihrer Meinung nach die Pflegeperson?

▶ Wie könnte sie reagieren?

Ethik hat mit Fragestellungen zu tun, die unsere Wertvorstellungen berühren, z.B.: Wann darf ein Mensch sterben? Wer hat ein Recht darüber zu entscheiden? Wo liegt meine Verantwortung? Die zentrale ethische Frage lautet: „Was soll ich tun?"

Seit etwa 15 Jahren gibt es im Gesundheits- und Sozialwesen ein verstärktes Interesse an Ethik. Klassische ethische Themen finden sich besonders zum Beginn und zum Ende des menschlichen Lebens. Hierzu gehören ethische Fragen im Bereich des Schwangerschaftsabbruchs, der Sterbehilfe und der Organtransplantation. Innerhalb dieses Spektrums beschäftigt sich die Pflege vor allem mit Maßstäben zu moralischem Handeln am Lebensende. Die in der letzten Lebensphase entstehenden Fragen der Selbstbestimmung und der Fürsorge berühren speziell den Umgang mit alten Menschen.

8.1 Rückblick in die jüngere Geschichte

Die Tugenden Gehorsamkeit, Aufopferung sowie Sauberkeit und Fleiß bestimmten das Ideal des frühen 20. Jahrhunderts. Während des Nationalsozialismus waren Pflegekräfte derart gehorsam, dass sie sich an den Morden von Menschen mit Behinderungen und Kranken widerstandslos beteiligten.

Ende 1939 hatte Hitler in einem Geheimbefehl die Tötung von so genanntem „lebensunwertem Leben" angeordnet. Allein bis Mitte 1941 wurden daraufhin 70 000 Menschen in verschiedenen Anstalten, u.a. in Hadamar (Hessen), getötet.

Nach dem Ende des Krieges mussten sich Ärzte und Pflegende verantworten. Die Urteile fielen für die Pflegenden meist mild aus. So heißt es in der Urteilsbegründung des 2. Hadamar Prozesses von 1948:

„Alle Angeklagten des Pflegepersonals sind Menschen von einfachem Geist, die als Pfleger dem Arzt und als Untertanen der Staatsführung zu gehorchen gewohnt waren. Sie waren alle innerlich zu unselbstständig und von einer zu starken Trägheit des Willens besessen, um Situationen von solcher Schwere (...) in ausreichendem Maße gewachsen zu sein. Nicht verbrecherische Gesinnung, sondern menschliche Schwäche veranlasste die Angeklagten, die Stimme der Natur oder die des Gewissens zu überhören und willensschwach den Weg zu beschreiten, auf dem ihnen Menschen vorangingen, denen sie zu gehorchen gewohnt waren."
(Zitiert nach Steppe, Hilde, Krankenpflege im Nationalsozialismus, Frankfurt 2001, S. 167)

Dieser Blick in die Geschichte kann erklären, weshalb die Pflege im Zuge ihrer Entwicklung traditionelle Werthaltungen in Frage stellen musste und dass in diesem Zusammenhang ethische Fragen über lange Zeit die Last der Vergangenheit getragen haben. So stieß beispielsweise noch in den 1970er-Jahren die Hospizbewegung, die sich für eine menschenwürdige Sterbebegleitung enga-

giert, in Deutschland auf Ablehnung. Befürchtet wurde ein Abschieben von schwerkranken Menschen in „Sterbekliniken".

Wie in anderen Berufen gab es nach 1945 zunächst auch in der Pflege keinen Neuanfang. Die kritische Auseinandersetzung mit dem Nationalsozialismus setzte erst in den 60er-Jahren ein.

8.2 Unterscheidung der Begriffe Ethos, Moral und Ethik

Wertvorstellungen und Verhaltensregeln wandeln sich im Laufe der Zeit und zeigen kulturelle Unterschiede. Dienst am Nächsten und Mitgefühl sind Werte in der Pflegepraxis, die bis heute gesellschaftlich beansprucht werden.

Die Begriffe **Ethik** und **Moral** werden in unserer Alltagssprache häufig nicht unterschieden. Im Bereich einer bestimmten fachlichen Disziplin, z. B. in der Medizin und Pflege, ist eine Unterscheidung jedoch üblich.

Jede Berufsgruppe (z. B. Ärzte, Pflegekräfte, Kaufleute) hat ihr **Ethos** (lat., ethisches Bewusstsein). Das Ethos gilt als Orientierungsrahmen für berufliches Handeln und findet seinen Ausdruck in Regeln und Normen, die sich unter anderem in Leitlinien spiegeln können.

Das Wort **Moral** ist abgeleitet von dem lateinischen mos / mores und bedeutet Sitte, Brauch, Gewohnheit und Wille. Wenn sie verinnerlicht sind, laufen moralische Handlungen oft unbewusst ab. „Moralisch" wird sehr häufig in der Bedeutung von „moralisch richtig" oder „moralisch gut" verwendet. Ob etwas moralisch richtig oder falsch ist, kann aber nur vom Standpunkt einer bestimmten Moral (z. B. der christlichen Moral) aus beurteilt werden. „Unmoralisch" bedeutet demzufolge lediglich, den Normen einer bestimmten Gruppe nicht zu entsprechen (▶ s. Kap. 7.1.3).

Eine Moral ist der Ausdruck jener Normen und Werte, die durch gemeinsame Anerkennung als

verbindlich gesetzt worden sind und in Form von Geboten („Du sollst ...") oder Verboten („Du sollst nicht ...") an die Gemeinschaft der Handelnden appellieren.

> **Merke**
>
> Jede Moral ist somit als geschichtlich entstandene immer eine Gruppenmoral, deren Geltung nicht ohne weiteres über die Mitglieder der Gruppe hinaus ausgedehnt werden kann.

Die Moral wie auch das Ethos eines Einzelnen oder einer Gruppe werden aufgrund von Traditionen akzeptiert und stabilisiert. Gerät ein Ethos oder die Moral ins Wanken und erfordert eine Konfliktlösung, bedarf es der Ethik.

Ethik ist eine wissenschaftliche Disziplin der Philosophie, aber auch der Theologie. Während die Philosophie keinem religiösen oder weltanschaulichen Standpunkt verpflichtet ist, bezieht sich die theologische Ethik ausdrücklich auf das gelebte Ethos einer bestimmten Religion, z. B. des Christentums.

Im praktischen Sinne beinhaltet **angewandte Ethik**, über beobachtetes und eigenes Handeln nachzudenken, d. h. zu reflektieren.
Vereinfacht geht es dabei um eine Überprüfung des Ethos und der Moral. Dabei wird z. B. die Frage gestellt, ob und inwiefern bestimmte Sitten, Gebräuche und Gewohnheiten sowie Werte und Normen noch ihre ursprünglich anerkannte Gültigkeit besitzen.

Der niederländische Pflegewissenschaftler und Ethiker, Arie van der Arend, begreift **Pflegeethik** als ein „Nachdenken über verantwortliches Handeln im Rahmen der Berufsausübung von Pflegenden". Pflegeethik als Bereichsethik ist in Deutschland eine sehr junge Disziplin. Die stetige Zunahme an Literatur von Pflegeexperten und Veranstaltungen zu pflegeethischen Themen zeigt jedoch ein wachsendes Interesse. Es können drei verschiedene Ebenen unterschieden werden:

- Die **Beziehungsebene**:
  Alter Mensch / Patient und pflegende Person (Beziehungsethik);

- Die **Organisationsebene**:
  Der Einfluss der Institution, z. B. des Altenheims, auf die Beziehungsebene (Organisationsethik);
- Die **gesellschaftspolitische Ebene:**
  Der Einfluss der Gesellschaft, der politischen sowie rechtlichen Regelungen auf die Beziehungs- und Organisationsebene (Sozialethik).

Je nach beruflicher Position ist eine ethische Stimme, d. h. ein Standpunkt der Altenpflege auf allen drei Ebenen denkbar. Auf der Beziehungsebene wäre dies die vor Ort tätige Person, auf der Organisationsebene die Pflegedienstleitung und auf der gesellschaftspolitischen Ebene z. B. eine Vertreterin der Altenpflege im Berufsverband.

8.3 Ethik in der Altenpflegepraxis

Grundsätzlich ist die Pflege alter Menschen den ethischen Leitlinien der Gesundheits- und Krankenpflege verpflichtet.

8.3.1 Ethikkodex für die Pflege

Seit 1953 existiert ein internationaler Ethikkodex für die Pflege. Er wurde seinerzeit vom Weltverband der Krankenschwestern und Krankenpfleger **ICN** (International Council of Nurses) angenommen. Der ICN wurde 1899 gegründet. Sein vorrangiges Ziel ist es, eine hohe Pflegequalität sicher zu stellen und sich für eine vernünftige Gesundheitspolitik einzusetzen. Heute sind im ICN weltweit 122 Berufsverbände für Pflege zusammengeschlossen. Der **DBfK** (Deutscher Berufsverband für Pflegeberufe) vertritt Deutschland im ICN.

Der Kodex ist inzwischen mehrfach überprüft und geändert worden. Die folgende Fassung ist aus dem Jahr 2000.

ICN Ethik Kodex für Pflegende

Präambel
Pflegende haben vier grundlegende Aufgaben: Gesundheit zu fördern, Krankheit zu verhüten, Gesundheit wiederherzustellen, Leiden zu lindern. Es besteht ein universeller Bedarf an Pflege.
Untrennbar von Pflege ist die Achtung der Menschenrechte, einschließlich des Rechts auf Leben, auf Würde und auf respektvolle Behandlung. Sie wird ohne Rücksicht auf das Alter, Behinderung oder Krankheit, das Geschlecht, den Glauben, die Hautfarbe, die Kultur, die Nationalität, die politische Einstellung, die Rasse oder den sozialen Status ausgeübt.

Die Pflegende übt ihre berufliche Tätigkeit zum Wohle des Einzelnen, der Familie und der sozialen Gemeinschaft aus; sie koordiniert ihre Dienstleistungen mit denen anderer beteiligter Gruppen.

Der Kodex
Der ICN Ethik Kodex für Pflegende hat 4 Grundelemente, die den Standard ethischer Verhaltensweise bestimmen.

1. Pflegende und ihre Mitmenschen
Die grundlegende berufliche Verantwortung der Pflegenden gilt dem pflegebedürftigen Menschen.

Bei ihrer beruflichen Tätigkeit fördert die Pflegende ein Umfeld, in dem die Menschenrechte, die Wertvorstellungen, die Sitten und Gewohnheiten sowie der Glaube des Einzelnen, der Familie und der sozialen Gemeinschaft respektiert werden.

Die Pflegende gewährleistet, dass der Pflegebedürftige ausreichende Informationen erhält, auf die er seine Zustimmung zu seiner pflegerischen Versorgung und Behandlung gründen kann.

Die Pflegende behandelt jede persönliche Information vertraulich und geht verantwortungsvoll mit der Informationsweitergabe um.

Die Pflegende teilt mit der Gesellschaft die Verantwortung, Maßnahmen zugunsten der gesundheitlichen und sozialen Bedürfnisse der Bevölkerung, besonders der von benachteiligten Gruppen, zu veranlassen und zu unterstützen.

Die Pflegende ist auch mitverantwortlich für die Erhaltung und den Schutz der natürlichen Umwelt vor Ausbeutung, Verschmutzung, Abwertung und Zerstörung.

2. Pflegende und die Berufsausübung

Die Pflegende ist persönlich verantwortlich und rechenschaftspflichtig für die Ausübung der Pflege, sowie für die Wahrung ihrer fachlichen Kompetenz durch kontinuierliche Fortbildung.

Die Pflegende achtet auf ihre eigene Gesundheit, um ihre Fähigkeit zur Berufsausübung zu erhalten und sie nicht zu beeinträchtigen.

Die Pflegende beurteilt die individuellen Fachkompetenzen, wenn sie Verantwortung übernimmt oder delegiert.

Die Pflegende soll in ihrem beruflichen Handeln jederzeit auf ein persönliches Verhalten achten, das dem Ansehen der Profession dient und das Vertrauen der Bevölkerung in sie stärkt.

Die Pflegende gewährleistet bei der Ausübung ihrer beruflichen Tätigkeit, dass der Einsatz von Technologie und die Anwendung neuer wissenschaftlicher Erkenntnisse vereinbar sind mit der Sicherheit, der Würde und den Rechten der Menschen.

3. Pflegende und die Profession

Die Pflegende übernimmt die Hauptrolle bei der Festlegung und Umsetzung von Standards für die Pflegepraxis, das Pflegemanagement, die Pflegeforschung und Pflegebildung.

Die Pflegende wirkt aktiv an der Weiterentwicklung der wissenschaftlichen Grundlagen der Profession mit.

Durch ihren Berufsverband setzt sich die Pflegende dafür ein, dass gerechte soziale und wirtschaftliche Arbeitsbedingungen in der Pflege geschaffen und erhalten werden.

4. Pflegende und ihre Kollegen

Die Pflegende sorgt für eine gute Zusammenarbeit mit den Kollegen aus der Pflege und anderen Professionen.

Die Pflegende greift zum Schutz des Patienten ein, wenn sein Wohl durch einen Kollegen oder eine andere Person gefährdet ist.

(Pflegende sind Personen, die die Profession Pflege ausüben: Gesundheits- und Krankenpfleger/-innen, Kinderkrankenpfleger/-innen, Altenpfleger/-innen)

Abb. 1 ICN Kodex für Pflegende, 2000

8.3.2 Ethik im Dialog

Bei der Auseinandersetzung mit schwierigen Fragen, wie sie insbesondere in der Ethik vorkommen, suchen wir oft den **Dialog** mit einem Menschen, den wir gut kennen.

> **Beispiel**
>
> Rita und Britta sind Freundinnen. Sie kennen sich seit ihrer Schulzeit. Rita macht jetzt eine Altenpflegeausbildung in Berlin und Britta studiert Philosophie in München. Sie schreiben sich oft und tauschen sich aus.

Betreff: ... lange nichts mehr gehört!
Datum: Samstag, 10. November 2005, 15:26 Uhr
Von: Rita Ehrlicher <rita@ehrlicher.de>
An: brittaMaier <britta@maier.de>

Liebe Britta,
sorry, dass ich dir so spät schreibe, obwohl ich mich
so riesig über deine Post gefreut habe. Ich arbeite
jetzt schon seit einem halben Jahr in der Altenpflege
und egal, ob ich vom Früh- oder Spätdienst komme, ich
bin immer total müde! Trotzdem kann ich dann oft nicht
schlafen, weil mir so viel durch den Kopf geht.
Eine Bewohnerin will unbedingt in ihre frühere Wohnung
und ist uns vorgestern ausgebüchst! Als wir sie am
Kiosk wieder eingefangen haben, waren die Pflegenden so
böse, dass seitdem niemand mehr mit ihr spricht.
Einem Bewohner geht es seit einer Woche immer
schlechter. Er ist schwer krank und will weder essen
noch trinken.
Fällt dir dazu was ein?

Herzliche Grüße
Deine Rita

Betreff: RE: ... lange nichts mehr gehört!
Datum: Sonntag, 11. November 2005, 19:14 Uhr
Von: brittaMaier <britta@maier.de>
An: Rita Ehrlicher <rita@ehrlicher.de>

Liebe Rita,
du kannst mir gratulieren! ich habe gerade meine
Zwischenprüfung im Philosophiestudium geschafft. Eine
Teilprüfung hatte ich auch in Ethik!
...
Deine Geschichte mit der Bewohnerin erinnert mich an
das Buch von Doris Lessing „Das Tagebuch der Jane
Somers".
Es geht dort um eine eigenwillige alte Dame, die genau
weiß, was sie will. Sie büchst auch aus, und zwar aus
dem Krankenhaus, weil sie sich von den vielen Pillen so
benommen fühlt. Die Schwestern in dem Buch waren auch
böse mit ihr. Ich fand das richtig zickig.
...
Halt die Ohren steif und komm gar bald nach München!
Deine Britta

Übung

Welche Fragen stellen sich Ihnen beim Lesen über die beiden alten Menschen in Ritas E-Mail? Tauschen Sie sich über Ihre Gedanken in einer Kleingruppe aus.

Inwiefern kann die Mail von Britta für Rita hilfreich sein?

Untersuchungen in den USA haben ergeben, dass 80 % aller ethischen Konflikte im Gesundheitswesen mit Kommunikationsstörungen verbunden sind.

Entsprechend kann im oben genannten Beispiel der Bewohnerin, die gesucht werden musste, nach der Qualität der Kommunikation zwischen der Bewohnerin und den Pflegenden gefragt werden.

Die Geschichte von der alten Dame, die Britta aus der Literatur erzählt, gibt einen Einblick, wie ein abhängiger Mensch die Welt in einer Pflegeeinrichtung wahrnimmt. D.h., zur Beurteilung der Situation ist die Einbeziehung der Perspektive des Anderen notwendig. Ein Einlassen auf den Wunsch der Bewohnerin, in ihre frühere Wohnung zu wollen, bedeutet, ihr zuzuhören und sie ernst zu nehmen. Dies ist unabhängig davon, ob sich der Wunsch realisieren lässt.

Ob und in welcher Form diese Kommunikation stattgefunden hat, wissen wir nicht. Bekannt ist nur das Resultat: Die Bewohnerin ist auf eigene Faust in Richtung Kiosk gegangen. Als die Pflegenden sie dort gefunden haben, haben sie nicht mehr mit ihr gesprochen, d.h., sie haben sie bestraft. Wofür? Dafür, dass sie die Regel verletzt hat, sich abzumelden?

Ein solcher Umgang käme einer Missachtung der Persönlichkeitsrechte der Betroffenen gleich und beinhaltet ein unprofessionelles kommunikatives Handeln im Umgang mit Konflikten. Der Wert einer fürsorglichen Beziehung und Respekt vor der Selbstbestimmung der Bewohnerin können auf diese Weise verletzt werden.

8.3.3 Trinken und Essen unter Zwang?

Die Frage, ob ein alter schwer kranker Mensch mit Zwang ernährt werden soll oder nicht, ist ein ethisches Problem. Der Grundsatz Leben zu schützen, kann im Widerspruch zur Willensäußerung des Menschen stehen.

Das zweite Beispiel von Rita (Nahrungsverweigerung) zeigt einen Konflikt zwischen der **Selbstbestimmung** (Autonomie) des Bewohners und der

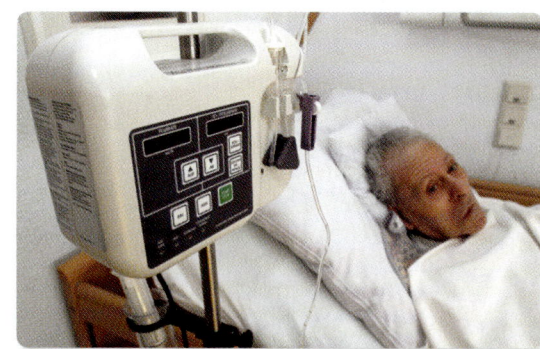

Abb. 1 Künstliche Ernährung

beruflichen **Fürsorgepflicht**, seine Ernährung zu kontrollieren.

Autonomie und Fürsorge stehen miteinander in Beziehung. D.h., die fürsorgliche Zuwendung zum alten Menschen tut der Achtung vor seiner Autonomie keinen Abbruch. Im Gegenteil, sie ist vielmehr die Voraussetzung, damit ich verstehen kann, was der Wille und die Wünsche eines (alten) Menschen sind.

Ethische Grundsätze, in diesem Falle „Fürsorge" und „Selbstbestimmung", beruhen auf gesellschaftlich anerkannten Werten und Normen. Diese können in unterschiedlichen Ländern und Kulturen verschieden sein.

In neun Einrichtungen der Langzeitpflege in Israel befragten die Wissenschaftlerinnen Norberg und Hirschfeld (1995) 60 Mitarbeiter. Sie sollten über ihre Erfahrungen, Gedanken und Gefühle beim zwangsweisen Eingeben des Essens bei demenzkranken Pflegebedürftigen berichten. Als die Autorinnen das Ergebnis einer vergleichbaren Studie aus Schweden gegenüberstellten, stellten sie fest, dass es für die Mehrheit israelischer Pflegender selbstverständlich ist, demenzkranke Pflegebedürftige ohne Schuldgefühle mit Zwang zu ernähren.

Was verstanden sie unter einem Eingeben von Essen unter Zwang? Die israelischen Pflegekräfte öffneten vorsichtig den Mund des Patienten mit dem Löffel oder Finger und lösten bei tiefem Einschieben des Löffels in den Rachen einen Schluckreflex aus. Sie rechtfertigten ihre Entscheidung mit einer traditionellen jüdischen Grundhaltung, die besagt, dass das Leben heilig ist und daher jedes Menschenleben erhalten werden muss. Im Gegensatz hierzu verglichen sie den Entzug der Nahrung mit Sterbehilfe, die nach dem jüdischen Gesetz dem Mord gleichkommt.

Im Vergleich zum Pflegeethos ihrer israelischen Kollegen, lassen sich schwedische Pflegende von der Vorstellung der Lebensqualität als höchstem Wert leiten. Da ihnen oft klare Regeln im Umgang mit demenzkranken Pflegebedürftigen fehlen, kommen sie in ausweglose Situationen, ähnlich wie es vielleicht Rita und ihre Kolleginnen erleben. Sie wünschen einerseits, Patienten Nahrung zukommen zu lassen, und andererseits schrecken sie davor zurück. Sie geraten in einen Gewissenskonflikt.

In Deutschland gibt es aktuell eine kontroverse Diskussion um den Umgang mit Nahrungsverweigerung. Entscheidungen werden von Fall zu Fall unterschiedlich getroffen. Nicht selten wird ein Bewohner vom Altenheim ins Krankenhaus überwiesen und erhält dann eine Ernährungssonde.

Abbruch der Ernährung: Gewissensfreiheit der Pflegenden geht nicht vor

Der Kläger lebte in einem Pflegeheim, weil er seit einem Suizidversuch an einem apallischen Syndrom litt. Sein Betreuer verlangte im Sinne des Kranken eine Einstellung der künstlichen Ernährung. Daraufhin ordnete der behandelnde Arzt an, diese und die Zufuhr von Flüssigkeit zu reduzieren. Die Leitung des Pflegeheims weigerte sich allerdings unter Berufung auf die Pflegekräfte, dieser ärztlichen Anordnung nachzukommen. Das Oberlandesgericht München (Urteil vom 13.2.2003, Az.: 3 U 5090/02) entschied daraufhin, dass der Patient gegen den Pflegeheimbetreiber keinen Anspruch auf Mitwirkung an der Herbeiführung seines Todes habe. Dieser lasse sich weder aus dem Heimvertrag herleiten, der auf die Bewahrung von Leben ausgerichtet sei, noch aus dem Deliktrecht. Nach Meinung des Bundesgerichtshofs (BGH) ist dagegen eine gegen den erklärten Willen des Patienten aufrechterhaltende künstliche Ernährung eine rechtswidrige Handlung, deren Unterlassung der Patient analog § 1004 Absatz 1 Seite 2 in Verbindung mit § 823 Absatz 1 BGB verlangen kann. Dies gelte auch, wenn der Abbruch der Ernährung zum Tod führt. Der Heimvertrag berechtige den Betreiber des Pflegeheims nicht, die künstliche Ernährung des Patienten gegen seinen – durch den Betreuer verbindlich geäußerten – Willen fortzusetzen. Eine solche das Recht auf Selbstbestimmung einschränkende oder dessen Grenzen bindend festlegende Vereinbarung sei nicht rechtswirksam zu treffen. Der Heimbetreiber kann sich auch nicht auf das Verweigerungsrecht berufen, das sich aus den Rechten seiner Pflegekräfte ableiten ließe. Dieses Selbstbestimmungsrecht findet laut BGH am entgegengesetzten Willen des Klägers beziehungsweise des für ihn handelnden Betreuers seine Grenze. (Bundesgerichtshof, Beschluss vom 8. Juni 2005, Az.: XII ZR 177/03) Be

Abb. 1 Artikel aus: Deutsches Ärzteblatt 103, 27.01.2006)

■ Übung

Fassen Sie das Urteil (Abb.1) mit eigenen Worten zusammen.
Welche Argumente sprechen für das Urteil?
Welche ethischen Argumente sprechen gegen das Urteil
● aus der Perspektive der Heimleitung und
● aus der Perspektive der Pflegenden?
Verfassen Sie in der Gruppe einen Kommentar zu dem Urteil und formulieren Sie einen Brief an den Deutschen Bundesverband für Pflegeberufe (DBfK), Landesverband Nordwest e.V. Geschäftsstelle NRW, Altendorfer Straße 97 – 101, 45143 Essen. Dort gibt es eine Kommission, die sich mit ethisch-juristischen Fragen auseinandersetzt. Ihr Kommentar kann dort bei öffentlichen Stellungnahmen Berücksichtigung finden.

8.4 Würde, Fürsorge und Selbstbestimmung am Lebensende

Das menschliche Wesen kann seine Würde nicht verlieren, selbst nicht durch Krankheit, Behinderung oder den nahenden Tod. Der Respekt gegenüber einer Person kann nicht von bestimmten Fähigkeiten abhängig gemacht werden (z. B. vom Denkvermögen), sondern ist in der Tatsache begründet, dass jede Person ein einzigartiges Wesen ist.

8.4.1 Sterbebegleitung statt aktiver Sterbehilfe

In der letzten Lebensphase müssen die menschliche Würde sowie das Selbstbestimmungsrecht auch bei der **Begleitung** Sterbender berücksichtigt werden. Menschen im Sterben haben das Recht auf eine angemessene Betreuung. Wenn eine Lebensverlängerung nicht mehr sinnvoll ist, stehen die Linderung der Beschwerden sowie eine psychosoziale Betreuung im Vordergrund. Auch spirituelle Bedürfnisse und individuelle Wünsche sollten in der letzten Lebensphase Raum finden.

Durch die englische Hospizbewegung wurden die Begriffe **palliative Medizin** und **Pflege** (engl. *Palliative care)* eingeführt. Dabei steht die Befreiung oder Linderung von Symptomen neben der Kommunikation mit dem sterbenden Menschen und seinen Angehörigen im Mittelpunkt der Fürsorge. Aufrichtigkeit bei der Mitteilung von „schlechten Nachrichten" und Hilfestellung bei der Trauerverarbeitung sind ebenfalls wesentliche Elemente des Palliativ- bzw. Hospizkonzepts (▶ s. Lernfeld 1.3).

Die künstliche Ernährung ist nach diesem Konzept kein absolutes Muss. Es kommt vielmehr darauf an, dass der Mensch am Lebensende nicht unnötig leiden muss.

Die meist fehlende Zeit für eine ausreichende psychosoziale Betreuung sterbender Menschen in Alten- und Pflegeheimen war 1984 der Anlass für die Entstehung der Stuttgarter Initiative „Sitzwache in Pflegeheimen". Sitzwachengruppen haben sich inzwischen bundesweit verbreitet und sind Teil des palliativen Konzepts.

Eine gezielte Lebensverkürzung durch Maßnahmen, die den Tod herbeiführen, ist unzulässig und mit Strafe bedroht, auch wenn der Patient sie verlangt. Juristisch handelt es sich um **aktive Sterbehilfe** (▶ s. Lernfeld 3.1).

Die Erfahrungen haben gezeigt, dass Menschen, denen eine schmerzlindernde Begleitung am Lebensende angeboten wird, seltener nach aktiver Sterbehilfe verlangen.

8.4.2 Was bedeutet Selbstbestimmung?

Worum geht es kranken alten Menschen und was verstehen sie unter Selbstbestimmung?
Eine Befragung von über 12 600 (2003) Patienten aus 51 Krankenhäusern in den USA nach ihrer Entlassung ergab: Das Hauptanliegen der Betroffenen ist es, mit Respekt und Würde behandelt zu werden und den Ärzten vertrauen zu können. Weniger Gewicht wurde der Möglichkeit beigemessen, selbst bestimmte Entscheidungen zu treffen.

Was das Verständnis von Selbstbestimmung (Autonomie) angeht, sind die Vorstellungen von Pflegebedürftigen unterschiedlich. Eine Untersuchung in Deutschland hat ergeben, dass für einige Menschen Selbstbestimmung bereits bedeutet, Fragen stellen zu können, während andere darunter verstehen, aktiv Entscheidungen treffen zu können. Einig sind sich die meisten alten Menschen und Patienten über das Bedürfnis, als selbstbestimmte einzelne Personen und nicht als Unmündiger behandelt zu werden.

> ■ **Übung**
>
> Beschreiben Sie, was für Sie Selbstbestimmung in der Pflegepraxis bedeutet und in welchen Situationen besonders darauf zu achten ist.

8.5 Ethische Fallbesprechung

Ein Instrument, ethische Fragen im Einzelfall zu klären, ist die **ethische Fallbesprechung** vor Ort in der Klinik oder im Altenheim. Typische Anlässe sind, wenn in der Diagnostik und / oder Therapie von Patienten ein ethisches Problem abzusehen ist oder bereits eingetreten ist. Dies kann z.B. sein, wenn Würde und Autonomie des Patienten verletzt zu werden drohen, bei Fragen der Therapiebegrenzung oder der Sterbebegleitung. Eine wichtige Frage im Zusammenhang mit dem oben im Brief von Rita genannten Beispiel wäre: Welchen Einfluss kann die Demenz auf die Willensäußerung des Pflegebedürftigen haben?

An einer solchen Fallbesprechung sollten alle beteiligt sein, die für die Pflege und Betreuung des Betroffenen zuständig sind, möglichst auch die Angehörigen.

In Kliniken, aber auch in Altenpflegeeinrichtungen werden seit einigen Jahren interdisziplinäre Foren zur Ethikberatung eingerichtet, bekannt als klinische Ethik-Komitees. Zusammengesetzt sind solche Komitees aus verschiedenen Berufsgruppen: Vertreter der Medizin, Pflege und Seelsorge. Aber auch Vertreter des Rechts und der Sozialarbeit sind üblich. Zu den Aufgaben dieser Komitees gehört neben der Besprechung und Begutachtung von Einzelsituationen die Entwicklung von Leitlinien für ethisches Handeln und die Organisation von Fortbildungen zu aktuellen ethischen Themen, z.B. dem Umgang mit Patientenverfügungen (▶ s. Lernfeld 3.1).

8.6 Ethische Konflikte und Verantwortung

8.6.1 Eine Fallgeschichte: Der Klaps

Die 74-jährige Frau Matties lebt seit zwei Jahren in einem Altenheim der oberen Preisklasse (Seniorenresidenz). Sie leidet unter Parkinson und braucht viel pflegerische Hilfe. Frau Matties ist als schwierige Patientin bekannt, weil sie öfter unfreundlich und unzufrieden ist und gelegentlich beleidigende Bemerkungen macht.

Susanne, eine im Allgemeinen sorgfältig arbeitende Auszubildende, hatte Samstagnacht in der Disko zugebracht. Am folgenden Sonntag badete sie Frau Matties im Frühdienst. Nachdem die Anstrengungen des Badens vorbei waren und Susanne Frau Matties half, sich hinzustellen, damit sie ihr die Unterwäsche hochziehen konnte, sagte Frau Matties mit nörgeliger Stimme: „Natürlich tun mir wieder alle Knochen weh. Das kommt davon, wenn ein so junges unerfahrenes Ding eine so kranke Frau wie mich badet. Das dürfte gar nicht erlaubt sein.

Und richtig abtrocknen kann man hier auch nicht, ich bin an den Beinen noch halb nass. Ein richtiges Pack arbeitet hier, nur verdienen an den alten Leuten und nichts Richtiges leisten."

Bei Susanne brannte in diesem Moment eine Sicherung durch. Ohne zu überlegen, gab sie Frau Matties einen Klaps hintendrauf und sagte entrüstet: „Das ist doch nicht zu glauben, was ich mir hier anhören muss!"
Frau Matties verstummte verblüfft. Susanne verstummte ebenfalls und begleitete Frau Matties schweigend zurück in ihr Zimmer.

Unmittelbar im Anschluss suchte sie gleich die Pflegedienstleitung auf und erzählte ihr, was geschehen war.

(Die Fallgeschichte ist modifiziert nach Tschudin, Verena: Ethik in der Krankenpflege, S. 93, Recom-Verlag, Baunatal, 1988).

■ **Übung**

Bearbeiten Sie die Fallgeschichte in Gruppenarbeit mithilfe des „Modells für die ethische Reflexion" (▶ s. Kap. 8.6.2). Wie soll sich die Leitung gegenüber Susanne verhalten, nachdem sie ihr das Fehlverhalten mitgeteilt hat? Wie soll sich die Leitung gegenüber Frau Matties verhalten?

8.6.2 Modell für die ethische Reflexion

Die meisten Modelle in der Medizin- und Pflege-ethik sind handlungs- und lösungsorientiert. Dieses vereinfachte Modell legt den Schwerpunkt auf eine praxisorientierte Reflexion. Die Situationsanalyse dient vor allem der Klärung von Gefühlen und spontanen Gedanken, die eine Fallgeschichte hervorruft.

So könnte z. B. die Geschichte „Der Klaps" Empörung auslösen. Die Einnahme der Perspektive aller am Fall beteiligten Personen schult die Fähigkeit, von sich selbst Abstand zu nehmen und die eigene Wahrnehmung zu erweitern. Auch die Suche nach unterschiedlichen Handlungsmöglichkeiten soll zeigen, dass es meist mehr als einen Lösungsweg gibt. Hierbei können Gewohnheiten und scheinbare Zwänge überdacht werden. In einem zweiten Schritt kann dann die Frage nach dem ethischen Problem ins Zentrum gerückt werden. Bei der Frage

1. Situationsanalyse

- persönliche Reaktion
- die Sicht der anderen: Perspektiven aller am Fall beteiligten Personen alternative Handlungsmöglichkeiten und ihre Folgen für die Betroffenen

2. Ethische Reflexion

- Benennung des ethischen Problems
- Formulierung von Werten und Normen, die für diese Situation von Bedeutung sind
- Verantwortungsebenen: persönlich, institutionell, gesellschaftspolitisch

3. Ergebnisse

- ethisch begründete Beurteilung
- Konsens / Dissens
- nötige praktische Konsequenzen und ihre Durchsetzung

Tab. 1 Modell für die ethische Reflexion (aus: Rabe, Marianne: Arbeitsgruppe „Pflege und Ethik" der Akademie für Ethik in der Medizin, „Für alle Fälle…", Arbeit mit Fallgeschichten, Hannover, 2005)

der Verantwortung sollen die verschiedenen Ebenen zur Klärung beitragen.

Die Formulierung der Ergebnisse kann zu Unstimmigkeiten führen. Wesentlich sind hier die Begründungen. Letztlich sollte eine praktische Konsequenz formuliert werden. Hierzu gehören auch scheinbare Kleinigkeiten.

■ **Aufgaben**

1. Warum sind die Gerichtsurteile für Pflegende, die sich im Nationalsozialismus an Morden beteiligten, milde ausgefallen?

2. Was ist der Unterschied zwischen Ethos und Moral?

3. Was versteht man unter Palliative Care?

4. Welche Aufgaben haben Ethik-Komitees im Altenpflegeheim oder in Kliniken?

5. Wie sollen sich Auszubildende gegenüber Patienten verhalten, die sie beleidigen?

6. Führen Sie in der Gruppe eine Pro-und-Kontra-Diskussion über Zwangsernährung in der Altenpflege aus pflegeethischer Sicht. Sammeln Sie vorher Argumente für beide Positionen.

Lernfeld 1.2

Pflege alter Menschen planen, durch-führen, dokumentieren und evaluieren

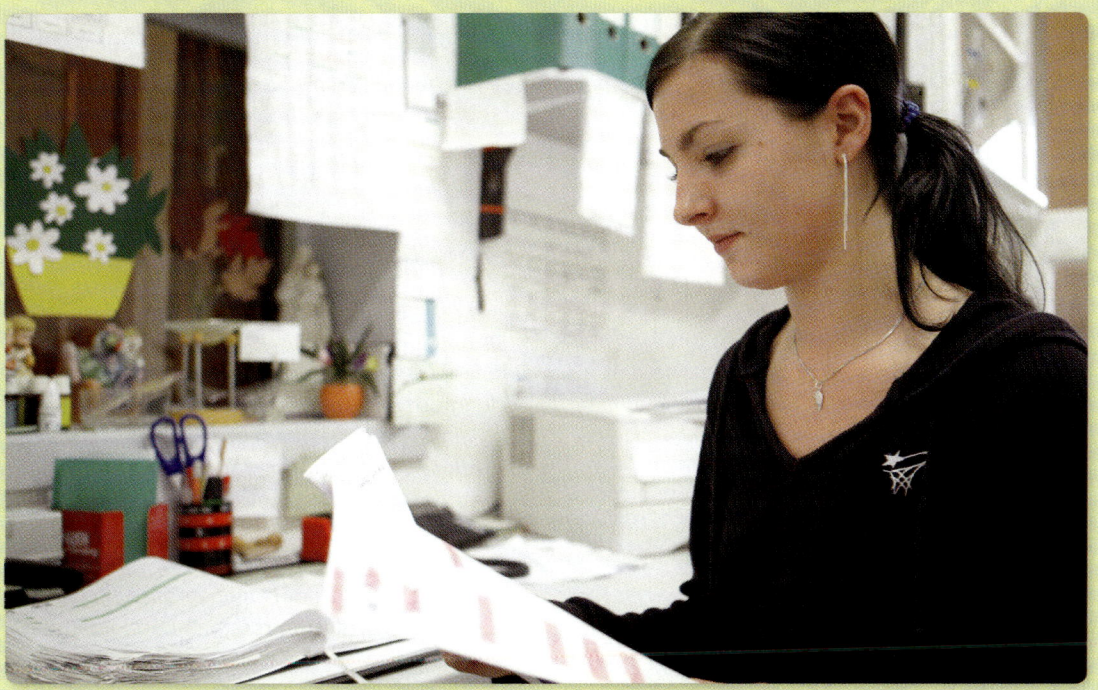

1 Wahrnehmen und Beobachten

1.1 Wahrnehmen

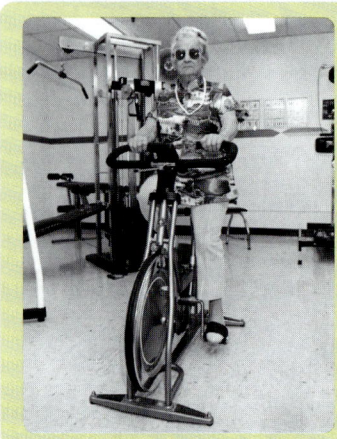

▸ Beschreiben Sie, was Sie auf dem Bild sehen.

▸ Beschreiben Sie die Situation. Versuchen Sie nicht zu interpretieren.

▸ Was geht Ihnen durch den Kopf?

▸ Vergleichen Sie Ihre Notizen untereinander.

Durch Wahrnehmen und Beobachten werden Informationen gewonnen, die eine Grundlage im Pflegeprozess bilden.

> **Merke**
>
> Wahrnehmung ist ein Prozess, bei dem mithilfe der Sinnesorgane aus Umwelt- und Körperreizen Informationen gewonnen werden. Diese Informationen werden durch seelische und geistige Prozesse beeinflusst bzw. bearbeitet.

Im Pflegealltag werden viele Informationen zufällig und unbewusst wahrgenommen.

> **Beispiel**
>
> Beim Gang über die Station nimmt eine Pflegekraft wahr, dass Frau M. in der Sitzecke eine Zeitung liest, Herr K. und Frau L. sich unterhalten, das Kalenderblatt noch nicht abgerissen wurde.

1.1.1 Der Wahrnehmungsprozess

Die Wahrnehmung läuft in zwei Schritten ab:
- Aufnahme von Reizen
- Verarbeitung der Reize

Die Sinnesorgane nehmen zunächst einen Reiz (eine Information) auf. Der Reiz wird dann im Gehirn verarbeitet. Das bedeutet, dass alles, was je über diesen Reiz (Information) gelernt und erfahren wurde, sowie die damit verbundenen Empfindungen Einfluss nehmen.

Die Wahrnehmung kann ergeben, dass eine gezielte Beobachtung (des Betroffenen oder der Situation) notwendig wird (s. Tab. 1).

> **Beispiel**
>
> Die Pflegekraft weiß, dass Herr K. die Aufgabe übernommen hat, das Kalenderblatt täglich morgens abzureißen. Herr K. ist immer sehr pflichtbewusst, hat in der letzten Zeit allerdings schon mehrmals Termine nicht eingehalten. Was könnte der Grund sein?

1.1.2 Einwirkungen auf die Wahrnehmung

In die Wahrnehmung fließen erlerntes Wissen, eigene Erfahrung und persönliche Empfindungen ein. Dadurch ergeben sich Schlussfolgerungen, die subjektiv geprägt sind. Meistens läuft dieser Prozess nicht bewusst ab.

Sinnesorgan	Aufnahme des Reizes	Verarbeitung des Reizes
		Ich sehe einen lächelnden Mund, der bei mir ein freudiges, angenehmes Gefühl hervorruft.
		Ein schriller Ton von einer Sirene warnt vor Gefahr. Ich bekomme einen Schreck.
		Der Geruch kommt von einer Rose. Der Geruch ist angenehm, da ich Rosen liebe.
		Ich taste eine flauschige, weiche Wolle, wie sie nur von Angorakaninchen stammen kann.

Tab. 1 Der Wahrnehmungsprozess

Beispiel

Wenn ich persönlich Schwierigkeiten habe abzunehmen, kann es sein, dass ich bei einem Bewohner, der die gleichen Schwierigkeiten hat, bei „Sünden" nicht so genau hinsehe.

Die Wahrnehmung kann
- durch aktuelle Einflüsse gestört und
- durch die persönliche Entwicklung beeinflusst werden.

Aktuelle Einflüsse

Eine der Anforderungen an den Beruf der Altenpflegerin ist die ständige Aufmerksamkeit für die Belange der Bewohner.
Durch unterschiedliche Einflüsse kann die Beobachtungsfähigkeit **eingeschränkt** sein, z. B. durch
- Übermüdung in den frühen Morgenstunden nach einem anstrengenden Nachtdienst,
- Zeitdruck und Personalmangel,
- eine Überforderungssituation,
- Ausgebranntsein,
- eigene Probleme, welche die Aufmerksamkeit für andere behindern.

Die Beobachtungsfähigkeit kann z. B. auch **begünstigt** werden durch
- ausreichende Zeit für die Bewohner,
- eigene innere Ausgeglichenheit und Ruhe,
- Freude und Interesse an der Arbeit,
- eine gute Arbeitsatmosphäre.

Beeinflussung durch die persönliche Entwicklung

Um eine möglichst objektive Wahrnehmung zu ermöglichen, ist es wichtig zu wissen, wie die eigene soziale und seelische Entwicklung geprägt wurde. Die eigenen Stärken und Schwächen werden so besser erkannt und mögliche Reaktionen bewusster beobachtet (s. Tab. 1, folgende Seite).

Mechanismen, die die Wahrnehmung beeinflussen

Stereotype sind vorgefasste Einstellungen. Sie werden auch oft als „Schubladendenken" bezeichnet. Hier werden dem einzelnen Menschen einer Gruppe die gleichen Eigenschaften nachgesagt.

Beispiel

Alle alten Menschen sind schwerhörig.
Alle Rheinländer haben ein fröhliches Gemüt.
Junge Menschen haben heutzutage keine Achtung vor dem Alter.

Umgebungsreize: Ein Mensch wird danach beurteilt, mit welchen Gegenständen er sich umgibt, z. B. welches Auto er fährt, ob er Markenkleidung trägt usw.

Persönliche Entwicklung	Aufnahme des Reizes	Mögliche Verarbeitung des Reizes
Wie sieht der soziale und kulturelle Hintergrund aus?		Ein Penner Eine arme, behinderte Person, die alleine nicht zurecht kommt.
Welche Rollenerwartungen gibt es, z. B. von der Rolle als Mann oder als Frau, von der Rolle des Bewohners?		So ein Weichei! Diesem Mann muss es sehr schlecht gehen!
Wie viel Wissen und berufliche Erfahrung sind vorhanden?		Oh je, was soll ich tun!? Sie ist ohnmächtig, schnell die Beine hoch lagern.
Welche Lebenserfahrungen sind prägend und wie hat sich die eigene Persönlichkeit entwickelt?		Jetzt gibt er seine Freiheit auf. Jetzt wird er gut versorgt und ist nicht mehr alleine.
Welche soziale Norm bestimmt das Handeln?		Die bringt den ganzen Tagesablauf durcheinander. Sie soll ihren individuellen Rhythmus einhalten.
Welche Wertehaltung ist wichtig?		So etwas Billiges würde ich nie tragen. Da hat sie aber günstig ein Kleid erstanden.

Tab. 1 Beeinflussung durch die persönliche Entwicklung

Erster Eindruck: „Der erste Eindruck ist der bleibende." In den ersten Minuten der Begegnung wird sich ein Bild von einem Menschen gemacht, das nur noch schwer zu korrigieren ist. Die Schwerpunkte der Wahrnehmung sind dabei: Aussehen, Körperbau und Kleidung, Stimme und Aussprache, Benehmen, weniger der Inhalt des Gesprächs. Entsprechend den eigenen Wertmaßstäben wird jemand durch den ersten Eindruck beispielsweise als unhöflich, intelligent, ungepflegt oder sympathisch eingestuft.

Generalisierung: „Wer einmal lügt, dem glaubt man nicht, und wenn er doch die Wahrheit spricht."
Ein einmal beobachtetes Verhalten wird verallgemeinert und im Folgenden immer wieder wahrgenommen.

1.1.3 Umgang mit Wahrnehmungen

Nach der Wahrnehmung erfolgt eine Beurteilung der Situation, eine Reaktion in Form einer Berichterstattung oder Pflegehandlung. Auch diese werden von unterschiedlichen Mechanismen beeinflusst.

Interpretation: Aus der Wahrnehmung können unterschiedliche Schlüsse gezogen werden, je nachdem auf welcher Ebene man sich angesprochen fühlt.

> **Beispiel**
>
> Warum verschenkt Frau Peters Blumen?
> „Sie mag mich." (Ausdruck einer Beziehung)
> „Sie verschenkt gerne Blumen." (Ausdruck von Emotion)
> „Sie möchte, dass man sie nett findet." (Ausdruck der Persönlichkeit)

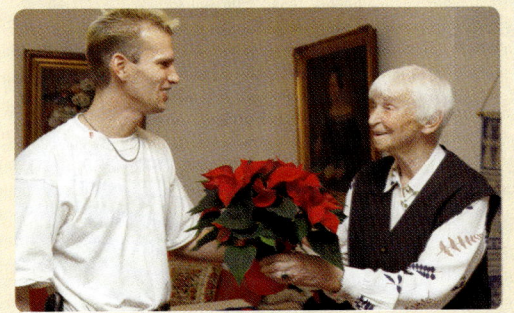

Aussagen von Dritten können die eigene Wahrnehmung beeinflussen.

> **Beispiel**
>
> Wie nehmen Sie eine neue Bewohnerin wahr, wenn bei der Übergabe gesagt wurde: „Frau Becker macht einen sehr freundlichen Eindruck"?
> Und wie nehmen Sie eine neue Bewohnerin wahr, wenn in der Übergabe gesagt wurde: „Frau Müller scheint etwas schwierig zu sein, sie hat sich schon über das laute Zimmer und die zu harten Kartoffeln beschwert"?

Wechselwirkungen: Hier wird das Verhalten der einzelnen Personen wechselseitig beeinflusst.

> **Beispiel**
>
> Sie kommen morgens gut gelaunt ins Zimmer und fragen den Bewohner mit freundlichen Worten, wie er geschlafen hat. Sie erwarten eine positive Antwort und er gibt sie auch. Die Atmosphäre im Zimmer ist entspannt.
> Wie würden Sie reagieren, wenn er negativ antworten würde?

Der Milde-/Strenge-Effekt: Jemanden, den man sympathisch findet beurteilt man milder als jemanden, den man unsympathisch findet.

> **Beispiel**
>
> Herr Weber ist in der Regel sehr freundlich. Heute hat er einen „schlechten Tag". Man lässt ihn in Ruhe.
> Herr Schneider ist oft unfreundlich und mürrisch. Hat er seinen „schlechten Tag", wird bei der Übergabe negativ über ihn geredet.

Weitergabe von Wahrnehmungen: Wird eine Wahrnehmung subjektiv weitergegeben, enthält sie die eigenen Empfindungen, ist in der Regel wertend und oft auch pauschal.

Beispiel

„Herr Werner ist schwierig."

Mit dieser Äußerung wird pauschal der ganze Mensch als schwierig gesehen und nicht eine bestimmte Situation, die wahrgenommen wurde.

Außerdem kann jeder unter „schwierig" etwas anderes verstehen, z.B.: Herr Werner nörgelt über alles Mögliche, ist nicht zufrieden mit der Pflege, erwartet mehr Leistungen, wird leicht aggressiv.

Wird eine Wahrnehmung objektiv weitergegeben, beschreibt sie eine Situation, persönliche Empfindungen fließen nicht ein, es erfolgt keine Wertung.

Beispiel

Herr Werner lässt sich nur unter Protest waschen, beschimpft dabei seine Frau und den Altenpfleger.

Mit dieser objektiven Weitergabe wird nicht die ganze Person als schwierig dargestellt, sondern eine spezielle Situation. Jeder weiß was gemeint ist.

Merke

Die Wahrnehmung ist ein unbeabsichtigter Prozess, der durch viele Faktoren beeinflusst wird. Man kann dem Rechnung tragen, indem man nicht vorschnell urteilt, Wahrnehmungen von mehreren Pflegekräften zusammenfügt und erst dann bewertet und dies im Pflegeprozess berücksichtigt.

1.1.4 Einüben der Wahrnehmungsfähigkeit

Pflegekräfte benötigen für ihre Arbeit eine hohe Wahrnehmungsfähigkeit und es ist erforderlich, sie einzuüben.

Übung

Sinnesorgan	Aufgabe	Beispiel
Mit den **Augen** kann man sehen, wie etwas aussieht, zusehen, was gemacht wird oder beobachten, wie es gemacht wird.	**Sehen** Betrachten Sie drei Ihrer Mitschüler genau. Sie verlassen kurz den Raum. In der Zeit, in der Sie abwesend sind, verändern die drei etwas an ihrer Kleidung, Frisur oder Haltung. Versuchen Sie herauszubekommen, was die drei geändert haben.	
Mit den **Ohren** kann man Geräusche hören und kann zuhören, wie sie klingen.	**Hören** Nehmen Sie verschiedene Geräusche mit dem Kassettenrekorder auf und lassen Sie Ihre Mitschüler erraten, welche Geräusche es sind.	

Sinnesorgan	Aufgabe	Beispiel
Mit der **Nase** kann man riechen, ob etwas riecht und wonach es riecht.	**Riechen** Füllen Sie Kräuter und Gewürze in kleine Dosen. Lassen Sie Ihre Mitschüler riechen und feststellen, um welche Gewürze und Kräuter es sich handelt.	
Mit den **Händen** kann man fühlen und tasten, ob etwas kalt oder warm, feucht oder trocken, glatt oder stumpf, eben oder spitz ist.	**Tasten** Unter einem Handtuch liegen verschiedene Gegenstände. Stellen Sie durch Fühlen und Tasten fest, welche Gegenstände es sind.	

1.2 Beobachten

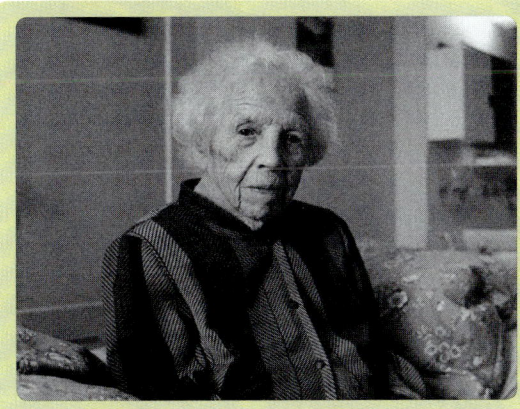

▶ Betrachten bzw. beobachten Sie Frau Ruch.

▶ Welche Aussagen können Sie zum Gesichtsausdruck und zur Haltung machen? Wie ist ihre Stimmung? Wie ist ihr Pflegezustand? In welche Umgebung hält sie sich auf? Wie würden Sie den Gesamteindruck beschreiben?

▶ Vergleichen Sie Ihre Aussagen mit denen Ihrer Mitschüler.

Um zielgerecht pflegerisch arbeiten zu können, müssen Informationen bewusst und geplant gesammelt werden. Dabei wird von einer Beobachtung ausgegangen. Beobachtung ist die zielgerichtete, geplante Wahrnehmung und Bewertung von Menschen, Ereignissen und Gegenständen in festgelegten Situationen. Sie wird aufmerksam durchgeführt und mit vorhandenem Wissen und Erfahrungen verglichen und beurteilt. Nach der Beobachtung erfolgt im beruflichen Zusammenhang in der Regel eine Pflegehandlung.

1.2.1 Der Beobachtungsprozess

Der Beobachtungsprozess verläuft in mehreren Schritten

Schritte des Beobachtungsprozesses	
Aus einer Wahrnehmung heraus ergibt sich die Notwendigkeit der Beobachtung.	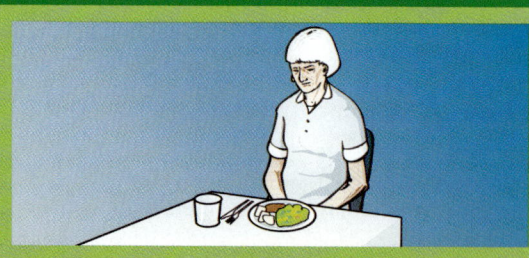
Die Informationen aus der Wahrnehmung werden nun mit bekannten Informationen, die durch Erfahrungen oder durch Lernen bereits vorliegen, verglichen.	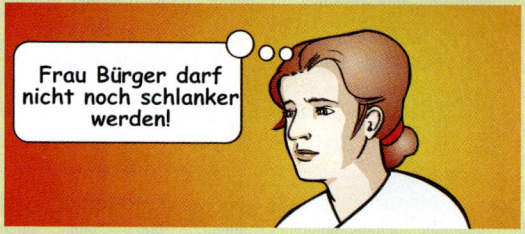
Die Beobachtung wird bewertet und eingegrenzt.	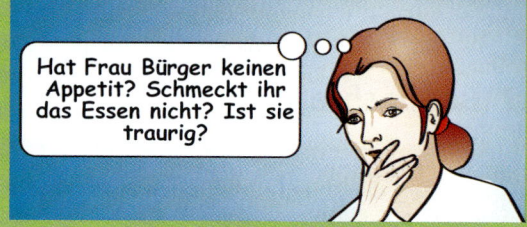
Die Beobachtung wird überprüft, indem z.B. im Pflegeteam nachgefragt wird, ob die gleichen Beobachtungen schon einmal gemacht wurden, die betroffene Person zu ihrem Befinden befragt wurde oder Messungen durchgeführt wurden.	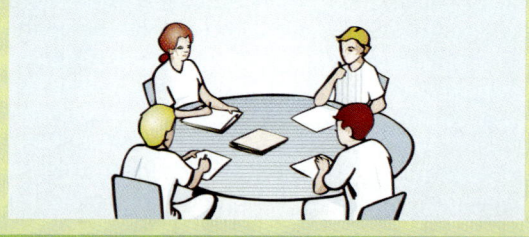
Auf die Beobachtung folgt die Reaktion in Form einer pflegerischen Handlung.	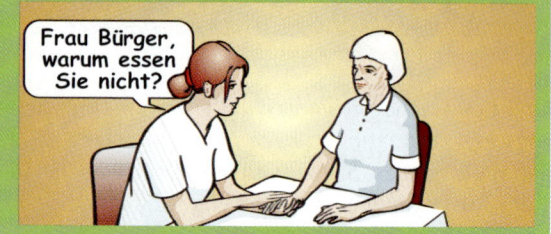

Tab. 1 Der Beobachtungsprozess

1.2.2 Objektive und subjektive Beobachtung

Die Beobachtung kann objektiv oder subjektiv erfolgen.

Eine **objektive** Beobachtung ist neutral, bezieht sich auf Fakten, also anerkannte Sachverhalte oder Messungen.

> **Beispiel**
>
> Am Steißbein eines Bewohners befindet sich eine Hautrötung Es könnte sich um einen Dekubitus 1. Grades handeln.
> Die Blutdruckmessung einer Bewohnerin ergibt 190 / 110 mm / Hg. Der Blutdruck ist zu hoch.
> Die Farbe des Urins einer Bewohnerin ist sehr dunkel, dies deutet auf einen Flüssigkeitsmangel hin.

Fakten sind anerkannte Sachverhalte, beispielsweise die Stadien eines Dekubitus.

Für **Messungen** sind Messgeräte notwendig wie eine Personenwaage, Blutdruckmessgerät, Pulsuhr, Stethoskop oder Blutzuckermessgerät.

Eine **subjektive** Beobachtung bezieht sich auf die Eindrücke und Gefühle des Beobachters. Um sie zu überprüfen, können Kollegen die Beobachtungen bestätigen. Eine andere Möglichkeit ist, den Betroffenen zu befragen.

> **Beispiel**
>
> Ein Altenpfleger sagt montags während der Übergabe: „Herr Stephan hat sich das Wochenende fast nur auf seinem Zimmer aufgehalten. Er wirkt auf mich irgendwie traurig. Könnt ihr das bestätigen?"

1.2.3 Systematische Beobachtung

Um zielgerichtet beobachten zu können, muss man wissen, was man beobachten soll. Eine Orientierungshilfe wäre die Beobachtung nach einer Checkliste, beispielsweise nach den Aktivitäten des täglichen Lebens (▶ s. Lernfeld 1.1, Kap. 3) oder

Checklisten aus dem Dokumentationssystem (▶ s. Kap. 3). Sie eignen sich besonders in der Aufnahmesituation. Dabei werden alle Lebensbereiche des Menschen mit seinen Ressourcen und Einschränkungen erfasst.
Eine andere Möglichkeit ist die gezielte Beobachtung einer Auffälligkeit, z.B. der Stimmung von Herrn Stephan (s.o.), des Essverhaltens von Frau Bürger (s.o.).
Je größer das Fachwissen und die Erfahrung sind, desto eher ist man in der Lage einschätzen zu können, was man beobachten soll, wie und wann man beobachten soll und wie man auf die Beobachtung reagieren muss.

1.2.4 Ziele der Beobachtung

- Ziel: Die Ressourcen, Fähigkeiten und Einschränkungen des Betroffenen erfassen.
  Beobachtung der **Alltagsfähigkeiten**:
  Was kann der Betroffene, was kann er nicht? Wo braucht er Anleitung oder Unterstützung? Wo müssen Maßnahmen teilweise oder vollständig übernommen werden?
- Ziel: Den Erfolg von Pflegemaßnahmen bewerten.
  Beobachtung der **Pflegemaßnahmen**:
  Wirken sie, sind sie sinnvoll, sind sie erfolgreich?
- Ziel: Veränderungen im körperlichen, seelischen und sozialen Bereich feststellen.
  Beobachtung von **Veränderungen**:
  Gibt es Veränderungen im körperlichen Zustand, hat sich etwas verbessert oder verschlechtert? Wie ist die Stimmung? Gibt es Änderungen in der sozialen Situation?
- Ziel: Drohende Gefahren erkennen und verhindern.
  Beobachtung auf eine **Gefährdung** hin:
  Welche Risikofaktoren bestehen?

1.2.5 Die Bedeutung der Beobachtung für die Pflege

Die Beobachtung von gesunden, pflegebedürftigen oder kranken Menschen ist der Ausgangspunkt für den Pflegeprozess. Um den Menschen in seiner Gesamtsituation zu erfassen, darf sie sich nicht nur auf das Erkennen von Störungen und Krankheiten beschränken, sondern auch auf seine seelische und soziale Situation sowie seine Fähigkeiten.

Beobachtungen finden in jeder Pflegesituation statt.

Beispiel

Sie unterstützen Frau S. bei der Morgentoilette. Gleichzeitig beobachten Sie ihre Orientierungsfähigkeit, ihre Beweglichkeit, ihre Stimmung, den Zustand ihres Zimmers, ihren Hautzustand.

Nur wenn alle Teammitglieder ihre Beobachtungen zusammentragen, ergibt sich ein nahezu vollständiges Bild der betroffenen Person.

Um die gesammelten Beobachtungen einordnen zu können, ist es wichtig, die Gesamtsituation des Bewohners zu kennen. Was ist bei einem Betroffenen „normal", welche Eigenarten und Einschränkungen sind bekannt? Gleiche Beobachtungen haben nicht zwingend gleiche Konsequenzen.

Beispiel

Frau B. vernachlässigt ihr Äußeres. Sie hat bisher immer sehr großen Wert auf ihr Äußeres gelegt.
Frau K. vernachlässigt ebenfalls ihr Äußeres. Sie hat bisher keinen Wert auf ihre äußere Erscheinung gelegt und musste stets zur Körperpflege motiviert werden.

1.3 Allgemeine Beobachtung in der Altenpflege

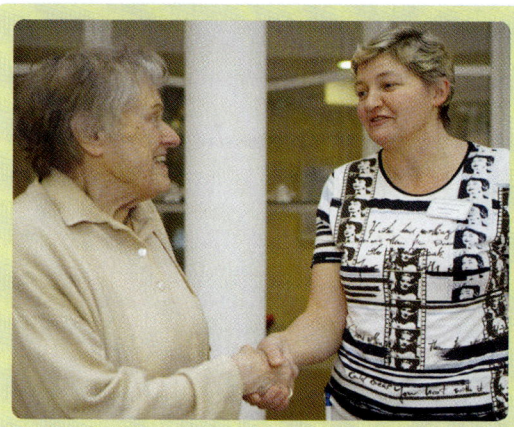

Nach Ihrem dienstfreien Wochenende haben Sie vom Frühdienst eine Übergabe erhalten.
Nun gehen Sie über die Station und begrüßen die Bewohner.

▸ Worauf werden Sie achten? Beschreiben Sie, was Sie alles beobachten können.

Beobachtungen sind für das pflegerische Handeln von großer Bedeutung. Neben der speziellen Beobachtung, bezogen auf gesundheitliche Probleme (Krankenbeobachtung, ▸ s. Lernfeld 1.3) sind für die Gestaltung der pflegerischen Beziehung auch allgemeine Beo-bachtungen wichtig.

In einer ersten Einschätzung eines Betroffenen wird dessen Allgemeinzustand erfasst. Allgemeine Beobachtungen begleiten den Pflegealltag.

1.3.1 Beobachtung von Geschlecht, Alter und Statur

Der erste Beobachtungsbereich gilt dem Geschlecht, dem Alter und der Statur. Handelt es sich um einen Mann oder um eine Frau?

Stimmen tatsächliches Alter und das geschätzte Alter überein, wirkt der Mensch älter oder jünger? Wie ist die Statur? Handelt es sich um eine große und starke oder eher um eine kleine zarte Person?

Ist die körperliche Verfassung gut oder macht der Betroffene eher einen schwachen Eindruck? Gibt es Einschränkungen der Körperfunktionen?

Geschlecht

Alter

Statur

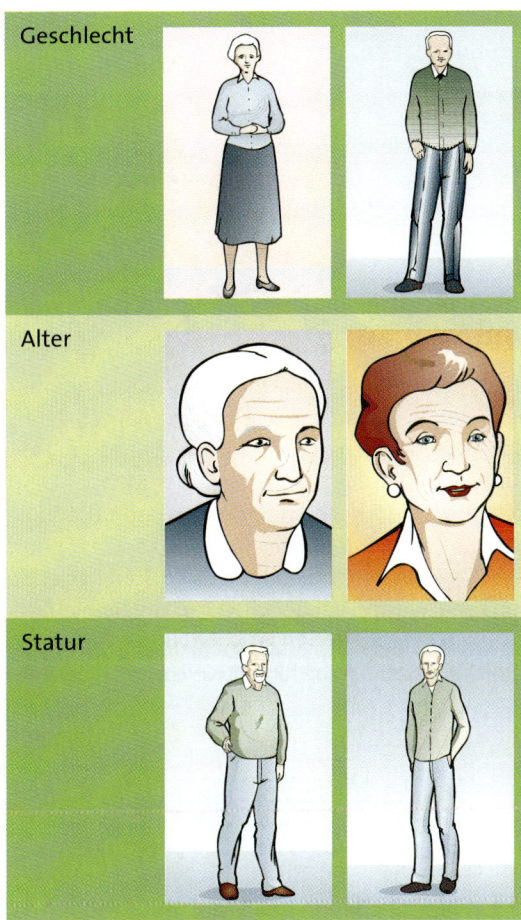

Tab. 1 Geschlecht, Alter und Statur

1.3.2 Beobachtung des Gesichtsausdrucks

Der Gesichtsausdruck zeigt, wie der Mensch sich fühlt, wie sein aktuelles Befinden ist. Bei dem Minenspiel, auch Mimik genannt, geht es um den nichtsprachlichen Ausdruck von Gefühlen. Mimik unterstreicht oder ersetzt die Sprache.

> **Beispiel**
>
> Sie beobachten Herrn Lehmann, wie er pfeifend durch den Garten geht.

Der Gesichtsausdruck kann entspannt, zufrieden, teilnehmend, freundlich, heiter, lebhaft, erfreut, überrascht, erstaunt, ernst sein, aber auch gleichgültig, abweisend, bedrückt, schmerzerfüllt, traurig, ängstlich oder wütend.

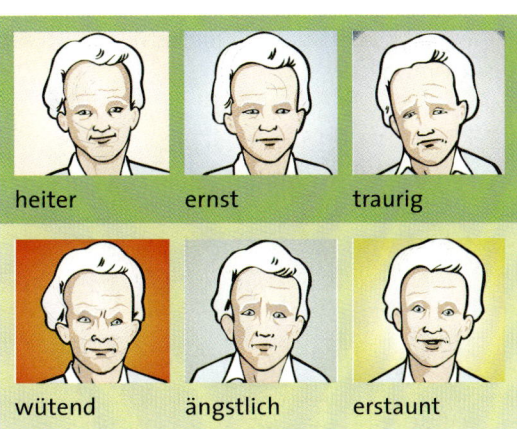

heiter	ernst	traurig
wütend	ängstlich	erstaunt

Tab. 2 Möglichkeiten des Gesichtsausdrucks

1.3.3 Beobachtung der Körperbewegungen

Die Körperbewegungen sagen etwas über den aktuellen Zustand eines Menschen aus.

Die Gestik

Die Bewegungen, die den Ausdruck der Gefühle unterstreichen, nennt man Gestik. Meistens werden die Arme eingesetzt, um das Gefühlte und Gesagte zu verstärken oder zu ersetzen.
Bei Unschlüssigkeit werden die Schultern hochgezogen, bei Verneinung wird der Kopf geschüttelt. Innere Unruhe zeigt sich durch das Wippen mit einem Fuß. Jeder Mensch hat seine für ihn typische Gestik. Sie kann anmutig oder ungeschickt, lebhaft oder gehemmt, ruhig oder hastig sein.

> **Beispiel**
>
> Sie beobachten Frau Sommer, während sie Ihnen von ihrem letzten Urlaub erzählt. Sie redet mit „Händen und Füßen".

Bei einigen älteren Menschen nimmt aufgrund von körperlichen Einschränkungen die Gestik ab, die Bewegungen werden langsamer.

Die Haltung

Eine weitere Möglichkeit sein Befinden durch den Körper auszudrücken, ist die Haltung. Schmerzen, Trauer oder Verlassenheit drücken sich durch eine gebeugte, gekrümmte oder zusammengekauerte Haltung aus. Eine gerade und offene Haltung signalisiert: Mir geht's gut, ich interessiere mich für meine Umwelt.

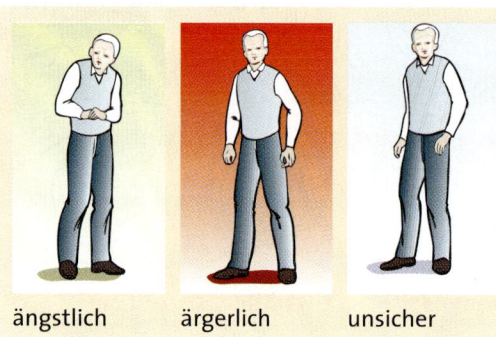

| ängstlich | ärgerlich | unsicher |

Abb. 1 Körperhaltungen

Anhand der Körperhaltung werden dem Menschen auch Eigenschaften zugeordnet. Steht er beispielsweise „aufrecht", wirkt er selbstbewusst, mitten im Leben stehend, zu seiner Meinung stehend, stolz oder herrisch.

Sitzt der Betroffene „geknickt", werden eher Eigenschaften wie traurig, wenig durchsetzungsfähig, niedriges Selbstwertgefühl, nachgiebig oder weich zugeordnet.

Durch natürliche Veränderungen hat der alte Mensch oft eine gebückte und unsichere Haltung.

Der Gang

Auch der Gang lässt Rückschlüsse auf die körperliche oder seelische Situation eines Menschen zu. Der Gang eines Gesunden ist aufrecht, elastisch und federnd, die Arme schwingen mit. Der Gang ist unverwechselbar und man erkennt eine Person schon von weitem an ihrem Gang.

Ist der Mensch fröhlich und guter Dinge geht er aufrecht, wirkt dabei elastisch und schwungvoll. Ist der Mensch traurig, geht er eher schleppend mit hängenden Schultern, macht kleine Schritte, die Arme bewegen sich wenig mit, er geht langsam.

Ist der Mensch innerlich unruhig, kann der Bewegungsdrang gesteigert sein.

Ältere Menschen haben oft durch ihre unterschiedlichen körperlichen Einschränkungen einen kraftlosen, unsicheren oder schleppenden Gang.

Beispiel

Sie beobachten Herrn Paul, während er unsicher den Gang entlangläuft und sich am Handlauf festhält.

1.3.4 Beobachtung der Sprache und Stimme

Die Sprache ermöglicht eine Verständigung untereinander. Sie gibt dem Menschen Möglichkeiten, sich auszudrücken und lässt Rückschlüsse auf Herkunft und Bildung zu. Ein gesunder Mensch kann sich durch die Sprache verständlich und situationsbezogen ausdrücken. Die Sprache kann langsam oder schnell sein, klar oder verwaschen, zögernd, stockend, wortreich oder wortarm, der Sprachfluss kann unzusammenhängend oder wirr sein. Die Sprache weist darauf hin, in welcher Region man aufgewachsen ist.

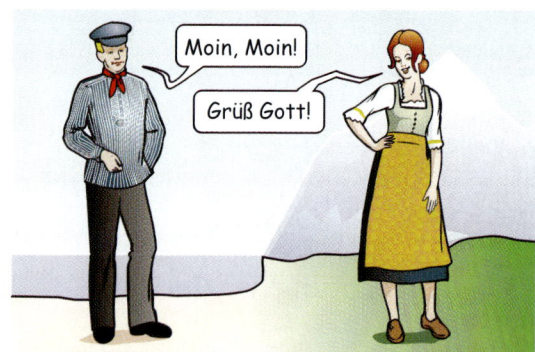

Abb. 2 Guten Tag

Die Stimme hat die Möglichkeit durch Lautstärke, Stimmlage und Klang den Ausdruck zu unterstreichen. Die Stimme kann laut oder leise, schwach oder stark sein, die Stimmlage hoch oder niedrig, der Klang einförmig oder abwechslungsreich sein. Die Stimme kann sich traurig oder fröhlich anhören, sie kann schneidend oder bebend sein, abweisend, unbeherrscht, aggressiv oder beleidigend. Sie kann krächzend sein oder „versagen".

> **Beispiel**
>
> Sie beobachten (in diesem Fall hören), dass Frau Neu sehr laut redet. Sie vermuten, dass sie schlecht hört.

1.3.5 Beobachtung der Stimmung

Die Stimmung bezeichnet einen gefühlsmäßigen Zustand, der sich durch unterschiedliche Äußerungen der Gesichts- und Körperbewegungen sowie der Stimme ausdrücken kann. Lachen und Zugewandtsein, mit einem freundlichen Gesichtsausdruck und offener Gestik deuten auf eine heitere Stimmung, auf Fröhlichkeit hin.

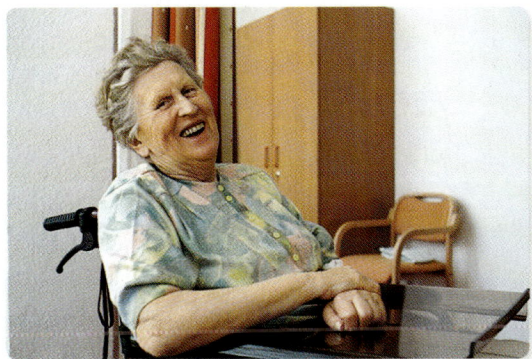

Abb. 1 Fröhliche Stimmung

Eine traurige Stimmung äußert sich beispielsweise in geschlossener Körperhaltung, traurigem oder bewegungslosem Gesichtausdruck, leiser Sprache.

> **Beispiel**
>
> Sie beobachten, dass Herr Kern mit einem bekümmerten Gesicht und gebeugter Haltung vor seinem Teller sitzt und nichts isst. Er ist nach dem Tod seiner Frau ins Wohnheim eingezogen.

Die Stimmung kann angemessen, ausgeglichen, gleichmütig, fröhlich, glücklich, überschwänglich, bedrückt, resigniert, gereizt, gesteigert oder erregt sein und sie kann schwanken.

1.3.6 Beobachtung der persönlichen Hygiene und der Bekleidung

Die persönliche Hygiene zeigt die Fähigkeiten zur Selbstpflege an. Genauso kann sie auch Ausdruck eines Lebensgefühls oder der Stimmung sein. Das gilt gleichermaßen für Frisur, Nägel, Rasur und Kleidung.

> **Beispiel**
>
> Sie beobachten, dass Frau Weiß jedes Mal, wenn sie an einem Spiegel vorbeikommt, sich die Haare zurechtzupft und dabei einen unglücklichen Gesichtsausdruck hat.

Die äußere Erscheinung kann gepflegt, sauber oder ungepflegt, schmutzig und verwahrlost sein. Durch dezentes oder starkes Schminken oder durch „Natürlichkeit" wird der eigene Typ unterstrichen. Man kann ordentlich, wie aus dem Ei gepellt, sein oder nachlässig wirken. Die Individualität zeigt sich durch modische oder auffallende Kleidung, aber auch durch unmodische oder dezente Garderobe.

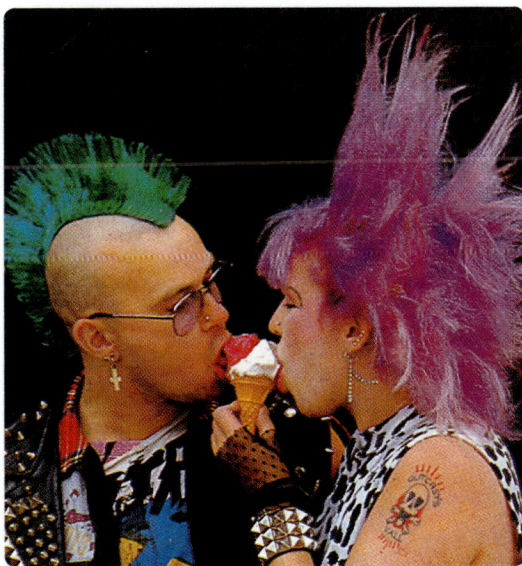

Abb. 2 Individuelle äußere Erscheinung

Der Betroffene kann der Situation oder der Jahreszeit entsprechend angemessen oder unangemessen gekleidet sein.

Auch der Geruch eines Menschen sagt etwas über seine persönliche Hygiene aus.

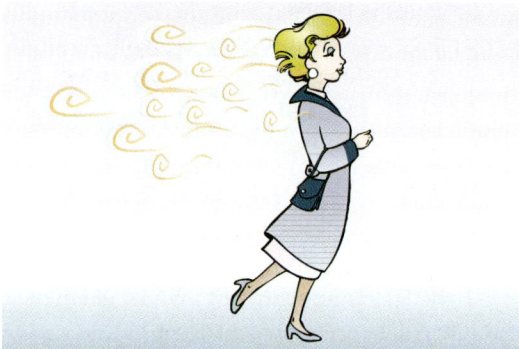

Abb. 1 Eine Duftwolke

Der Geruch kann frisch und sauber sein, man kann nach Parfüm riechen oder einen starken Körpergeruch oder Mundgeruch haben. Außerdem können die Kleidung und der Körper nach Ausscheidungen riechen.

Beispiel

Frau Bäumer ist auffallend gut gekleidet und geschminkt, riecht aber stark nach Schweiß.

1.3.7 Beobachtung der Haut

Durch die Haut wird das Aussehen eines Menschen geprägt. Sie verrät aber auch das seelische Befinden und zeigt den körperlichen Zustand an. Die gesunde Haut hat bei einem hellhäutigen Menschen eine blassrosa Farbe, ist elastisch, trocken und warm.

Beim „ersten Eindruck" wirkt eine Person
● mit einer glatten, makellosen Haut gepflegt;
● mit einer gebräunten Haut gesund;
● mit einer fettigen pickeligen Haut ungepflegt.

Hautfarbe

Die Haut kann die unterschiedlichsten Farben zeigen. Bei Anstrengungen, Aufregung, Zorn oder Scham kann sie rot werden. Bei Angst oder zuwenig Sonneneinwirkung wird sie blass. Bei regelmäßigem Aufenthalt an der frischen Luft färbt sie sich

braun. Störungen der Pigmentierung zeigen sich in Form von braunen Sommersprossen oder Altersflecken.

Bei Kälte nehmen Lippen, Hände oder Füße eine blaue Farbe an.

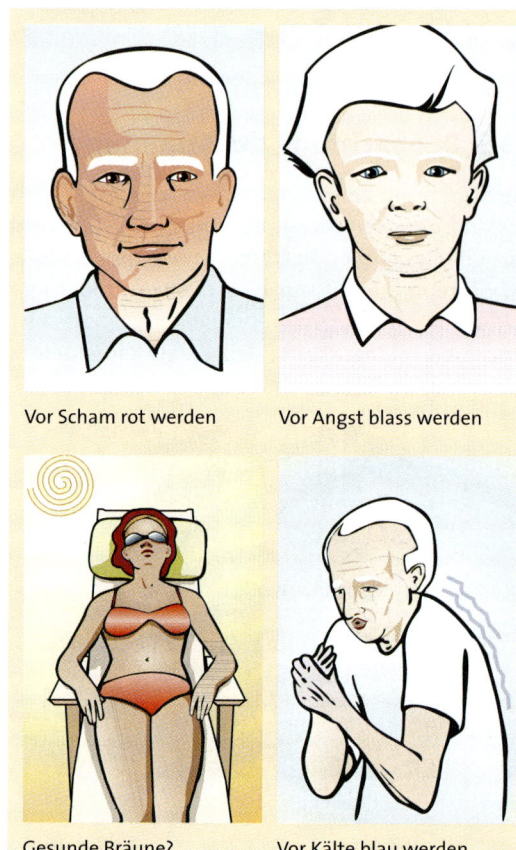

Vor Scham rot werden   Vor Angst blass werden

Gesunde Bräune?   Vor Kälte blau werden

Abb. 2 Hautfärbung

Beispiel

Sie beobachten, dass die hellhäutige blonde Frau Sommer ein auffällig rotes Gesicht hat.

Hautbeschaffenheit

Die gesunde Haut zeigt sich glatt und makellos. Sie kann auch fettig, großporig und unrein sein oder trocken, spröde, rissig, rau und schuppig. Beim Schwitzen wird sie feucht und warm, beim Frieren kalt. Im Alter lässt die Elastizität der Haut nach, sie wird faltig.

1.3.8 Beobachtung des Ernährungs-zustandes

Durch das Gewicht wird der erste Eindruck eines Menschen geprägt. Bei einem gesunden Ernährungszustand ist das Gewicht der Körpergröße und dem Alter angepasst. Es gibt normalgewichtige, wohlgeformte, durchtrainierte und schlanke Menschen oder dicke und dünne, übergewichtige und magere.
Die Gewichtskontrolle zeigt an, ob jemand normalgewichtig, unter- oder übergewichtig ist.

> **Beispiel**
> Frau Peters wiegt 70 kg bei einer Körpergröße von 1,65 m (BMI: 26). Das ist für eine Frau oberhalb des 65. Lebensjahrs normal.

1.3.9 Beobachtung der geistigen Fähigkeiten

Der gesunde Mensch nimmt seine Umwelt über die Sinnesorgane wahr, verarbeitet sie und kommuniziert mit seiner Umwelt.

Er reagiert, wenn er angesprochen wird. Er kann sich konzentrieren, sich etwas merken, kann denken, verstehen, was gesagt wird. Er findet sich zeitlich zurecht, weiß, an welchem Ort und in welcher Situation er sich befindet und wer er ist.

> **Beispiel**
> Sie beobachten eine Bewohnerin, wie sie eine Zimmertür nach der anderen öffnet, hinein schaut und vermutlich ihr Zimmer sucht.

Bei unterschiedlichen gesundheitlichen Störungen kann eine betroffene Person Informationen nicht mehr ausreichend verarbeiten und versteht nicht, was gesagt wird. Das Denken wird langsamer, die Konzentration und Merkfähigkeit lassen nach oder gehen verloren. Die Folge ist eine zunehmende Desorientierung. Diese wird häufig von der stetig vorgetragenen Versicherung begleitet, noch alles selbst erledigen zu können. Man spricht dann von Fassadenbildung (▶ s. Lernfeld 1.3).

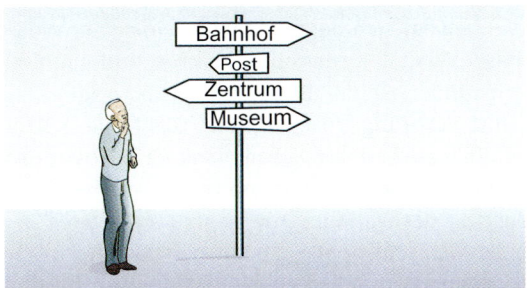

Abb. 1 Örtliche Orientierung

1.3.10 Beobachtung der Kommunikations- und Kontaktfähigkeit

Der Mensch ist ein soziales Wesen. Der gesunde Mensch zeigt Interesse an anderen Menschen und nimmt sie wahr. Um Kontakt aufzunehmen, wendet er sich anderen Personen zu.

Das Interesse am anderen Menschen kann reduziert sein. Das äußert sich durch Rückzug in die eigenen vier Wände. Man ist lieber alleine, isoliert sich, wendet sich ab.

> **Beispiel**
> Sie beobachten, dass Frau Müller, Frau Meier, Frau Lehmann nebeneinander im Aufenthaltsraum sitzen. Jede schaut geradeaus, nimmt die Nachbarin nicht wahr. Sie sprechen nicht miteinander. Alle drei sind letzte Woche neu ins Wohnheim gezogen.

Alte Menschen leben zunehmend alleine. Sie haben wenig Möglichkeiten zu kommunizieren und professionelle Helfer sind oft die einzigen Kontaktpersonen. Leben Pflegebedürftige in der Familie, kann es zu Überforderungen kommen und die Kommunikation wird angespannt.

1.3.11 Beobachtung des alten Menschen in seinem Umfeld

Die Beobachtung eines Menschen in seinem Umfeld, lässt Rückschlüsse auf Fähigkeiten und Einschränkungen in den Lebensaktivitäten zu. Das Umfeld kann ein Zimmer im Pflegeheim oder die eigene Wohnung sein.

Wie bewegt sich der alte Mensch in seiner Wohnung? Wirkt er sicher oder unsicher, findet er Gegenstände? Ist der Betroffene in der Lage, sich selbst Nahrung zuzubereiten? Sieht die Küche benutzt aus? Ist der Kühlschrank gefüllt? Wie ist sein Empfinden für Ordnung und Sauberkeit? Der Zustand der Wohnung kann aufgeräumt oder unordentlich sein, gepflegt oder unsauber, wohnlich oder kahl.

Wird die Wohnung den täglichen Anforderungen gerecht? Die Wohnungseinrichtung entspricht dem Gesundheitszustand des Betroffenen, ist behindertengerecht oder gefährdend, z. B. durch Stolperfallen. Das Badezimmer bietet Möglichkeiten, die Körperpflege durchzuführen, oder es gibt kein Badezimmer. Geheizt wird durch eine Zentralheizung oder einen Kohleofen.

Gibt es Haustiere? Kann der Betroffene sie versorgen? Haustiere heben die Lebensqualität oder überfordern den Betroffenen.

Wie sieht die Wohnung aus? Wie ist sie eingerichtet? Welchen Geschmack hat der Betroffene?

Beispiel

Sie besuchen Herrn Jung, der unter einer Parkinsonkrankheit leidet, in seiner Wohnung. Sie beobachten, wie er sich in seiner Wohnung bewegt. Er bittet Sie ins gemütliche Wohnzimmer und bietet Ihnen Kaffee an. Er erzählt, dass seine Tochter die Wohnung sauber hält und für ihn einkaufen geht.

Merke

Die allgemeine Beobachtung eines gesunden oder pflegebedürftigen alten Menschen gibt wertvolle Hinweise auf seine augenblickliche Situation.

Aufgaben

1. Betrachten Sie noch einmal die Einstiegselemente von Kap. 1.1, 1.2 und 1.3 sowie Ihre Aufzeichnungen zu den Fragen. Erklären Sie aus Ihrem jetzigen Kenntnisstand heraus den Unterschied zwischen Wahrnehmung und Beobachtung.

2. Alltag in Ihrer Pflegegruppe: Sie kommen gerade aus einem Bewohnerzimmer, gehen den Flur entlang, vorbei am sonnendurchfluteten Essraum bis ins Dienstzimmer. Auf dem Gang halten sich Bewohner auf. Sie sehen Herrn Mayer, einen neuen Bewohner. Er sitzt allein und in gebeugter Haltung in der hinteren Ecke. Ein Bild hängt schief, die Pflanze könnte auch mal Wasser gebrauchen. Im Essraum schwatzen Frau Bauer und Frau Enders bei einem Glas Tee zusammen. Bei beiden muss auf die Trinkmenge geachtet werden.

   Was haben Sie alles wahrgenommen? Was haben Sie beobachtet? Wiederholen Sie die Übung in Ihrer Einrichtung und berichten Sie.

3. Nach welchen Gesichtspunkten findet die allgemeine Beobachtung in der Altenpflege statt?

4. Ein Fall: Frau K. wurde heute auf der Pflegestation aufgenommen. Sie haben u. a. die Information, dass sie einen Schlaganfall (▶ s. Lernfeld 1.3) hatte, übergewichtig ist, Unterstützung bei der Körperpflege und Mobilisation braucht.

   Wo legen Sie bei der Beobachtung am ersten Tag Ihren Schwerpunkt? Stellen Sie sich eine Liste zusammen.

2 Pflegeprozess

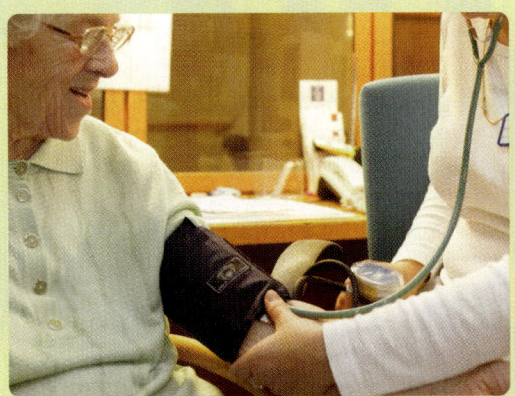

Bei Frau Körber, einer Bewohnerin, ist ein Bluthochdruck bekannt. Deshalb wird bei ihr täglich der Blutdruck gemessen. Heute ist das Ihre Aufgabe, denn Sie haben den Vorgang bereits im Unterricht erlernt.

Sie legen die Manschette vorschriftsmäßig an und versuchen sie aufzupumpen. Allerdings entweicht die Luft, die Manschette lässt sich nicht aufpumpen. Sie haben ein **Problem**.

Nun gehen Sie in Gedanken durch, was Sie im Unterricht zur Ermittlung des Blutdrucks gelernt haben. Das ist Ihre **Ressource**. Ihr **Ziel** ist es, den Fehler zu finden, um zu einem Ergebnis zu kommen. Sie überprüfen, ob das Ventil richtig geschlossen ist, und stellen fest, dass dies nicht der Fall ist. Sie drehen es zu.

Sie führen somit eine **Maßnahme** durch. Nun versuchen Sie es noch einmal und die Manschette füllt sich. Sie haben Ihr **Ziel** erreicht.

2.1 Der Pflegeprozess als Hilfsmittel

Die Vorstellung, Pflege als einen Prozess zu betrachten, entstand in den 1950er Jahren in den USA. Es wurden Fragen diskutiert wie:
Was ist Pflege? Was macht Pflege aus? Welche Rolle spielt die Pflegekraft? Wie können körperliche, seelische und soziale Probleme eines Menschen erkannt und bewältigt werden? Wie kann man die wissenschaftliche Betrachtungsweise in der Pflege hervorheben? Wie kann die Pflege als unabhängige Profession rechtlich verankert werden? 1967 wurde in den USA das erste Buch zum Pflegeprozess veröffentlicht.
In Deutschland begann die Auseinandersetzung mit dem Pflegeprozess ab den 1970er Jahren (▶ s. Lernfeld 1.1, Kap. 2.1). 1981 wurde das erste Buch im deutschsprachigen Raum von Fiechter und Meier veröffentlicht: „Pflegeplanung – eine Anleitung für die Praxis".

Seit dem Krankenpflegegesetz von 1985 ist die „sach-, fachkundige, umfassende, geplante Pflege des Patienten" Teil der Ausbildung.

Im **Altenpflegegesetz** von 2000 wird im §3 der Ausbildung in der Altenpflege die Vermittlung der Kenntnisse, Fähigkeiten und Fertigkeiten der „sach- und fachkundigen, den allgemein anerkannten pflegewissenschaftlichen, insbesondere den medizinisch-pflegerischen Erkenntnissen entsprechende, umfassende und geplante Pflege" gefordert. Der Pflegeprozess ist damit zum selbstverständlichen Bestandteil der Qualitätssicherung in der Pflege geworden.

Die eingangs beschriebene alltägliche Situation zeigt, wie ein Problem durch die Abfolge durchdachter Schritte bewältigt wird, also durch eine systematische, zielgerichtete und problemlösende Arbeitsweise – **einen Problemlösungsprozess**.

Auch Pflegebehandlungen orientieren sich an einem Problemlösungsprozess. Sie werden aber an Menschen (nicht an Dingen) verrichtet, für die die Beziehung eine wichtige Rolle spielt.

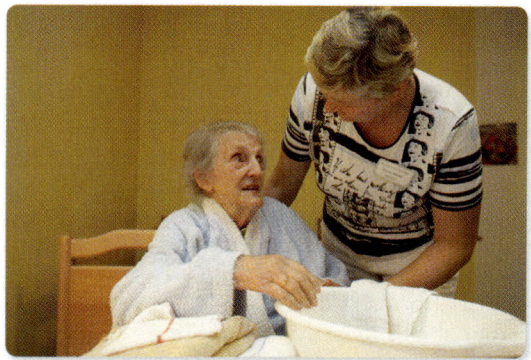

Abb. 1 Der Beziehungsprozess im Pflegeprozess

Der **Problemlösungsprozess** wird durch den **Beziehungsprozess** zum umfassenden Pflegeprozess.

Der Pflegeprozess bildet den Rahmen für
- eine Vorgehensweise in der Pflege, die sich an den Bedürfnissen des Betroffenen orientiert.
- Planung und Durchführung von Pflegehandlungen, die durchdacht sind, sich auf Fachwissen stützen und somit die Pflegequalität sichern.

- die Zusammenarbeit mit allen Beteiligten.
- die Dokumentation der Pflegeleistung.

Das Prozessmodell ist also ein abstraktes Hilfsmittel, um die Pflege zu strukturieren. Es bringt viele Vorteile. Der Pflegebedürftige und sein Angehöriger erleben Verständnis und Interesse an ihrer Person, eine Einbeziehung in die Pflege und eine gelebte Beziehungsgestaltung. Für das Pflegepersonal wird durch den Pflegeprozess die Beziehung zum Betroffenen aktiv gestaltet, die eigene Arbeit deutlich dargestellt, die Auseinandersetzung mit dem Berufsfeld Pflege gefördert, eine Arbeitssystematik und ein Kommunikationsmittel genutzt. Der Pflegeprozess unterstützt den Austausch und die Zusammenarbeit mit anderen Berufsgruppen, hilft in Verlegungssituationen bei der Weiterversorgung und dient als Nachweis im Rahmen der Feststellung von Pflegebedürftigkeit. Der Pflegeprozess sollte als Hilfsmittel zur Pflege und Pflegedokumentation genutzt werden, der allgemeinen Orientierung und Strukturierung dienen und kreativ gestaltet werden.

2.2 Der Regelkreis des Pflegeprozesses

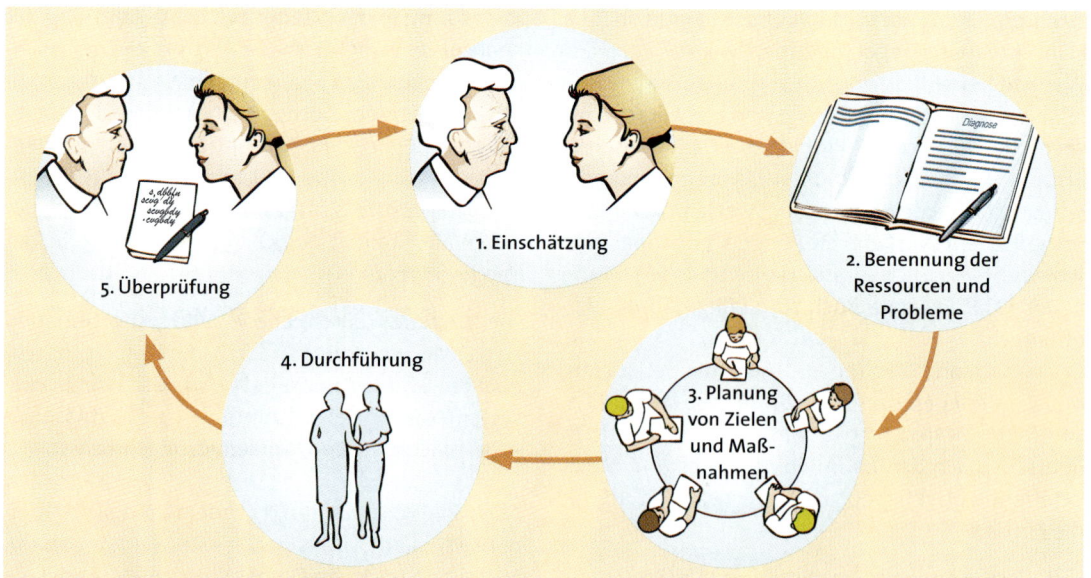

Abb. 2 Der Regelkreis des Pflegeprozesses. Andere Autoren teilen den gleichen Regelkreis des Pflegeprozesses in vier (Weltgesundheitsorganisation) oder sechs (Fiechter und Meier) Schritte ein

Der Pflegeprozess besteht aus **fünf Schritten**. Er wird als fortlaufender Prozess gesehen. Die Schritte im Prozess stehen miteinander in Verbindung und beziehen sich aufeinander. So zieht eine Veränderung in einem Schritt Veränderungen in den anderen Schritten nach sich. Wenn z.B. neue Informationen vorliegen, müssen eventuell Maßnahmen oder Ziele an die neue Situation angepasst werden.

2.2.1 Einschätzung (Assessment)

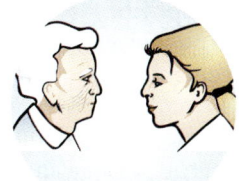

In der Einschätzungsphase werden Informationen systematisch durch Befragen und Beobachten zu den Fähigkeiten und Einschränkungen eines Betroffenen sowie zum Pflegebedarf zusammengetragen, auf ihre Bedeutung für die Pflegesituation geprüft und geordnet. Die Pflegesituation wird eingeschätzt. Dieser **erste Schritt** wird auch **Assessment** genannt.

Die Informationen sind die Grundlage für den weiteren Verlauf des Pflegeprozesses.

Nachdem die Grunddaten im **Stammblatt** (▶ s. **Kap. 3**) zusammengetragen worden sind, werden Informationen über
- den Gesundheitszustand,
- die soziale Situation und die Lebensgeschichte,
- die seelische Situation und die geistigen Fähigkeiten

Informationen einholen	Beispiel
● Beschreibung der aktuellen Situation	Frau A., eine ambulant betreute Patientin, ist untergewichtig, sie wiegt 45 kg bei einer Körpergröße von 1, 65 cm (BMI 16,53).
● Gibt es einen körperlichen oder geistigen Grund für die Einschränkung?	Frau A. sagt, dass sie keinen Appetit habe. Dabei wirkt sie sehr traurig. Körperliche Erkrankungen liegen laut Arzt nicht vor.
● Welche Erfahrungen hat der Betroffene, um mit Einschränkungen umgehen zu können?	Frau A. sagt, als der Ehemann noch gelebt habe und sie zusammen gegessen hätten, hätte sie nie einen Appetitmangel verspürt.
● Welche Möglichkeiten hat der Betroffene an den Einschränkungen etwas zu ändern oder mit den Einschränkungen zu leben?	Frau A. kann sich vorstellen, dass sie in Gesellschaft wieder mehr Appetit bekommt.
● Welche und wie viel Hilfe ist notwendig?	Mit Frau A. eine Möglichkeit finden, in Gesellschaft die Mahlzeiten einnehmen zu können, z.B. Teilnahme am Mittagstisch im nahe gelegenen Seniorenzentrum.
● Welche Wünsche und Bedürfnisse hat der Betroffene?	Frau A. ist erfreut über die Möglichkeit, sie fühlt sich nur etwas unsicher und wünscht sich, dass sie das erste Mal nicht alleine in das Seniorenzentrum gehen muss.
● Welche Gewohnheiten und Vorlieben liegen vor?	Frau A. hofft, dass ihr das Essen zusagt. Sie isst gerne viel Gemüse und nicht so gerne Fleisch.

Tab. 1 Fragestellungen zur Informationssammlung

mit ihren Auswirkungen auf die Alltagsfähigkeiten erhoben. Neben diesen Informationen ist es wichtig zu wissen, wie der Betroffene seine Situation erlebt, was seine Bedürfnisse sind und welche Erwartungen er hat.

Diese Sammlung der Informationen wird auch Pflegeanamnese (Anamnese, gr.-lat. Erinnerung) genannt.

Die Informationen erhält man hauptsächlich in Gesprächen mit dem Pflegebedürftigen. Andere Informationsquellen sind Angehörige, pflegende Mitarbeiter und schriftliche Befunde, z. B. ein Überleitungsbogen. Beobachtungen über die Sinneswahrnehmung, z. B. Geruch nach mangelnder Körperpflege, oder über Messungen, z. B. Gewichtskontrolle, ergänzen die Informationssammlung.

> **Beispiel**
>
> Sie machen die Beobachtung, dass Frau Schuster vor einem vollen Glas Wasser sitzt und nicht trinkt. Sie fragen Frau Schuster, warum sie nicht trinke und sie antwortet: „Ich habe keinen Durst."

Die Informationen werden daraufhin geprüft, inwieweit sie für die Pflege von Bedeutung sind.

Damit die pflegerische Einschätzung systematisch und strukturiert ist, gibt es unterschiedliche Erhebungsbögen und Einschätzungsinstrumente (s. Seite 100). Welcher Bogen die Grundlage der Erhebung bildet, richtet sich nach der pflegerischen Ausrichtung der Einrichtung und dem vorhandenen Dokumentationssystem (▶ s. Kap. 3). Die Informationen werden in das vorgegebene System eingeordnet. Es müssen nicht sofort alle Informationen eingeholt werden. Es ist aber wichtig zu wissen, welche Informationen zuerst benötigt werden und welche man sich später geben lassen kann.

> **Beispiel**
>
> In der Aufnahmesituation ist es von Bedeutung zu wissen, ob der Patient mit dem Schlaganfall schlucken kann, und nicht, welche Hobbys er hat.

Eine umfassende Einschätzung ist ein Prozess, der nicht mit einem Gespräch abgeschlossen wird. Sie benötigt viel Zeit, mehrere Gespräche und die Bereitschaft und die Fähigkeit des Betroffenen zu reden.
Im Verlauf des Pflegeprozesses erfährt man immer wieder Neues über den Betroffenen, die Informationssammlung hört somit nie auf und wird fortlaufend ergänzt.

Einschätzungsgespräch
Das Einschätzungsgespräch dient der Informationseinholung, Kontaktaufnahme und Beziehungsgestaltung. Das Gespräch soll individuell den Fähigkeiten und Einschränkungen des Betroffenen angepasst sein, nicht zu lange dauern (höchstens 20 Min.) und in ungestörter Atmosphäre stattfinden.
Der Verlauf des Gesprächs wird in drei Phasen eingeteilt:
Einleitung, Arbeitsphase und Abschluss.

In der **Einleitungsphase** stellt man sich vor, erklärt den Grund, den Inhalt und die Dauer des Gesprächs. Zu Beginn versucht man die Atmosphäre zu gestalten, z. B. indem man über das Wetter redet oder über ein aktuelles Ereignis.

In der **Arbeitsphase** werden die Informationen erhoben. Hier eignen sich offene Fragen (▶ s. Lernfeld 1.4, Kap. 1.2.5), die es dem Betroffenen ermöglichen, zu erzählen.

> **Beispiel**
>
> „Was können Sie?"
> „Was hilft Ihnen?"
> „Was ist besonders schlimm?"
> „Wo brauchen Sie Hilfe?"
> „Haben Sie Wünsche?"
> „Wie sind Ihre Schlafgewohnheiten?"
> „Wie sind Ihre Körperpflegegewohnheiten?"
> „Wie sah bisher Ihr Tagesablauf aus?"
> „Machen Sie irgendetwas besonders gerne?"
> „Was erwarten Sie von uns?"
> „Was können wir für Sie tun?"

Einschätzung

Name: Schuster, Elfriede   **Geb. Datum:** 19.6.19..

Datum: 23.2.20..

Kommunizieren können • wirkt verwirrt, kann nur wenige Fragen im Einschätzungsgespräch beantworten	**Ruhen, schlafen und sich entspannen können** • wirkt schwach und müde
Sich bewegen können • zeigt keine funktionellen Einschränkungen • zeigt einen reduzierten Allgemeinzustand	**Sich beschäftigen lernen und entwickeln können** • zzt. keine Information möglich • laut Betreuerin gibt es in der Wohnung von Fr. S. viele selbstgebastelte Stofftiere
Vitale Funktionen aufrecht erhalten können • hat einen hohen Puls	**Sich als Mann oder Frau fühlen und verhalten können** • zzt. keine Information möglich
Essen und trinken können • ist exsikkiert, nach Abheben der Haut bleiben Falten stehen • trinkt nach Aufforderung • wiegt 49,5 kg bei einer Größe von 163 cm (BMI: 18,63) • isst nach Aufforderung • besitzt kein Gebiss	**Für eine sichernde und fördernde Umgebung sorgen können** • laut Betreuerin ist Fr. S. nicht mehr in der Lage, für sich zu sorgen • hat Einschränkungen in der Orientierung
Ausscheiden können • hat einen scharf riechenden, dunklen Urin	**Soziale Beziehungen und Bereiche sichern können** • Nachbarn haben das Gesundheitsamt informiert • Betreuerin berichtet: • hat sonst keine Kontakte zu den Nachbarn • lebt seit ca. 30 Jahren in ihrer Wohnung • war nie verheiratet, hat keine Kinder
Sich pflegen können • wirkt schlecht gepflegt • riecht etwas nach Urin • Haare und Nägel sind ungepflegt • die Lippen sind rissig • die Haut ist trocken	**Mit existenziellen Erfahrungen des Lebens umgehen können** • zzt. keine Information möglich
Sich kleiden können • die Kleidung wirkt ungepflegt	

Tab. 1 Beispiel einer ersten Einschätzung mithilfe einer Checkliste nach den AEDL von Krohwinkel

Ist es notwendig, genaue Informationen zu erhalten, werden geschlossene Fragen gestellt (▶ s. Lernfeld 1.4, Kap. 1.2.5).

Beispiel

„Haben Sie Schmerzen?" „Können Sie schlafen?" „Möchten Sie das Mittagsessen im Speisesaal einnehmen?" Sind Sie mit dem Zimmer einverstanden?"

Durch aktives Zuhören (▶ **s. Lernfeld 1.4, Kap. 1.2.3**) kann die Pflegefachkraft herausfinden, ob sie das Gesagte richtig verstanden hat. Die Gefühle des Betroffenen werden akzeptiert. Die Pflegefachkraft bewertet Äußerungen des Betroffenen nicht.

Der Betroffene wählt selbst aus, welche Fragen er beantworten möchte. Nicht alle Fragen müssen beantwortet werden.

Die Fragen können der Reihe nach gestellt werden, z.B. nach den Lebensaktivitäten oder man lässt den Betroffenen reden und füllt den Erfassungsbogen so aus, wie die Fragen beantwortet werden.

In der **Abschlussphase** werden die wichtigsten Probleme zusammengefasst und der Betroffene kann noch Informationen ergänzen, die für ihn wichtig sind. Außerdem hat er noch die Möglichkeit, Fragen zu stellen.

Ist ein Pflegebedürftiger nicht in der Lage, Informationen zu geben, sind die Angehörigen wichtige Informationsträger. Sie kennen Fähigkeiten und Einschränkungen, Vorlieben und Interessen, die Lebensgeschichte.

Resident Assessment Instrument (RAI)

Das RAI ist ein Instrument zur Einschätzung des Pflegebedarfs von Bewohnern in der Langzeitpflege und in der geriatrischen Rehabilitation.
Es wurde in den USA entwickelt und ist dort seit 1990 eingeführt. In Deutschland gibt es erste Erfahrungen. RAI erfasst die typischen Probleme, Bedürfnisse und Fähigkeiten von hilfe- und pflegebedürftigen alten Menschen und ermöglicht somit eine umfassende Einschätzung der Pflegesituation. Aus den Erkenntnissen werden die notwendigen Pflegemaßnahmen ermittelt. Somit ist die RAI-Einschätzung die Basis für eine gezielte Planung und eine Überprüfung der Wirksamkeit von Maßnahmen im Pflegeprozess.

In dem Verfahren wird genau festgelegt, welche Informationen gewonnen werden und wie dies geschieht. Das Verfahren ist somit standardisiert und ermöglicht Vergleiche mit anderen pflegebedürftigen Menschen und Einrichtungen.

Elemente des RAI:
● standardisierter Beurteilungsbogen, genannt MDS (Minimum Data Set)
● Abklärungshilfen zu Problembereichen, genannt RAP (Resident Assessment Protocol)
● Alarmsystem, welches auf typische pflegerische Problembereiche hinweist

Der **Beurteilungsbogen MDS** wird durch eine Pflegefachkraft spätestens 14 Tage nach der Aufnahme des Bewohners ausgefüllt. Der Bogen erfasst folgende Bereiche:

A: Angaben zur Person
B: Kognitive Fähigkeiten
C: Kommunikative Fähigkeiten /Hören
D: Sehfähigkeit
E: Stimmungslage und Verhalten
F: Psychosoziales Wohlbefinden
G: Körperliche Funktionsfähigkeit/ADL
H: Kontinenz in den letzten 14 Tagen
I: Krankheitsdiagnosen
J: Gesundheitszustand
K: Ernährungsstatus
L: Mund-/Zahnstatus
M: Zustand der Haut
N: Beschäftigungsmuster
O: Medikation
P: Spezielle Behandlungen
Q: Entlassungspotenzial
R: Assessmentinformationen

Diese Bereiche werden wiederum in Unterkategorien eingeteilt. Z. B. hat der Bereich C folgende Unterkategorien: Hören, Kommunikationshilfen und -techniken, Ausdrucksweise, sich verständlich machen usw.

Die Abklärungshilfen umfassen die häufigsten Problembereiche in der Versorgung pflegebedürftiger alter Menschen.

> Akute Verwirrtheit / Delir, kognitive Beeinträchtigung / Demenz, Sehfähigkeit, kommunikative Fähigkeiten, Stürze, Rehabilitationspotenzial (ADL), Sonden, Urininkontinenz / Dauerkatheter, Verhalten, Psychosoziales Wohlbefinden, Stimmungslage, Aktivitäten und Beschäftigung, Ernährungszustand, Dehydration / Flüssigkeitsbilanz, Mund- und Zahnpflege, Druckgeschwüre / Dekubitus, Psychopharmaka, freiheitsberaubende Maßnahmen.

Um den Verlauf des Pflegeprozesses zu bewerten, wird die RAI-Einschätzung alle drei bis sechs Monate wiederholt.

2.2.2 Benennung der Ressourcen und Probleme (Diagnose)

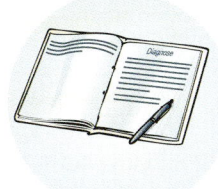

Im **zweiten Schritt** des Pflegeprozesses werden aus den gesammelten – auf ihre Bedeutung hin geprüften und strukturierten – Informationen die Ressourcen und Probleme benannt, nach Dringlichkeit geordnet und dokumentiert.
Dieser Schritt wird auch **Diagnose** genannt.

Ressourcen
Ressourcen sind Fähigkeiten, die der Betroffene und / oder seine Umgebung haben, um Probleme zu lösen, zu verringern oder um zu lernen, mit Problemen umzugehen.

Zur Erfassung versucht man herauszufinden,
- was der Pflegebedürftige noch alles kann,
- was er bislang gemacht hat, um ein Problem zu lösen,
- welche Möglichkeiten er kennt, um sein Problem zu lösen,
- welche Bereitschaft er hat, etwas zu verändern,
- welche Möglichkeiten sein Umfeld hat, um das Problem zu lösen.

> **Beispiel**
>
> Problem: Aufgrund einer Beckenbodenschwäche hat Frau H. Schwierigkeiten, ihren Urin zu halten.
> Ressource: Frau H. geht zweistündlich zur Toilette und verhindert somit das Einnässen.

Oft ist es aus Krankheitsgründen nicht möglich, den Betroffenen nach seinen Fähigkeiten zu fragen. Hier kann Beobachtung weiterhelfen.

> **Beispiel**
>
> Problem: Frau J. ist desorientiert und findet ihr Zimmer im Wohnheim nicht.
> Ressource: Frau J. erkennt Bilder und Gegenstände aus ihrer ehemaligen Wohnung.

Ressourcen beziehen sich auf das **Können** des Pflegebedürftigen, z.B.: Frau B. kann das Gesicht und die gelähmte Oberkörperpartie selbstständig waschen.

Ressourcen beziehen sich auf das **Wissen** des Betroffenen, z.B.: Frau W. weiß, dass Beweglichkeit und Koordination zur Vorbeugung vor Stürzen trainiert werden sollen.

Ressourcen können auch die **Bereitschaft** des Betroffenen ausdrücken, etwas an seiner Lage ändern zu wollen, z.B.: Frau H. hätte gerne eine Anleitung zum Beckenbodentraining.

Auch das Umfeld kann eine Ressource sein.

> **Beispiel**
>
> Problem: Frau S. hat durch Gelenkbeschwerden Schwierigkeiten, in die Badewanne zu steigen und wieder herauszukommen.
> Ressource: Die Tochter kommt zweimal die Woche und hilft ihr.

Durch die Berücksichtigung der Ressourcen wird der Betroffene aktiv am Pflegeprozess beteiligt. Die Selbstständigkeit wird gefördert und somit das Selbstwertgefühl gesteigert.

Beispiel

Problem: Aufgrund eines mangelnden Durstgefühls vergisst Frau Schuster zu trinken. Es besteht die Gefahr der Austrocknung.
Ressource: Frau Schuster trinkt, wenn ihr eine Getränk angeboten wird.

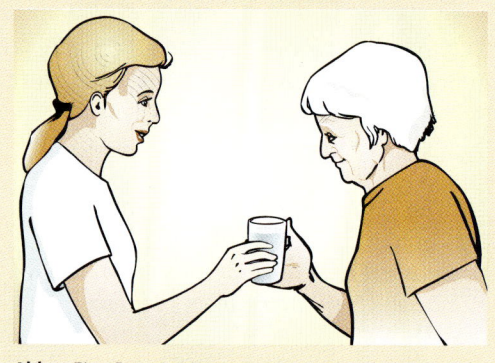

Abb. 1 Eine Ressource

Probleme

Ein Problem besteht bei einer Beeinträchtigung der selbstständigen Durchführung der Lebensaktivitäten, die den Betroffenen einschränkt und die er nicht alleine ausgleichen kann. Das Pflegepersonal muss aktiv werden und durch eine Maßnahme das Problem beeinflussen. Z.B. kann sich ein Halbseitengelähmter nur teilweise selbstständig waschen.

Einschränkungen, die der Betroffene alleine ausgleichen kann, werden nicht als Problem benannt. Z.B. hat eine Gehbehinderte den Alltag so organisiert, dass sie mit der Behinderung zurechtkommt.

Eine einzelne Einschränkung eines Betroffenen wirkt sich auf unterschiedliche Lebensaktivitäten aus. Z.B. treten aufgrund einer Halbseitenlähmung auch Probleme bei der Nahrungsaufnahme und der Beschäftigung auf.

Oft ergeben sich Probleme durch die **unterschiedliche Sichtweise**, die Betroffene und Pflegepersonen haben. So kann es vorkommen, dass es für eine Pflegerin ein Problem ist, dass sich ein Bewohner nur einmal in der Woche badet und sich sonst nur wenig wäscht. Für den Bewohner ist dies aber schon sein Leben lang ausreichend gewesen. In diesem Fall können die folgenden Fragen gestellt werden:

„Gibt es durch dieses Problem soziale Folgen? Riecht der Bewohner so stark, dass niemand mit ihm Kontakt haben möchte? Gibt es eine medizinische Indikation, dass der Bewohner sich öfter waschen muss, z.B. eine Hauterkrankung? Hat der Bewohner Gedächtnisschwierigkeiten und „vergisst" sich zu waschen? Hat der Bewohner psychische Schwierigkeiten und keinen Antrieb sich zu waschen?"

Wenn diese Fragen alle mit „Nein" beantwortet werden können, liegt das Problem alleine bei der Pflegerin und wird nicht als Problem in den Pflegeprozess aufgenommen.

Ältere Menschen haben oft eine Vielzahl von Einschränkungen. Es ist nicht möglich, jedes Problem zu lösen. Deshalb sollten mit dem Betroffenen Schwerpunkte gesetzt und die Probleme ausgewählt werden, die zu bewältigen sind. So werden die Grenzen von Betroffenen und Institutionen nicht überschritten. Die Probleme ordnet man nach Dringlichkeit, wobei lebensbedrohliche Probleme an erster Stelle stehen.

Unterschiedliche Probleme

Aktuelle Probleme sind solche, die gegenwärtig Schwierigkeiten machen und gelöst werden müssen, z.B. wenn aufgrund einer Verwirrtheit der Harndrang nicht wahrgenommen wird.

Potenzielle Probleme können sich entwickeln, besonders wenn bereits eine Gefährdung durch andere Einschränkungen, ein Risiko, besteht. Z.B. ist bei Gelähmten die Gefahr eines Druckgeschwürs groß.

Hypothetische Probleme werden vermutet, es besteht der Verdacht eines Problems, zu dem noch

Informationen fehlen. Z.B. könnten Schwankungen des Blutzuckerwertes auf die Nichteinhaltung der Diabetesdiät hinweisen.

Formulierung von Problemen

Probleme sollten **kurz** und **genau** formuliert werden. Z.B.: Herr F. kann aufgrund einer Arthrose im Knie nur noch mit Schmerzen die Treppe steigen. Eine ungenaue Formulierung ist: Herr F. ist gehbehindert. Hier weiß man nicht, was der Betroffene noch kann und wo er Hilfe benötigt.

Wenn es möglich ist, sollte auch noch der **Grund** des Problems angegeben werden. Z.B.: Aufgrund einer Beckenbodenschwäche hat Fr. H. Schwierigkeiten, ihren Urin zu halten.

Für die Pflege ist es notwendig darzustellen, welche Auswirkungen die Krankheit auf den Alltag des Betroffenen hat, und seine dadurch bedingten Einschränkungen zu beschreiben.

> **Merke**
>
> Eine medizinische Diagnose ist keine Problembeschreibung.

Die Problemformulierung sollte so eindeutig und verständlich sein, dass jeder sie nachvollziehen kann.

> **Beispiel**
>
> Problem: Aufgrund eines mangelnden Durstgefühls vergisst Frau Schuster zu trinken. Es besteht die Gefahr der Austrocknung.
>
>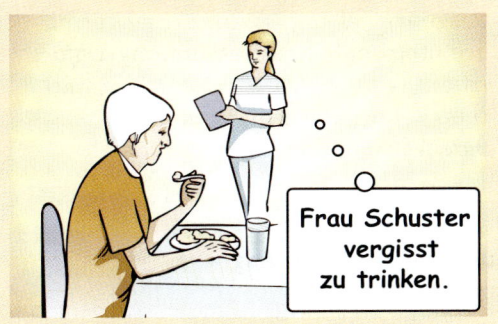
>
> **Frau Schuster vergisst zu trinken.**

Abb. 1 Ein Pflegeproblem

Um zu überprüfen, ob die Probleme und Ressourcen vollständig beschrieben wurden, hilft es, sich vier Fragen zu stellen, die die Elemente des **PESR-Formats** bilden. Das PESR-Format ist ein Schema zur Pflegeproblem- und Ressourcenerkennung im Rahmen des Pflegeprozesses. Es orientiert sich an dem PES-Format der Pflegediagnosen (siehe nächste Seite), bezieht aber auch die Ressourcen mit ein.

> - **P** – Problem
> - **E** – Einflussfaktoren / Ursachen
> - **S** – Symptome
> - **R** – Ressource

Welches **P**roblem hat der Pflegebedürftige? Was hat er?
Z.B. Gefahr eines Flüssigkeitsdefizits.

Welche **E**influssfaktoren oder Ursachen hat das Problem? Welchen Grund hat das Problem?
Z.B. Fehlendes Durstgefühl.

Welche **S**ymptome hat es? Wie zeigt es sich? Welche Beobachtungen können gemacht werden? Wie äußert sich der Betroffene?
Z.B. Reduzierte Flüssigkeitsaufnahme.

Welche Fähigkeiten hat der Pflegebedürftige? Welche Möglichkeiten hat seine Umgebung? Wie sind seine **R**essourcen?
Z.B. Trinkt nach Erinnerung.

2.2.3 Pflegediagnosen

Anstelle von frei formulierten Problemen werden im zweiten Schritt des Pflegeprozesses immer häufiger Pflegediagnosen verwendet.

Pflegediagnosen beschreiben

- die Reaktion einer Person auf Gesundheitsprobleme oder Lebensprozesse,
- die Folgen der Probleme auf die Durchführung der Lebensaktivitäten,
- den daraus resultierenden Pflegebedarf.

Pflegediagnosen bilden die Grundlage für die Auswahl der Pflegemaßnahmen.

Die verbindliche Beschreibung eines Pflegeproblems in Form einer Pflegediagnose ermöglicht eine einheitliche Sprache. Unterschiedliche Pflegefachkräfte bezeichnen mit einer Pflegediagnose die gleichen Probleme eines Pflegebedürftigen, die Pflege wird einheitlich durchgeführt. Die Qualität der Kommunikation zwischen Pflegenden, z.B. bei einer Verlegung in eine andere Einrichtung, wird gefördert und durch die gemeinsame Sprache erleichtert.

Die Pflegediagnosen der NANDA

Um ein einheitliches Kommunikations- und Dokumentationssystem für die Pflege zu schaffen, wurde 1973 die NANDA (North American Nursing Diagnosis Association – Nordamerikanische Pflegediagnosen Vereinigung) gegründet. Das Pflegediagnosensystem der NANDA ist weltweit am meisten verbreitet. Zurzeit liegen 172 Diagnosen vor.

Die Pflegediagnosen werden von der NANDA in ein Klassifikationssystem (Taxonomie) eingeordnet, das sich nach menschlichen Reaktionsmustern ausrichtet:

Gesundheitsförderung
Ernährung
Ausscheidung
Aktivität / Ruhe
Perzeption / Kognition
Selbstwahrnehmung
Rolle / Beziehungen
Sexualität
Coping (engl. to cope, fertig werden mit) /
    Stresstoleranz
Lebensprinzipien
Sicherheit / Schutz
Wohlbehagen
Wachstum / Entwicklung

Dies erleichtert das Auffinden der Diagnosen. In der deutschsprachigen Literatur gibt es andere Ordnungsmuster, z.B. nach den Aktivitäten und existenziellen Erfahrungen des Lebens (AEDL) nach Krohwinkel (▶ s. Lernfeld 1.1, Kapitel 3).

AEDL Ausscheiden können:

Obstipation
Obstipationsgefahr
Subjektive Obstipation
Diarrhoe
Stuhlinkontinenz
Beeinträchtigte Urinausscheidung
Stressurininkontinenz
Reflexurininkontinenz
Drangurininkontinenz
Drangurininkontinenzgefahr
Funktionelle Urininkontinenz
Harnverhalt (akut / chronisch)
Selbstversorgungsdefizit: Toilettenbenutzung

Abb. 1 Pflegediagnosen im Bereich der AEDL „Ausscheiden können"

Unterschied zur medizinischen Diagnose

Pflege und Medizin sind miteinander verkettet und beeinflussen sich gegenseitig. Medizinische Diagnosen beschreiben die Gesundheitsprobleme und Krankheiten, derentwegen jemand medizinische Behandlung braucht. Pflegediagnosen beschreiben, wie die Personen auf die Gesundheitsprobleme reagieren, wie sie mit ihnen zurechtkommen, welche Einschränkungen dadurch im Alltag auftreten und weshalb jemand Pflege braucht.

Beispiel

Medizinische Diagnose: Kniegelenksarthrose
Mögliche Pflegediagnosen: beeinträchtigte körperliche Mobilität *(Einschränkung der unabhängigen, zielgerichteten physischen Bewegung des Körpers / der Extremitäten);* beeinträchtigte Haushaltsführung *(Unfähigkeit, selbstständig für eine sichere, wachstums- / entwicklungsfördernde und unmittelbare Wohnungsumgebung zu sorgen)*

Aufbau einer Pflegediagnose

Der Aufbau einer Pflegediagnose nach dem so genannten **PES-Format** bei beeinträchtigter Mobilität sieht z.B. so aus:

● **P = Problem**
Was hat der Bewohner? Eine Einschränkung der unabhängigen, zielgerichteten physischen Bewegung des Körpers oder einer oder mehrerer Extremitäten.

● **E = Entstehungsbedingungen**
Warum hat der Bewohner das Problem? Verschleiß des rechten Kniegelenks.

● **S = Symptome oder Merkmale**
Wie äußert sich das Problem? Der Bewohner kann nur mit Schmerzen im rechten Knie die Treppen steigen.

Unterschiedliche Pflegediagnosen

Aktuelle Pflegediagnosen erfüllen die drei Teile des PES-Formats.

Risiko-Pflegediagnosen setzen sich aus dem Problem und den Entstehungsbedingungen oder Risikofaktoren zusammen. Sie zeigen eine Gefährdung auf, die durch andere Einschränkungen besteht.

> **Beispiel**
>
> Problem: Gefahr einer Schädigung der Haut
> Entstehungsbedingungen / Risikofaktoren:
> Bettlägerigkeit, Untergewicht, körperliche Immobilität

Verdachts-Pflegediagnosen setzen sich aus dem Verdachtsproblem und den Entstehungsbedingungen, die vermuten lassen, dass ein Problem besteht, zusammen.

> **Beispiel**
>
> Problem: eine zeitlich begrenzte Unterbrechung / Störung des Schlafs, der Schlafquantität und -qualität
> Vermutliche Entstehungsbedingungen: häufige kurze Schlafphasen tagsüber, verfrühte Schlafphasen

Erstellen einer Pflegediagnose

In der Einschätzungsphase des Pflegeprozesses werden Informationen gesammelt und ausgewer-
tet und in das vorhandene System eingeordnet. Aus den NANDA-Pflegediagnosen wird dann eine zu der Einschätzung passende mögliche Diagnose ausgewählt. Dazu müssen Problem, Entstehungsbedingungen und Symptome / Merkmale mit den vorhandenen Informationen übereinstimmen. Falls noch Informationen fehlen, werden offene Fragen durch Befragen, Beobachten oder Einschätzen geklärt. Die entgültige Diagnosenliste wird erstellt.

> **Pflegediagnose: Überernährung**
>
> **Definition:** eine Nahrungsaufnahme, die den Körperbedarf übersteigt
> **Mögliche Entstehungsbedingungen:** übermäßige Zufuhr im Verhältnis zum Stoffwechselbedarf
> **Merkmale:** Körpergewicht 20 % über dem Idealgewicht in Bezug auf Körpergröße und Körperbau, beobachtetes gestörtes Essverhalten …

Abb. 1 Auszug aus einer NANDA-Pflegediagnose

In einigen Diagnose-Handbüchern werden zu den Diagnosen entsprechende Maßnahmen und Ziele angegeben. Ist die Diagnose zutreffend, kann unter den angebotenen Pflegezielen und Pflegemaßnahmen die passenden für den Betroffenen ausgewählt werden.

> **Ziele:** äußert eine realistische Selbstwahrnehmung, zeigt Veränderungen bezüglich des Essverhaltens …
> **Maßnahmen:** ermitteln, welchen Stellenwert das Essen für den Betroffenen hat, notieren, welche Nahrungsmittel eingenommen wurden, Festlegen des Programms zur Gewichtsreduktion, Förderung des Wohlbefindens durch Beratung …

Abb. 2 Auszug aus „Pflegediagnosen und Maßnahmen" von M.E. Doenges

Die Diagnosephase im Pflegeprozess ist damit beendet. In der Durchführungsphase (▶ s. Kap. 2.2.6) werden die Diagnosen laufend auf ihre Aktualität überprüft, um auf Veränderungen reagieren zu können.

2.2.4 Planung von Zielen und Maßnahmen

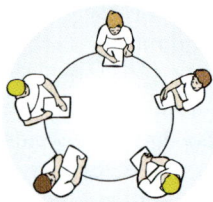

Im **dritten Schritt** des Pflegeprozesses werden die Ziele benannt, welche erreicht werden sollen, und geeignete pflegerische Maßnahmen nach dem aktuellen Wissensstand ausgewählt.

Ziele

Ein Ziel ist ein angestrebter Zustand oder die Verhaltensweise eines Betroffenen, welche durch Pflegehandlungen erlangt werden kann.

Welches Ziel erreicht werden soll, wird mit allen Beteiligten besprochen. Ziele müssen nicht immer bedeuten, dass der Betroffener etwas Neues erlernt oder in seiner Selbstständigkeit ein Stück weiterkommt.

Gerade in der Altenpflege kann es Ziel sein, dass Fähigkeiten erhalten bleiben und nicht weiter abnehmen oder dass trotz eingeschränkter Fähigkeiten ein lebenswertes Leben möglich ist.

Unterschiedliche Ziele

Nahziele beschreiben kleine Schritte, die für den Betroffenen erreichbar sind und vermitteln dadurch Erfolgserlebnisse. Bewältigte Nahziele sind der Grundstein für das nächste Nahziel.

Fernziele sind die großen Schritte, die in längerer zeitlicher Entfernung erreicht werden können, wie etwa in der Rehabilitation.

> **Beispiel**
>
> Problem: Herr W. ist vor einem Monat ins Wohnheim eingezogen. Er ist sehr kontaktarm und isoliert.
> Ressource: Herr W. hat angegeben, dass er gerne Skat spielt.

> Fernziel: Herr W. kommt aus seiner Isolation heraus, hat Kontakte zu den Mitbewohnern und nimmt am gesellschaftlichen Leben des Hauses teil.
>
> Nahziel 1: Herr W. nimmt seine Mahlzeiten im Speisesaal ein.
> Nahziel 2: Herr W. hat Kontakt zu seinen Tischnachbarn.
> Nahziel 3: Herr W. begleitet seinen Tischnachbarn zur abendlichen Skatrunde.
> Nahziel 4: Herr W. nimmt in einem Monat an der Skatrunde teil.

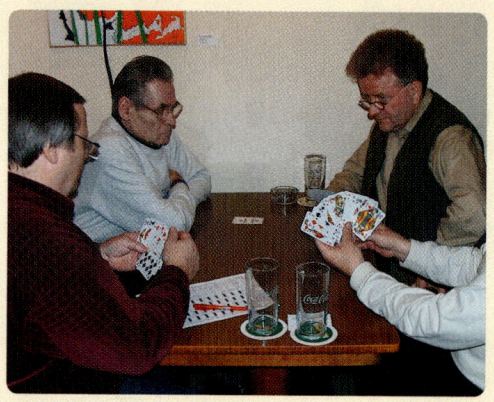

Abb. 1 Nahziel

Erhaltungsziele orientieren sich am aktuellen Zustand des Betroffenen, der so lange wie möglich aufrechterhalten bleiben soll.

Ziele können sich auf **unterschiedliche Bereiche** beziehen. Die Zielbeschreibung „intakte Haut" bezieht sich auf einen **Zustand**.

Eine Formulierung, die auf die **Fertigkeiten** des Betroffenen zielt, wäre: „Kann den Blutzuckerwert selbstständig bestimmen".

Die Zielbeschreibung „Kennt die Wirkung seiner Medikamente" sagt aus, welches **Wissen** der Betroffene erwerben soll, um mit seiner Krankheit umgehen zu können.

Das Pflegeziel „Akzeptiert die Einschränkungen durch seine Halbseitenlähmung" bezieht sich auf das **Verhalten** und die Entwicklung eines Pflegebedürftigen.

Formulierung von Zielen

Zielformulierungen müssen **konkret** sein. Z. B.: Ist ausreichend gepflegt. Intakte Haut.

Zielformulierungen müssen **überprüfbar** sein. Z. B.: Teilnahme am Ausflug. Ausreichende orale Flüssigkeitszufuhr.

Die Ziele müssen **erreichbar** sein. Es wäre z.B. ein zu hohes Ziel, von einem an Demenz erkrankten Bewohner zu erwarten, dass er etwas Neues lernt. Allerdings wäre das Ziel „findet die Toilette" nach einem längeren Orientierungstraining vielleicht umsetzbar.

Ziele sollten eine **Zeitangabe** enthalten, in der festgelegt wird, wann das Ziel erreicht werden soll. Eine Ausnahme bilden Ziele, die der Erhaltung des aktuellen Zustandes dienen.

Zielbeschreibungen drücken das Ziel für den Pflegebedürftigen aus, das erreicht werden soll, sie beschreiben keine Pflegehandlung.

Beispiel

Problem: Frau Schuster vergisst zu trinken. Es besteht die Gefahr der Austrocknung.

Ressource: Frau Schuster trinkt, wenn ihr ein Getränk angeboten wird.

Ziel: Frau Schuster trinkt täglich 1,5 l

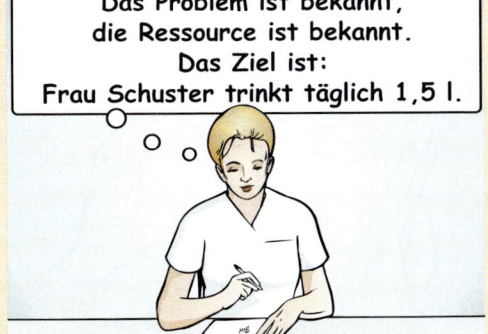

Abb. 1 Zielbenennung

Maßnahmen

Maßnahmen sind pflegerische Handlungen auf der Grundlage des aktuellen Wissenstandes. Sie müssen geeignet sein, das vorgegebene Pflegeziel zu erreichen und richten sich nach den Problemen, Ressourcen und Zielen, die bereits formuliert wurden.

Maßnahmen dürfen den Betroffenen nicht überfordern. Genauso wenig dürfen sie die Institution überfordern. Bei Personalknappheit kann man z.B. nicht planen, dass eine Bewohnerin täglich eine halbe Stunde mit Unterstützung spazieren geht. Bei Nichtbeachtung der Möglichkeiten plant man Misserfolg und Unzufriedenheit sozusagen mit ein.

Unterschiedliche Maßnahmen

Eine Maßnahme kann die **Tätigkeit einer Pflegeperson** beschreiben. Z. B.: Mit Frau H. ein Beckenbodentraining nach Plan durchführen.

Eine Maßnahme kann ein **Beobachtungsauftrag** zur weiteren Informationssammlung sein. Z. B.: Beobachtung des Essverhaltens von Frau G.

Eine Maßnahme kann **einen aktiven Beitrag** eines **Betroffenen** beschreiben. Z. B.: Frau M. gießt jeden Samstag die Blumen im Aufenthaltsraum.

Eine Maßnahme kann der Lösungsansatz für **mehrere Probleme** sein. Z. B.: Ein täglicher Spaziergang von einer halben Stunde hat Wirkungen auf die Verdauung, hilft bei Schlafstörungen, gibt Tagesstruktur und Beschäftigung, fördert den Appetit, hilft bei der Bildung von Vitamin D und verbessert Atmung und Stimmung.

Formulierung der Maßnahmen

Die Formulierung der Maßnahmen sollte genau, kurz und verständlich sein. Hilfreich für die Formulierung sind die so genannten W-Fragen. In vielen Fällen genügt der Verweis auf einen Pflegestandard, um die Maßnahme exakt zu beschreiben. Eingespielte Teams können auch mit Kurzformeln arbeiten.

Formulierung von Maßnahmen	Beispiele
Was ist zu tun? Hier werden genaue Angaben der durchzuführenden Pflegehandlung gegeben.	Frau L. Hilfestellung bei der Nahrungsaufnahme geben.
Wie ist es durchzuführen? Hier werden genaue Hinweise zum Vorgehen gegeben.	Mit Frau H. ein Beckenbodentraining *nach Plan* durchführen.
Wie oft, wie lange, wie viel? Hier werden Angaben zur Häufigkeit pro Tag oder Stunde gemacht oder zur Menge.	Frau M. *alle zwei Stunden* umlagern.
Wann ist es zu tun? Hier werden Angaben zur Uhrzeit oder Tageszeit aufgeführt.	Frau L. *abends* beim Duschen Hilfestellung geben.
Womit ist es zu tun? Hier werden die nötigen Hilfsmittel aufgeführt.	Die Haarwäsche bei Frau H. *mit ihrem medizinischen Shampoo* durchführen.
Wer soll es ausführen? Wer übernimmt die Durchführung der Maßnahme (Pflegekraft, Bewohner)?	Die Körperpflege nur *von einer weiblichen Person* durchführen lassen.
Maßnahmen können als **Kurzformel** formuliert werden. Im Team muss dann allerdings klargestellt sein, was mit dieser Kurzformel gemeint ist.	Ganzkörperwäsche Einfuhrkontrolle
Eine Maßnahme kann auf einen **Standard** verweisen.	Pflegestandard zur Dekubitusprophylaxe bei stark gefährdeten Personen. Pflegestandard zum Legen eines Blasenverweilkatheters. Pflegestandard für eine aktivierende Körperpflege im Stehen.

Tab. 1 Formulierung von Maßnahmen

Problem: Frau Schuster vergisst zu trinken. Es besteht die Gefahr der Austrocknung.
Ressource: Frau Schuster trinkt, wenn ihr eine Getränk angeboten wird.
Ziel: Frau Schuster trinkt täglich 1,5 l
Maßnahmen: Einen Trinkplan erstellen. Frau Schuster alle zwei Stunden Getränke anbieten.

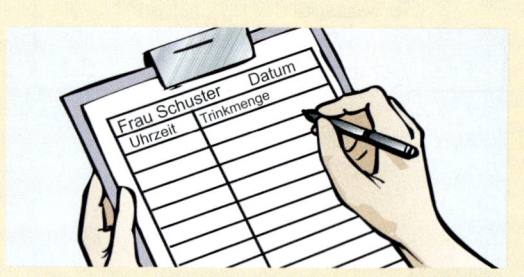

Pflegeplanung

Benennung von Zielen und Ressourcen / Planung von Zielen und Maßnahmen

Name: Schuster, Elfriede **Geb. Datum:** 19.6.19..

Datum	Probleme / Ressourcen	Ziele	Maßnahmen	Überprüfung
23. 02.	1. Problem: ● Fr. Schuster hat einen Flüssigkeitsmangel ● Gefahr von weiteren Komplikationen (Soor, Thrombose) Ressource: ● trinkt nach Aufforderung	Nahziel: ● Behebung des Flüssigkeitsmangels ● Fr. Sch. erleidet keine Komplikationen	Maßnahmen: ● Ein- und Ausfuhrplan erstellen, 2-stündlich zu trinken anbieten, dokumentieren ● Soorprophylaxe nach Standard ● Thromboseprophylaxe nach Standard ● Vitalzeichenkontrolle	täglich 28.2. 28.2. 28.2.
	2. Problem: ● Fr. Sch. ist ungepflegt ● Haare und Nägel sind ungepflegt ● die Lippen sind rissig ● die Kleidung ist schmutzig Ressource: ● hat frische Kleidung dabei	Nahziel: ● Fr. Sch. hat einen sauberen, gepflegten Körper ● Fr. Sch. trägt saubere Kleidung	Maßnahmen: ● Duschen mit Haarwäsche nach Standard ● Ganzkörperpflege ● Hautpflege mit Wasser-in-Öl-Emulsion ● Lippenpflege ● Nagelpflege nach Standard ● Kleiderwechsel	23.2. 28.2. 28.2. 28.2. 28.2. 28.2.
	3. Problem: ● Fr. Sch. wiegt 49,5 kg bei einer Größe von 163 cm (BMI 18,63) ● Fr. Sch. besitzt kein Gebiss Ressource: ● Fr. Sch. isst die angebotene Nahrung nach Aufforderung	Nahziel: ● ausreichende Nahrungszufuhr	Maßnahmen: ● pürierte Normalkost anbieten ● zur Nahrungsaufnahme motivieren	28.2. 28.2.
	4. Problem: ● Fr. Sch. findet sich in einer neuen Situation und Umgebung schlecht zurecht	Nahziel: ● Fr. Sch. erfährt ein Gefühl der Sicherheit ● Fr. Sch. erhält Hilfe bei der Orientierung	Maßnahmen: ● Fr. Sch. in beruhigenden Worten immer wieder die Situation erklären, in der sie sich befindet	28.2.

Abb. 1 Pflegeplanung mit Ressourcen und Problemen, Zielen und Maßnahmen

2.2.5 Pflegestandards

Anstelle von frei formulierten Zielen und Maßnahmen können im dritten Schritt des Pflegeprozesses Pflegestandards verwendet werden. Durch ihre Anwendung wird die Dokumentation vereinfacht und die Qualitätsanforderungen und die gesetzlichen Bestimmungen werden erfüllt.

Pflegestandards legen ein Qualitätsniveau fest, das als verbindliche Norm für das pflegerische Handeln gelten soll und vermeiden soll, dass jeder nach eigenem Ermessen und Können pflegt. Dadurch sichern die Standards die Pflegequalität, machen die Pflegeleistung nachvollziehbar und beurteilbar. Sie erleichtern die pflegerische Arbeit und fördern die Kompetenz, indem sie Arbeitsabläufe vorgeben, die nach aktuellem Wissenstand ausgerichtet sind.

Pflegestandards geben vor, **was** Pflegefachkräfte in einer konkreten pflegerischen Situation leisten sollen, **welche Fähigkeiten** sie mitbringen sollen, **wie** die Pflegeleistung auszusehen hat, **welches Ergebnis** erzielt werden soll und unter **welchen Bedingungen** die Pflege stattfinden soll.

Unterschiedliche Pflegestandards

Praxisstandards werden vom Pflegeteam entwickelt. Sie berücksichtigen die Rahmenbedingungen und das zu leistende Qualitätsniveau der jeweiligen Pflegeeinrichtung. Dazu werden bestehende Pflegestandards in Arbeitsgruppen überarbeitet und entsprechend angepasst.

Expertenstandards werden von Pflegeexperten auf wissenschaftlicher Basis erarbeitet. Sie entwickeln den Standard gemeinsam, diskutieren ihn in der Fachöffentlichkeit. Der Expertenstandard gibt somit den fachlichen Stand der Pflegewissenschaft wieder. Zurzeit liegen Expertenstandards zu folgenden Bereichen vor:

- Dekubitusprophylaxe
- Entlassungsmanagement
- Schmerzmanagement
- Sturzprophylaxe
- Kontinenzförderung

Expertenstandards sind umfassend gestaltet und ermöglichen so Pflegehandlungen, die der jeweiligen Institution oder Person angepasst werden können.

Aufbau eines Pflegestandards

Pflegestandards werden in drei Bereiche aufgeteilt: den Ergebnisbereich, den Strukturbereich und den Prozessbereich.

Im **Ergebnisbereich** wird beschrieben, welches Ziel angestrebt wird, an welchem Ziel sich die Überprüfung orientieren kann.

Beispiel

Das Ziel beim Pflegestandard „Hilfe bei der Nahrungsaufnahme" kann sein: Eine ausreichende, abwechslungsreiche und gesunde Ernährung des Bewohners ist gesichert.

Das Ziel beim Pflegestandard „Pneumonieprophylaxe" kann sein: optimale Belüftung und Befeuchtung der Atemwege.

Das Ziel beim Pflegestandard „Absaugen von Sekreten" kann sein: ungehinderte Belüftung der Lunge.

Der **Strukturbereich** beschreibt die Bedingungen, die erfüllt werden müssen, um ein bestimmtes Ergebnis zu erreichen. Dazu gehören Personalbedarf, Qualifikation der Pflegekräfte, Räumlichkeiten, Materialien.

Beispiel

Personalbedarf beim Pflegestandard „Dekubitusprophylaxe": ein bzw. zwei Pflegefachkräfte bzw. Pflegehilfskräfte nach Unterweisung

Die Qualifikation der Pflegekräfte beim Pflegestandard „Absaugen von Sekreten": eine Pflegefachkraft

Material beim Pflegestandard „Haarwäsche im Bett": Bettwaschbecken, Gummiunterlage, Eimer zum Ablaufen des Wassers, Messbecher zum Befeuchten der Haare …

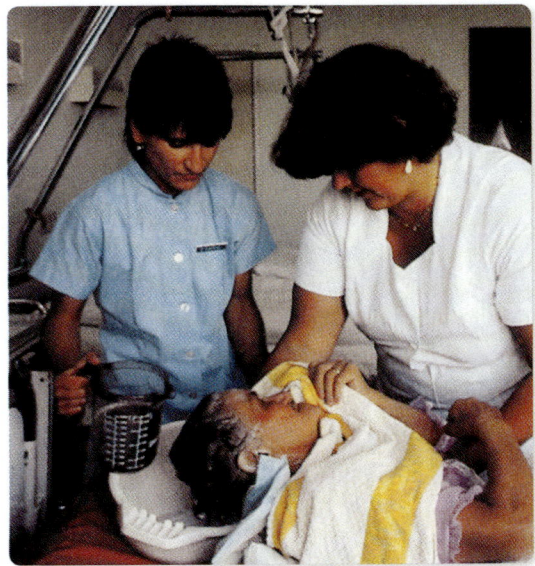

Abb. 1 Haare waschen mit zwei Pflegekräften

Im **Prozessbereich** wird das praktische Vorgehen erläutert, also wie die Handlung durchgeführt werden soll, um das Pflegeziel zu erreichen. Dazu gehören Vorbereitung, Einbeziehung des Bewohners, Durchführung und Dokumentation.

Beispiel

Die Vorbereitung beim Pflegestandard „Duschen": angemessene Raumtemperatur, Fenster und Türen schließen, Handtücher, Waschlappen, Haarwaschmittel, Waschlotion, Hautlotion, Föhn, Kamm, frische Kleidung bereitlegen

Die Einbeziehung des Bewohners im Standard „Hilfe bei der Nahrungsaufnahme": dem Bewohner das Essensangebot mitteilen, seine individuellen Wünsche erfragen

Die Durchführung beim Pflegestandard „30°-Lagerung": Entfernung der vorhandenen Lagerungshilfsmittel, Bewohner in 30°-Seitenlage positionieren, 30°-Seitenlage durch Lagerungshilfsmittel stabilisieren. Extremitäten in physiologischer Mittelstellung so lagern, dass die gefährdeten Körperstellen frei liegen. Überprüfung der Lage, Druckentlastung zwischen den Knien durch ein flaches Kissen, Kopfende des Bettes nur leicht anheben

Die Dokumentation beim Pflegestandard „30°-Lagerung": Eintragung in den Lagerungsplan mit Uhrzeit und Handzeichen

Pflegestandards können für unterschiedliche Bereiche der Pflege erstellt werden:
- Für die **Grundpflege** wie Ganzwaschung, Teilwaschung, Haarpflege, Betten eines Bewohners, Lagerung, Hilfe bei der Nahrungsaufnahme
- Für **Prophylaxen** wie Pneumonieprophylaxe, Soorprophylaxe, Dekubitusprophylaxe
- Für die **Behandlungspflege** wie Katheterisierung, Blutzuckermessung, Verbandwechsel, Medikamentengabe
- Für spezielle **komplexe Pflegesituationen** wie Aufnahme eines neuen Bewohners, Bewohner mit Diabetes mellitus, Bewohner mit Orientierungsstörungen

Umgang mit Pflegestandards

Die Pflege nach Pflegestandards bedeutet nicht, dass bei allen Pflegebedürftigen die gleichen Maßnahmen angewendet werden müssen. Die Individualität muss jederzeit berücksichtigt werden, Pflegestandards müssen entsprechend abgeändert werden. Die Änderung muss mit einer Begründung in der Pflegedokumentation festgehalten werden.

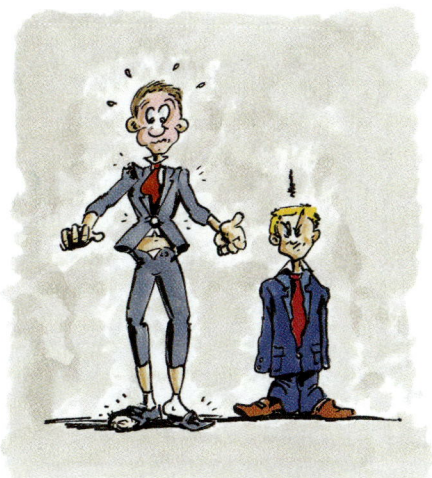

Abb. 2 Standards werden individuell angepasst

Pflegestandard Nr. G-4	*Haarwäsche im Bett*	Qualifikation AP / APH / PH

Ziele der Maßnahme:
- optisch gepflegtes Haar und Aussehen
- Steigerung des Wohlbefindens und des Selbstwertgefühls
- Förderung der Durchblutung im Bereich der Kopfhaut
- zeitiges Erkennen und somit Vermeidung von Kopfhauterkrankungen
- Entfernung von Parasiten durch Spezialshampoo und Nissenkamm

Indikation:
- ständig Bettlägerige
- bei best. Kopfhauterkrankungen unter der Verwendung von Tinkturen (ä.V.)
- Entfernung von Kopfhauttinkturen
- Zustand der Haare (z.B. schweißnass, schmutzig, fettig, Schuppen)

Prinzipien:
- Überanstrengung vermeiden (Kollapsgefahr)
- angemessene Wassertemperatur (Bewohner entscheidet selbst), Vermeidung von Zugluft
- Haare müssen absolut trocken sein (sonst Auskühlungs-, Erkältungs-, Pneumoniegefahr) persönliche Gewohnheiten des Bewohners beachten (z.B. eigenes Shampoo, Haarwasser, Gel, Haarspray)
- Shampoos können Reizungen und Allergien der Kopfhaut oder Augen verursachen
- Schutzmaßnahmen gegen Keimverschleppung bei Kopfhauterkrankung initiieren
- bestimmte Frisuren (Hochstecken der Haare) können bei Bettlägerigkeit zu Dekubitus im Haarboden führen

Material:
- evtl. Einmalhandschuhe (bei Allergien)
- Handtücher (vorgewärmt)
- Waschlappen
- Shampoo (evtl. Haarwasser, Haarspray, Haarlotion, Haargel)
- evtl. med. Haartonikum/Haarlotion (ä.V.)
- Messbecher zum Nassmachen der Haare
- Krug/Wasserbehälter mit temp. Frischwasser zum Spülen
- Eimer zum Ablaufen des Wassers

Kontraindikation:
- Erkältungen/Pneumonien
- Wunden im Bereich der Kopfhaut
- Glatzen
- bei Schädel-Hirn-Verletzungen und Halswirbelverletzungen nach Absprache mit dem Arzt vorgehen

Beobachtungskriterien:
- Aussehen der Haare (dünn, trocken, strähnig, gebrochen)
- übermäßige Fettabsonderungen
- Aussehen der Kopfhaut (schorfig, Beulen, Dellen, Wunden, Druckstellen)
- korrekter Sitz der Perücke/des Toupets (wenn vorhanden)
- angenehme Zimmertemperatur

Gummiunterlage/ Moltontuch
- Bettwaschbecken
- Nackenrolle oder Kissen
- Kamm, Bürste, Föhn, Handspiegel

Durchführung:
- vor Beginn der Maßnahme Einblick in die Pflegedokumentation
- den Bewohner über die bevorstehende Maßnahme informieren und das Einverständnis zur Durchführung geben lassen; Gewohnheiten und Bedürfnisse mit dem Bewohner abklären
- den Bewohner zur Mithilfe auffordern; Selbstständigkeitsstatus abklären und mit einbeziehen
- angenehme Raumtemperatur herstellen (der Bewohner entscheidet selbst)
- unbedingt Zugluft vermeiden (Gefahr der Pneumonie)
- Materialien zurechtstellen (sinnvolle Anordnung vornehmen)
- Handtücher vorwärmen (z.B. auf die Heizung legen); Kissen aus dem Bett entfernen
- den oberen Bereich (Kopfende) der Matratze mit einer Gummiunterlage schützen (Wichtig! Kein Kontakt zwischen Haut und Gummiunterlage)
- das Betttwaschbecken an das Kopfende des Bettes platzieren und die entsprechende Höhe einstellen
- Bettwaschbecken und Ablaufwassereimer überprüfen (sicherer Stand, keine Stolpergefahr, kein ungewollter Wasserverlust, korrekte Platzierung des Ablaufschlauches für Spülwasser in den Wassereimer)
- Nackenmulde mit einem Handtuch nach Bequemlichkeit des Bewohners abpolstern
- Kissen bzw. Nackenrolle zur Rücken- und Halsverstärkung platzieren
- den Bewohner während der Haarwäsche im Bett zugedeckt lassen (vor Auskühlung schützen)
- evtl. Waschlappen als Schutz vor Wasser und Shampoo auf die Stirn des Bewohners legen
- mit dem Messbecher das Haar des Bewohners nass machen
- Temperatur mit dem Bewohner abstimmen (öfters nachfragen, ggf. Temperatur ändern)
- das nasse Haar mit (nicht zu viel) Shampoo einschäumen
- das Einschäumen mit einer Kopfmassage verbinden, wenn der Bewohner es nicht als unangenehm empfindet
- den Schaum nach hinten zum Bettwaschbecken ausspülen (evtl. Handfläche vor die Augen halten)
- je nach Bedarf den Vorgang der Haarwäsche wiederholen (Haare evtl. 2-mal waschen, Bedürfnisse des Bewohners erfragen)
- Kopf des Bewohners anheben und mit dem vorgewärmten Handtuch umwickeln
- Waschbecken, Gummimatte, Nackenrolle und Waschlappen entfernen
- Kopfende aufrichten (nur so weit wie nötig), vorhandene Kissen zum Abpolstern platzieren
- die Haare frottieren (bei empfindlicher Kopfhaut nur abtupfen)
- auf Wunsch des Bewohners evtl. Haarwasser (bzw. med. Lotion nach ä.V.) einmassieren
- die Haare auskämmen/bürsten und föhnen (Föhntemperatur mit dem Bewohner abstimmen, Vorsicht bei zu heißer Föhntemperatur - Verbrennungsgefahr)
- dem Bewohner während der Vorgehensweise einen Spiegel reichen (zur Selbstkontrolle)
- Nachfrage nach weiteren Wünschen (z.B. Haarfrisur je nach Möglichkeit des Pflegepersonals, Haarspray, Haargel)
- während der Durchführung Beobachtungskriterien beachten; nach dem Befinden des Bewohners erkundigen
- sach- und fachgerechte Materialentsorgung (z.B. Wäsche, Handtücher)
- Schlauch gut mit Wasser durchspülen, Waschbecken desinfizieren
- durchgeführte Maßnahme (und ermittelte Beobachtungen/Werte) dokumentieren
- wenn Finanzierung gesichert (Friseurin im Haus oder kommt ins Haus), sollte die Maßnahme von der Friseurfachkraft durchgeführt werden

Abb. 1 Beispiel für einen Pflegestandard (aus J. Volland, Pflegestandards, Hamburg 2002)

Die Ressourcen einer Einrichtung müssen bei der Erarbeitung eines Standards einbezogen werden. Das Qualitätsniveau eines Pflegestandards muss sich beispielsweise daran orientieren, wie hoch die Qualifikation der Pflegekräfte ist, welche Hilfsmittel zur Verfügung stehen, wie die finanzielle Situation oder die räumliche Ausstattung ist.

Pflegestandards werden in einem Stationsbuch abgeheftet und können so jederzeit nachgeschlagen werden. Günstig ist es auch, die einzelnen Standards zu laminieren. Das hat den Vorteil, dass sie z. B. in der Einarbeitung von neuen Mitarbeitern und der Anleitung von Schülern in der praktischen Situation eingesetzt werden können.

Standards richten sich nach dem aktuellen Stand der Wissenschaft. Jeder Standard muss deshalb regelmäßig auf Veränderungen oder neue Erkenntnisse aus der Wissenschaft zu pflegerischen Maßnahmen, überprüft werden.

> **Merke**
>
> Die Anwendung von Pflegestandards fördert die Qualität der pflegerischen Arbeit, vereinfacht die einheitliche Anleitung, macht Pflege sichtbar und beurteilbar und erleichtert die Dokumentation. Pflegestandards sind Instrumente der Qualitätssicherung nach SGB XI § 80.

2.2.6 Durchführung (Intervention)

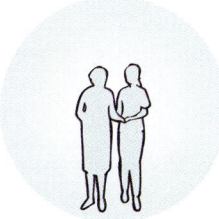

In der Durchführungsphase werden die geplanten Maßnahmen umgesetzt. Dabei werden unterschiedliche Methoden der Pflegehandlungen angewendet. Dieser **vierte Schritt** wird auch **Intervention** genannt.

Es gibt unterschiedliche Möglichkeiten, die geplanten Maßnahmen umzusetzen. Das Pflegepersonal kann Pflegehandlungen vollständig oder teilweise übernehmen, je nachdem, welche Ressourcen der Pflegebedürftige hat. Es kann anleiten, informieren, beraten, unterstützen, begleiten und beobachten.

Regeln für die Durchführung

Die geplanten Maßnahmen sind für das gesamte Team **verbindlich** und werden konsequent durchgeführt. Ändern sich die Bedingungen (z. B. neue Informationen, Veränderung des Gesundheitszustandes) muss vom ursprünglichen Plan mit einer Begründung abgewichen werden.

Unterschiedliche Möglichkeiten der Pflege	Beispiele
Vollständige Übernahme	Frau M. alle zwei Stunden umlagern.
Teilweise Übernahme	Frau L. abends beim Duschen Hilfestellung geben.
Anleiten	Mit Frau H. ein Beckenbodentraining nach Plan durchführen.
Beraten	Mit Frau G. ein Informationsgespräch über die Zuckerdiät führen.
Beobachten	Frau J. beobachten und nur Hilfestellung geben, wenn sie ihr Zimmer nicht findet.

Tab. 1 Unterschiedliche Pflegehandlungen

Für die Erreichung eines Ziels wird ein **angemessener Zeitraum** benötigt. Maßnahmen, durch die ein Betroffener etwas Neues einübt, bedürfen eines vereinbarten zeitlichen Rahmens. Es darf nicht gleich bei der ersten Schwierigkeit aufgegeben werden.

Es kann vorkommen, dass ein Betroffener die **Motivation verliert**, an seinen Problemen zu arbeiten. In regelmäßigen Gesprächen wird er unterstützt und ermuntert weiterzumachen.

Es ist auch denkbar, dass die **Ressourcen** der Institution **reduziert** werden, wenn z. B. Pflegepersonal krank wird. Dann können die verbliebenen Pflegekräfte nur noch die notwendigsten Pflegeverrichtungen durchführen und es muss z. B. auf Spaziergänge verzichtet werden.

Abb. 1 auf der folgenden Seite zeigt, wie durchgeführte oder nicht durchgeführte Maßnahmen dokumentiert werden können.

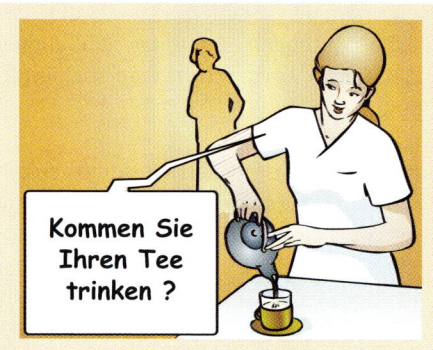

Frau Schuster	Datum
Uhrzeit	**Trinkmenge**
7:30	200 ml Kaffee
9:30	200 ml Wasser
11:30	200 ml Suppe 200 ml Wasser
13:30	200 ml Tee

Abb. 1 Maßnahme im Rahmen der Durchführung

2.2.7 Überprüfung (Evaluation)

In der Überprüfungsphase wird methodisch geprüft, inwieweit die gesteckten Ziele erreicht wurden und ob die geplanten Maßnahmen für die Zielerreichung wirksam waren. Die Überprüfungsergebnisse werden an dem vorher festgelegten Datum im Pflegebericht festgehalten.

Dieser **fünfte Schritt** wird auch **Evaluation** genannt (Evaluation, lat.-engl.-fr. Beurteilung, Auswertung).

Zeitrahmen der Überprüfung

Die Abstände richten sich nach der Dringlichkeit des Problems.

Wenn das Ziel
„Frau Schuster trinkt täglich 1,5 l"
lautet, muss dieses Ziel jeden Tag überprüft werden, das Ziel
„intakte Haut"
dagegen bei jedem Lagerungswechsel.

Heißt das Ziel
„Frau J. findet ihr Zimmer im Wohnheim",
reicht z. B. eine wöchentliche Überprüfung.

Erhaltungsziele werden in regelmäßigen festgelegten Abständen kontrolliert.

Durchführungsnachweis

Name: Schuster, Elfriede   **Geb. Datum:** 19.06.19..

Datum	Maßnahme	Anordnung	23.02.	24.02.	25.02.	26.02.	27.02.	28.02.	01.03.	02.03.
23.02.	Ein- und Ausfuhrplan	M.N,	< M.N.	S.W.	S.W.	S.W.	M.N.	M.P. >		
23.02.	Motivation zum Trinken	M.N.	< M.N.	S.W.	S.W.	S.W.	M.N.	M.P.	M.P.	M.P.
23.02.	Soorprophylaxe n. St.	M.N.	< M.N.	S.W.	S.W.	S.W.	M.N.	M.P. >		
23.02.	Thromboseprophylaxe n. St.	M.N.	< M.N.	S.W.	S.W.	S.W.	M.N.	M.P. >		
23.02.	Duschen	M.N.	< M.N.	S.W	S.W	S.W.	M.N	M.P	M.P.	M.P.
23.02.	Haarwäsche	M.N.	< M.N.	Ø	Ø	S.W.	Ø	Ø	M.P.	Ø
23.02.	Haut-, Lippen-, Nagelpflege	M.N.	< M.N.	S.W.	S.W.	S.W.	M.N.	M.P.	M.P.	M.P.
23.02.	Kleiderwechsel	M.N.	< M.N.	S.W.	S.W.	S.W.	M.N.	M.P.	M.P.	M.P.
23.02.	Pürierte Normalkost	M.N.	< M.N.	S.W.	S.W.	S.W.	M.N.	M.P.	M.P.	M.P.
23.02.	Motivation zur Nahrungsaufnahme	M.N.	< M.N.	S.W.	S.W.	S.W.	M.N.	M.P. >		
23.02.	Orientierungshilfe	M.N.	< M.N.	S.W.	S.W.	S.W.	M.N.	M.P.	M.P.	M.P.
01.03.	Trinkplan	M.P.							M.P.	M.P.

Neu: <   Abgesetzt: >

Abb. 1 Beispiel eines Durchführungsnachweises

Beispiel

Problem: Frau Schuster vergisst zu trinken. Es besteht die Gefahr der Austrocknung.
Ressource: Frau Schuster trinkt, wenn ihr ein Getränk angeboten wird.
Ziel: Frau Schuster trinkt täglich 1,5 l.
Maßnahmen: Einen Trinkplan erstellen. Frau Schuster alle zwei Stunden Getränke anbieten.
Überprüfung: Das Ziel wird täglich erreicht, die Maßnahmen werden weiterhin durchgeführt, da Frau Schuster nur nach Erinnerung ausreichend trinkt.

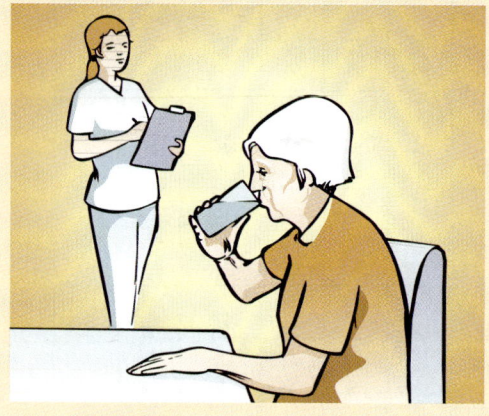

Abb. 1 Überprüfung

Kriterien zur Überprüfung

Die Überprüfung sollte möglichst mit dem Betroffenen gemeinsam stattfinden. Bei der Überprüfung helfen folgende Fragen weiter:

- Wie ist das aktuelle Befinden des Pflegebedürftigen?
- Wie reagiert er auf die einzelnen Maßnahmen?
- Sind Veränderungen in seinem Zustand aufgetreten?
- Gab es Fortschritte zur Erreichung des Ziels?
- Inwieweit wurde das geplante Ziel erreicht?
- Wie wird die Wirkung der Pflege vom Betroffenen bewertet, wie von den Pflegenden?
- Was hat geholfen, dass das Ziel erreicht wurde?

Die weiteren Pflegehandlungen richten sich nach den Antworten, die in dieser Überprüfung gegeben wurden.

Geht es dem Betroffenen gut, reagiert er positiv auf die Maßnahmen, hat er weniger Einschränkungen, Fortschritte erzielt oder das Ziel erreicht, dann waren die einzelnen Schritte des Prozesses erfolgreich.

Wurde ein Ziel nicht erreicht, muss überlegt werden, in welchem Schritt des Problemlösungsprozesses Ungenauigkeiten aufgetreten sind:

- Waren die Informationen ungenau?
- War die Problembeschreibung nicht eindeutig?
- Waren weniger Ressourcen vorhanden als gedacht?
- Waren die Prioritäten falsch gesetzt?
- Waren die Ziele zu hoch angesetzt?
- Waren die Maßnahmen die richtigen?
- Wurde die Planung konsequent durchgeführt?
- Wurde für die Erreichung des Ziels genügend Zeit eingeplant?
- Gab es unvorhersehbare Ereignisse?

Hat man die Ungenauigkeiten gefunden, wird mit dem neu erworbenen Wissen der Pflegeprozess entsprechend geändert.

Es können auch Schwierigkeiten im Beziehungsprozess verantwortlich sein. Fragen, die zu stellen sind:

- War der Betroffene an allen Entscheidungen beteiligt?
- Ist er mit den Zielen und Maßnahmen einverstanden?
- Möchte er überhaupt etwas ändern?

Ergeben die Antworten, dass der Betroffene andere Vorstellungen hat als das Pflegeteam, werden mit dem Betroffenen zusammen die Ziele neu erarbeitet.

Die einzelnen Schritte des Pflegeprozesses hängen zusammen, sind miteinander verbunden und wirken aufeinander. Deshalb ist es erforderlich, neue Informationen hinzuzufügen, alte Informationen zu überarbeiten, Ressourcen zu ergänzen, Probleme anzugleichen, Ziele zu verändern und Maßnahmen neu zu formulieren.

Durchführung und Überprüfung

Name: Schuster, Elfriede   **Geb. Datum:** 19.6.19..

Datum	Verlauf	Handz.
23. 02.	Vor ca. einem Monat haben Nachbarn von Frau Schuster beim Gesundheitsamt gemeldet, dass bei Frau Sch. wohl „etwas nicht stimme". Fr. Sch. wohnte alleine und wurde in einem verwahrlosten, leicht verwirrten Zustand angetroffen. Von Amts wegen wurde eine Betreuung für sie eingerichtet, ein ambulanter Pflegedienst eingeschaltet, Einstufung in eine Pflegestufe beantragt und ein Heimplatz gesucht. Frau Sch. wurde heute von ihrer Betreuerin zur Aufnahme gebracht. Die Betreuerin berichtet, dass Frau Sch. geistig und teilweise körperlich nicht mehr in der Lage ist, ihre Alltagtätigkeiten durchzuführen. Auch die Unterstützungsmöglichkeiten eines ambulanten Pflegedienstes würden nicht mehr ausreichen. Sie brauche eine „Rund-um-die-Uhr-Betreuung".	M. N.
24. 02.	Frau Sch. hat die Nacht durchgeschlafen. Die Infusionen wirken, sie ist nicht mehr ausgetrocknet, trinkt selbstständig nach Aufforderung.	S.W.
25. 02.	Frau Sch. wirkt weniger verwirrt, fragt nach, wo sie ist und was passiert ist.	S.W.
28. 02.	Die erhöhte Gefahr von Komplikationen besteht nicht mehr, die Prophylaxen wurden abgesetzt. Ein- und Ausfuhr sind im Gleichgewicht. Da Fr. Sch. nur nach Aufforderung trinkt, ist ein Trinkplan erforderlich. Fr. Sch. nimmt selbstständig und ohne Aufforderung an den Mahlzeiten teil. Sie zeigt Gedächtnis- und Orientierungsprobleme, findet sich nicht auf der Station zurecht, benötigt Orientierungshilfen.	M. P.

Abb. 1 Beispiel aus einem Verlaufsbericht mit Überprüfung

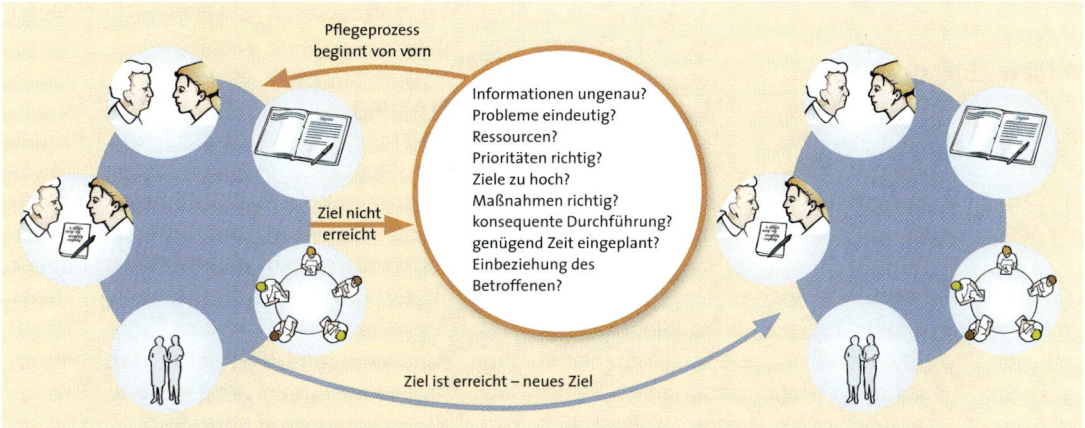

Abb. 2 Überprüfung des Pflegeprozesses

2.3 Pflegevisite

Die Pflegevisite ist eine Möglichkeit zur Überprüfung des Pflegeprozesses.

Hierbei wird der Pflegebedürftige regelmäßig von einer Pflegefachkraft besucht, um die einzelnen Schritte des Pflegeprozesses gemeinsam auf ihre Wirkung hin zu überprüfen und auszuwerten. Außerdem bietet sich die Pflegevisite für Leitungskräfte als Instrument zur Qualitätsüberprüfung an.

Die Rahmenbedingungen

Eine Pflegevisite kann in jedem Bereich der Altenpflege stattfinden.

Im Vorfeld werden die zeitlichen Bedingungen festgelegt, also in welchen Zeitabständen (z. B. alle sechs Wochen) eine Pflegevisite stattfindet und wie lange sie dauert.

Bei den **räumlichen** Bedingungen wird darauf geachtet, dass die Visite im Wohnumfeld des zu Pflegenden stattfindet, also in der eigenen Wohnung oder im eigenen Zimmer der Pflegeeinrichtung. Die **personellen** Bedingungen hängen von der Form der Pflegevisite ab. Es nehmen die zuständige Pflegefachkraft und ihr Vorgesetzter teil. Wenn es notwendig ist, können sich auch anderen Berufsgruppen (z. B. Physiotherapeut) oder pflegende Angehörige beteiligen. Die Pflegevisite eignet sich auch zur Anleitung von Auszubildenden. Um den zu Pflegenden nicht zu überfordern, sollten während der Visite höchstens vier Personen zugegen sein.

Vorbereitung der Pflegevisite

In der Vorbereitungsphase informiert die zuständige Pflegefachkraft den Betroffenen über den Termin der bevorstehenden Pflegevisite und bespricht mit ihm Ziele und Inhalte. Sie trägt anschließend alle notwendigen Unterlagen zusammen.

Durchführung der Pflegevisite

Im Vorgespräch stellt die zuständige Pflegefachkraft den Bewohner kurz vor. Sie macht Angaben zur Person und zur pflegerischen Situation. Beim anschließenden Besuch wird ein Gespräch über das Befinden, die Bedürfnisse, Fragen, Probleme und Erwartungen geführt. Um eine strukturierte Einschätzung vornehmen zu können, orientiert sich das Gespräch an einer Checkliste, z. B. nach den Aktivitäten des täglichen Lebens. Es wird versucht, sich ein Bild über den körperlichen, geistigen und seelischen Zustand des Betroffenen zu machen und seine Sicht der Dinge, seine Zufriedenheit mit der Situation zu erfahren.

Ist ein Gespräch mit dem Pflegebedürftigen nicht möglich, werden die gemachten Beobachtungen erfasst.

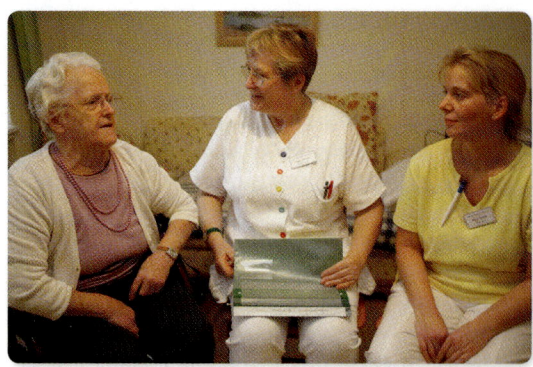

Abb. 1 Die Pflegevisite bei einer Bewohnerin

Die Ergebnisse des Gesprächs und die Befunde werden mit den vorhandenen Unterlagen verglichen und die Pflegedokumentation wird auf Vollständigkeit und Aktualität hin bewertet. Der Pflegeprozess wird auf seine Umsetzung und Wirksamkeit hin überprüft. Die Pflegeberichte werden beurteilt.

Nachbereitung

In der Nachbereitung wird zunächst der formale Ablauf der Pflegevisite besprochen. Es wird überlegt, was gut gelaufen ist und wo Probleme erkennbar waren. Die Reflexion hilft, Sicherheit im Umgang mit dem Instrument Pflegevisite zu erlangen, und dient der Verbesserung des Verfahrens.

Dann wird ein Soll-Ist-Vergleich durchgeführt. Dazu können folgende Fragen gestellt werden:
- Ist die Pflegedokumentation vollständig?
- Ist der Betroffene zufrieden?

- Sind die Maßnahmen erfolgreich?
- Was kann verbessert werden?
- Was war gut?

Neue Aspekte für die Betreuung oder eventuelle Änderungen werden besprochen und dokumentiert.

Von der Pflegevisite wird ein Protokoll angefertigt.

2.4 Grenzen und Fortentwicklung des Pflegeprozesses

Im Pflegealltag kommt man oft an die Grenzen der Pflegeplanung, denn **nicht jede Pflegesituation ist planbar.**

Beispiel

Eine Bewohnerin sagt morgens beim Aufstehen: „Mir ist schwindelig." Sie sieht sehr blass aus. Sie legen die Bewohnerin sofort wieder ins Bett, lagern die Beine hoch und messen den Blutdruck.

Diese Pflegehandlung wird spontan durchgeführt und basiert auf Pflegewissen und Erfahrungen, nicht auf einer Pflegeplanung.

Die **Formulierung** in der Pflegeplanung ist mitunter schwierig und bedarf der Übung. Der Anspruch an Pflegequalität und Nachweispflicht steigt, der **Zeitaufwand** für die notwendige Dokumentation ist sehr hoch. Es wird oft beklagt, dass die Zeit für die zu pflegenden Menschen dabei zu kurz kommt.

Um dieses Problem zu lösen, um also eine qualitativ gute Pflege zu gewährleisten und die Dokumentation zu vereinfachen und zu reduzieren, gibt es verschiedene Ansätze. Zwei dieser Möglichkeiten sollen hier vorgestellt werden.

Vereinfachte Pflegeplanung

In Schleswig-Holstein hat das Sozialministerium ein Modellprojekt „Vereinfachte Pflegeplanung"

gefördert, das zum Ziel hatte, den Zeitaufwand für die tägliche Dokumentation in Altenpflegeheimen zu reduzieren, ohne dass Informationsgehalt und Fachlichkeit darunter leiden sollten.

Beispielsweise werden die Grundfähigkeiten, das Verhalten und die Ziele in einem Standardpflegeplan beschrieben, die Pflegeziele auf vier vorrangige Lebensbereiche reduziert: essen und trinken, sich pflegen und ausscheiden, sich bewegen können und psychosozial integriert sein. Der Standardpflegeplan bildet die Basis für einen Tagesablaufplan, der im Zimmer des Bewohners griffbereit hängt (s. Abb. 1 folgende Seite).

European Nursing care Pathways (ENP®)

ENP® sind systematische pflegerische Behandlungspfade, die aus Pflegediagnosen, Pflegezielen und Pflegemaßnahmen in vorgegebenen Bausteinen zusammengesetzt werden können.

Die Schritte des Pflegeprozesses werden individuell aus den einzelnen Bausteinen ausgesucht, alle Bausteine zusammen ergeben den Pflegeplan, also den pflegerischen Behandlungspfad.

ENP® bilden eine Pflegefachsprache, die Probleme, Ressourcen, Ziele und Maßnahmen immer gleich benennt, sodass jeder weiß, was gemeint ist.

Die Behandlungspfade sind praxisorientiert und auf dem neuesten Stand der Pflegewissenschaft (s. Abb. 2 folgende Seite).

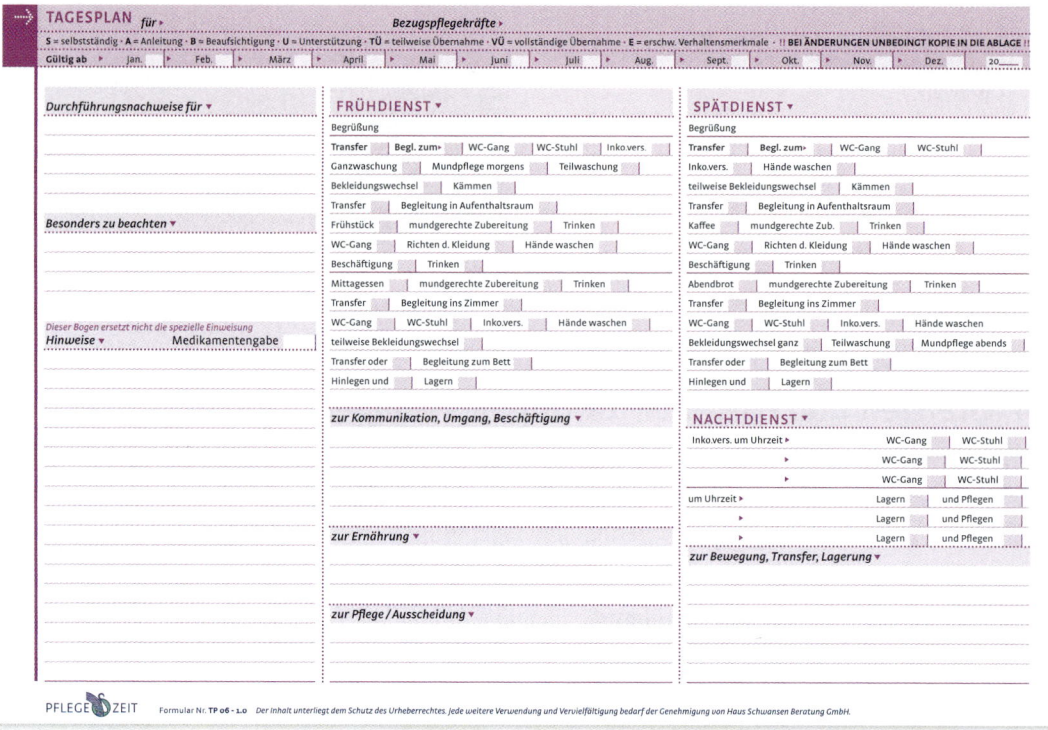

Abb. 1 Tagesplan Haus Schwansee. „Pflegezeit" ist ein vereinfachtes Dokumentationssystem, das urheberrechtlich geschützt ist

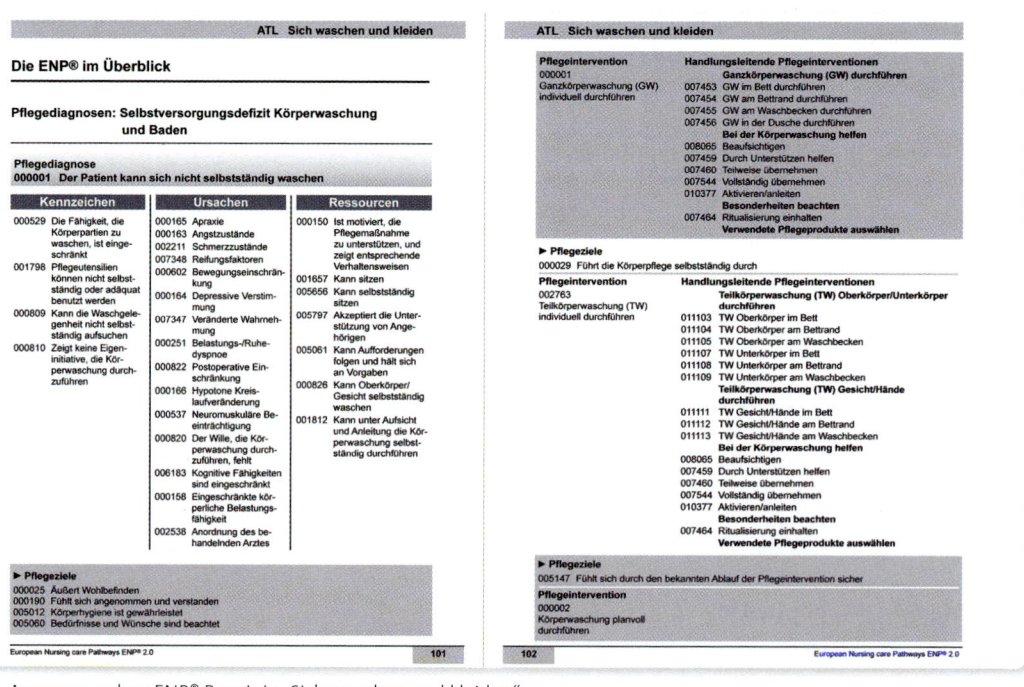

Abb. 2 Auszug aus dem ENP® Baustein „Sich waschen und kleiden"

Aufgaben

1. Erstellen Sie eine Informationssammlung während eines Rollenspiels. Überlegen Sie sich, welche Informationen wichtig für die Pflege sind, und ordnen Sie die erhaltenen Informationen in einen Erhebungsbogen ein.

2. Stellen Sie sich eine Bewohnerin Ihrer Pflegegruppe, mit z.B. Gelenkversteifungen oder einer Halbseitenlähmung, mit Blindheit als Folge einer Zuckererkrankung oder mit einer Verwirrtheit durch eine Demenz vor. Welche Ressourcen fallen Ihnen zu diesen pflegebedürftigen Menschen ein?

3. Erstellen Sie einen Pflegeplan anhand eines Beispiels aus Ihrer Praxis. Überprüfen Sie den Pflegeplan nach folgenden Kriterien: Lesen Sie die Planung rückwärts. Beziehen sich die Maßnahmen auf die Ziele, die Ziele auf die Probleme? Sind die Probleme nach Dringlichkeit geordnet? Sind die Problemformulierungen eindeutig? Werden zu jedem Problembereich Ressourcen genannt? Sind die Ziele erreichbar? Sind die Maßnahmen konkret? Inwieweit wurde der Betroffener mit einbezogen?

4. Erkundigen Sie sich nach Einrichtungen, in denen das RAI bereits eingesetzt wird. Bitten Sie um ein Gespräch und fragen Sie nach, inwieweit sich der Einschätzungsprozess und die Pflegeplanung verändert haben.

5. Machen Sie sich mit den NANDA-Diagnosen vertraut. Versuchen Sie die Probleme von „Frau Schuster" aus dem Pflegeprozessbeispiel in eine Diagnose einzuordnen.

6. Machen Sie sich mit den Pflegestandards vertraut. Welche Pflegestandards könnten im Pflegeprozessbeispiel „Frau Schuster" genutzt werden? Beschaffen Sie sich die entsprechenden Pflegestandards. Arbeiten Sie sie auf Ergebnis-, Struktur- und Prozessbereich hin durch.

7. Üben Sie anhand des Pflegeprozessbeispiels „Frau Schuster" eine Pflegevisite im Rollenspiel.

3 Dokumentation

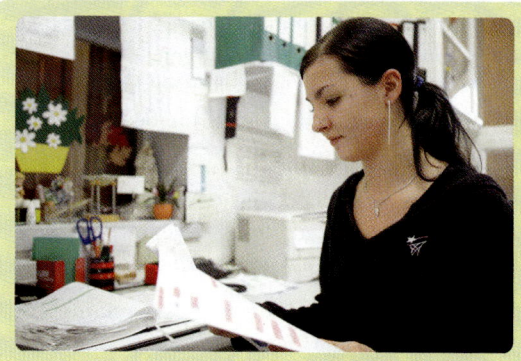

Sie kommen nach Ihrem Sommerurlaub zu
Ihrem ersten Dienst.

▶ Lesen Sie die Dokumentationsunterlagen der
Bewohner durch.

▶ Können Sie sich ein Bild über den Verlauf der
letzten Wochen machen?

▶ Fehlen Ihnen Informationen?

▶ Müssen Sie nachfragen?

In der Pflegedokumentation werden die einzelnen Schritte des Pflegeprozesses festgehalten. Die Dokumentation ermöglicht eine Informationsweitergabe zur Koordinierung und Sicherung der Kontinuität der Pflege. Damit wird die Pflege nachvollziehbar, überprüfbar und nachweisbar.

Merke

Ziele der Dokumentation:
● Darstellung der systematischen und individuellen Pflege
● Unterstützung bei der Informationsweitergabe zur Ermöglichung einer einheitlichen und kontinuierlichen Pflege
● Nachweis der pflegerischen Leistungen

3.1 Die Dokumentation im Pflegeprozess

Auf dem Markt werden unterschiedliche Dokumentationssysteme und EDV-gestützte Dokumentationsprogramme angeboten. Sie ermöglichen eine Dokumentation der notwendigen Informationen für alle Phasen des Pflegeprozesses und bieten je nach Einrichtung und Notwendigkeit verschiedene Vordrucke an. Einige Einrichtungen verwenden auch selbst konzipierte Formulare.

Alle für die Pflege notwendigen Informationen können schwerpunktmäßig auf fünf Formularen erfasst werden:
● Stammblatt
● Pflegeanamnese
● Pflegeplanung
● Durchführungsnachweis
● Pflegebericht

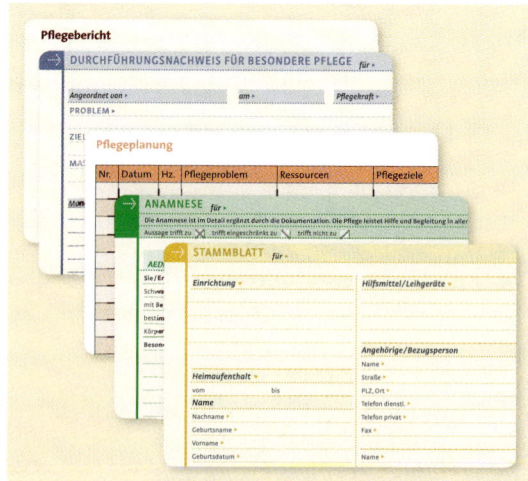

Abb. 1 5 Formulare zur Dokumentation

Beispiele für ergänzende Vordrucke sind:
Für die Einschätzungsphase
- Biografieblätter
- Einschätzungsskalen (▶ s. Kap. 2.2.1)
- Überleitungsbögen (▶ s. Kap. 4)

Für die Durchführungsphase
- Formulare für spezielle Pflegesituationen wie Lagerung, Wundverlauf, Vitalzeichenkontrolle, Flüssigkeitsbilanzierung oder Aktivierung und Mobilisierung (▶ s. Kap. 2.2.6)

- Leistungsnachweise für Behandlungspflege, für ärztliche Verordnungen oder Medikamentengabe

Die Dokumentation wird so abgefasst, dass alle mit der Pflege und Behandlung befassten Personen sie verstehen. Der Dokumentierende sollte sich stets fragen, welche Angaben der Arbeitskollege benötigt, um eine Pflege oder Behandlung weiterführen zu können. Der Pflegeverlauf soll durch die Dokumentation abgebildet werden.

3.1.1 Stammblatt

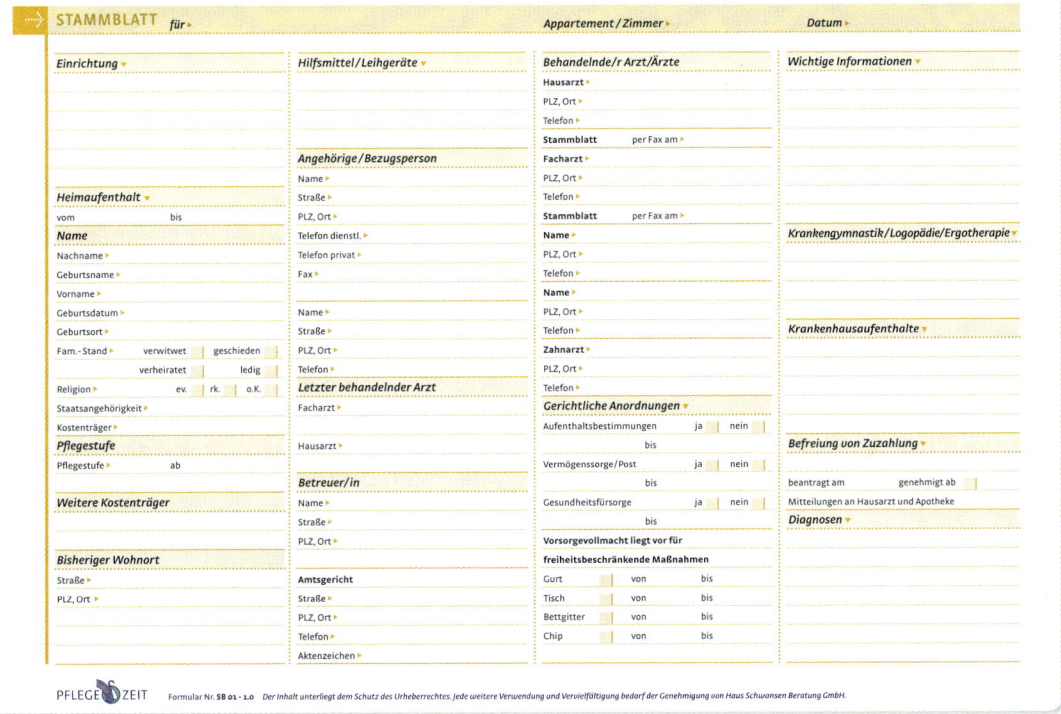

Abb. 1 Beispiel für ein Stammblatt

Das Stammblatt erfasst aktuelle persönliche Daten eines Pflegebedürftigen wie Name, Geburtsdatum, Religion, Sprache und eventuelle Verfügungen. Außerdem beinhaltet das Stammblatt Angaben zu Angehörigen, Betreuern oder Bevollmächtigten, zu Kostenträgern, zu mit der Versorgung befassten Diensten und zum Hausarzt.

Aufgeführt werden die Pflegestufe sowie Hilfsmittel und medizinische Diagnosen. Weiterhin gehören auch Aufenthalte im Krankenhaus, in der Kurzzeitpflege oder in der Tagespflege in die Stammblattdokumentation. Das Stammblatt wird bei der Aufnahme erstellt und wenn notwendig, z.B. bei einem Wechsel des Hausarztes, aktualisiert.

3.1.2 Dokumentation der Pflegeanamnese

ANAMNESE für ▸			Pflegekraft ▸		Datum ▸		Seite 1

Die Anamnese ist im Detail ergänzt durch die Dokumentation. Die Pflege leistet Hilfe und Begleitung in allen Bereichen und orientiert sich dabei am Leitziel.

Aussage trifft zu ✕ trifft eingeschränkt zu ＼ trifft nicht zu ↗

AEDL 5 Lebensbereich: essen und trinken können

Sie / Er kann ▾

Schwarzbrot kauen	Weißbrot kauen	Fleisch kauen	Gräten bei Fischmahlzeiten ausspucken	Gräten bei Fischmahlzeiten aussortieren	sich selbst Brote schmieren

| mit Besteck und Geschirr umgehen | Fleisch schneiden | füllt sich selbstständig auf | bestimmt die Portionsgrößen selbst | isst die gereichten Portionen selbstständig auf | schenkt sich selbstständig ein |

| bestimmt die Trinkmenge selbst, ca. ml ▸ | trinkt die gereichten Mengen selbstständig, ml ▸ | kann schlucken | kann alles essen | kann alles trinken (auch Alkohol) | hält Gewicht |

Körpergröße ▸	Körpergewicht ▸	BMI ▸	Diät ▸

Besonderheiten, Gewohnheiten, Rituale, Werte, Abneigungen, Unverträglichkeiten ▾

In der Vergangenheit aufgetretene Risiken ▸ hat aspiriert | war exsikkiert | war unterernährt | Konfektionsgröße hat sich stark verändert

PFLEGE ZEIT   Formular Nr. **AN 02 - 1.0**   Der Inhalt unterliegt dem Schutz des Urheberrechtes. Jede weitere Verwendung und Vervielfältigung bedarf der Genehmigung von Haus Schwansen Beratung GmbH.

Abb. 1 Beispiel für ein Anamneseformular

Im Pflegeanamnesebogen (Anamnese, griech. Erinnerung, hier Krankengeschichte) werden alle Informationen zu den Lebensaktivitäten in der Aufnahmesituation festgehalten. Der Gesamteindruck über die Situation eines Betroffenen soll dargestellt werden.

Während des ganzen Pflegeverlaufs werden diese Informationen ergänzt oder es ergeben sich neue Aspekte. Die Pflegeanamnese muss laufend aktualisiert werden.

Häufig werden Vordrucke verwendet, in denen der aktuelle Zustand des Betroffenen unter verschiedenen Möglichkeiten ausgewählt und angekreuzt werden kann. Die Bögen sind nach unterschiedlichen Kriterien gegliedert, z.B. nach den AEDLs von Krohwinkel oder in Lebensbereiche, die mehrere AEDLs zusammenfassen. Die Informationen werden mit Handzeichen und Erhebungsdatum schriftlich niedergelegt.

3.1.3 Dokumentation der Pflegeplanung

Das Pflegeplanungsformular ist aufgeteilt in Spalten für das Datum, die Probleme und Ressourcen des Betroffenen, die abgeleiteten Ziele und die entsprechenden Maßnahmen sowie für den geplanten Termin der Ergebniskontrolle. Die Pflegeplanung wird fortlaufend den Veränderungen, die sich aus der Überprüfung ergeben, angepasst.

> **Tipp**
>
> Um eine Doppeldokumentation zu vermeiden und den Schreibaufwand zu verringern, gibt es auch die Möglichkeit, die Pflegeplanung mit dem Durchführungsnachweis zu kombinieren.

Pflegeplanung

Nr.	Datum	Hz.	Pflegeproblem	Ressourcen	Pflegeziele	Pflegemaßnahmen	Kontrolldatum	Hz.

Abb. 1 Beispiel für ein Pflegeplanungsformular

3.1.4 Durchführungsnachweis

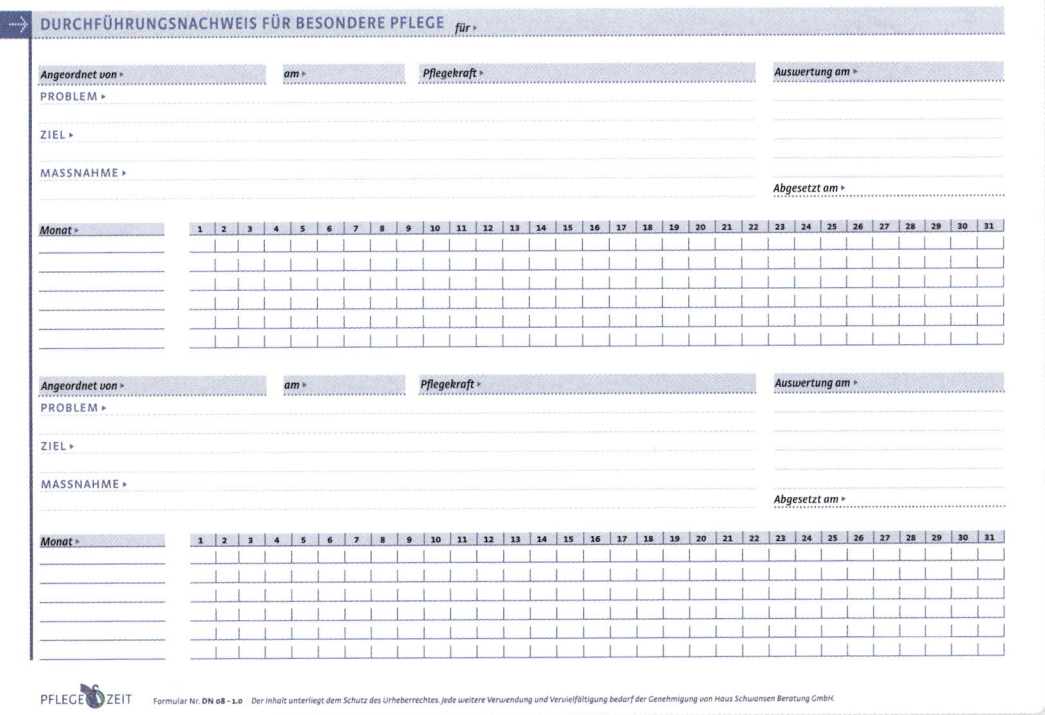

Abb. 2 Beispiel für einen Durchführungsnachweis

Im Durchführungsnachweis wird nachvollziehbar dokumentiert, wer wann welche pflegerischen oder ärztlichen Anordnungen getroffen oder durchgeführt hat. Auch hier gibt es Vordrucke, in denen mögliche Leistungskomplexe im Rahmen der Pflegeversicherung bereits vorgegeben sind und nur noch ausgewählt werden müssen.

Die Pflegekraft zeichnet eine pflegerische Handlung im Durchführungsnachweis mit einem Handzeichen ab, nachdem sie sie durchgeführt hat.

> **Merke**
>
> Die Dokumentation wird zeitnah zur Pflege-maßnahme durchgeführt.

3.1.5 Pflegebericht

Pflegebericht

Datum	Verlauf	Handzeichen
23.01.20..	Frau Kasper wurde heute aus dem Krankenhaus zu uns verlegt – Zustand nach Apoplexie. Sie hat bislang alleine gelebt, ihre Tochter wohnt 100 km entfernt. Diese hat nachgefragt, ob Frau K. schon verlegt worden ist. Sie kann erst am 24.1. vorbeikommen, um die persönlichen Sachen von Fr. K. zu bringen. Frau K. wirkt sehr traurig und niedergeschlagen. Ihre rechte Körperhälfte ist gelähmt. Sie kann nicht sitzen, hat bislang nur gelegen. Der Hautzustand zeigt keine Auffälligkeiten, wie z.B. Dekubitus oder Pilzbefall. Sie kann nicht sprechen, reagiert aber auf Fragen, die sie mit Ja oder Nein beantworten kann, durch zustimmende oder ablehnende Bewegungen des Kopfes. Frau K. zeigt leichte Schluckprobleme. Sie konnte vorsichtig Tee trinken. Passierte Kost konnte sie ohne größere Probleme zu sich nehmen. ...	K.P.
24.01.	Der Physiotherapeut hat Frau K. an die Bettkante gesetzt. Es tat ihr gut. Zum Kreislauftraining wird sie jetzt bei allen Pflegehandlungen an die Bettkante gesetzt. ...	S. T.
07.02.	Die Logopädin ist sehr zufrieden mit den Fortschritten und wird weiterhin Sprachübungen und ein Schlucktraining mit Frau K. machen. ...	M. O.
15.02.	Die Tochter von Frau K. hat die Wohnung aufgelöst und einen Sessel, Beistelltisch, Standuhr, Stehlampe, einige Bilder und Dekorationsgegenstände mitgebracht. Das Zimmer konnte jetzt etwas individueller gestaltet werden. Frau K. fühlt sich sichtlich wohler. ...	K.P.
25.02.	Frau K. sitzt jetzt tagsüber stundenweise im Tagesraum oder auf dem Flur und nimmt am Gruppenleben teil. Sie wäscht sich jetzt ihr Gesicht und Teile des Oberkörpers selbstständig. Auch ihre Mahlzeiten nimmt sie mit Unterstützung selbstständig ein. Sie ist zunehmend in der Lage, verständlich zu sprechen.	K. P.

Abb.1 Beispiel für einen Pflegebericht

Der Pflegebericht nimmt in der Dokumentation eine zentrale Rolle ein. Er enthält Angaben zu Wirkungen und Reaktionen auf die Pflegemaßnahmen und die Behandlung, für den Pflegeverlauf relevante Informationen und Beobachtungen sowie Aussagen über das Befinden, Verhalten und den aktuellen Zustand des Betroffenen.

Der Text wird frei verfasst. Die Formulierungen sollen kurz, genau, objektiv, wertfrei und leicht verständlich sein. Die Ausdrucksweise soll fachgerecht und beurteilbar sein. Wörtliche Patientenaussagen werden als solche gekennzeichnet, genauso subjektive Einschätzungen von Pflegefachkräften.

Der Pflegebericht orientiert sich am Betroffenen und seinen Bedürfnissen, nicht an Pflegetätigkeiten. Diese werden im Durchführungsnachweis abgezeichnet. Sie werden nicht in den Pflegebericht aufgenommen. Pflegeplanung und Pflegebericht müssen zueinander passen.

3.2 Das Führen der Dokumentation

Das Führen der Pflegedokumentation unterliegt der Sorgfaltspflicht. Dokumentationsunterlagen sind Urkunden und werden als Beweismaterial im Rechtsstreit herangezogen.

3.2.1 Schriftliche Dokumentation

Bei der schriftlichen Dokumentation werden die Eintragungen leserlich, ordentlich und übersichtlich vorgenommen. Sie erfolgen mit einem dokumentenechten Schreibstift – Kugelschreiber oder Füller. Eintragungen mit einem Bleistift sind nicht erlaubt. Falsche Eintragungen müssen so durchgestrichen werden, dass es noch möglich ist, das Durchgestrichene zu lesen. Eine Änderung mit einem Korrekturstift, durch Überkleben oder Radieren wäre eine Dokumentenfälschung. Bei den Eintragungen darf keine Spalte oder Zeile ausgelassen werden.

Alle Eintragungen, beispielsweise Pflegeberichte, Durchführungsnachweise oder ärztliche Anordnungen, werden durch ein Namenskürzel gegengezeichnet. Die aktuellen **Namenskürzel** der Mitarbeiter sind in einer Liste hinterlegt. Auch über gebrauchte Abkürzungen für Begriffe und Tätigkeiten im Haus, beispielsweise ATS für Antithrombosestrümpfe oder KG für Krankengymnastik, wird ein Verzeichnis geführt.

Die **Verordnungen** eines Arztes müssen durch den Arzt abgezeichnet werden. Geschieht die Verordnung während einer Visite, kann sie gleich im Dokumentationssystem festgehalten und abgezeichnet werden. Bei telefonischen ärztlichen Anordnungen dokumentiert die Pflegekraft die entgegengenommene Maßnahme und zeichnet sie selbst gegen.

> **Merke**
> Es muss nachvollziehbar sein, wer wann welche Anordnungen getroffen hat.

Alle Daten werden nur einmal erfasst und dokumentiert. Es erfolgen **keine Doppeldokumentationen** und keine Eintragungen in Extraplänen, beispielsweise in einem Spritzenplan, Badeplan oder Gewichtsbuch.

3.2.2 EDV-gestützte Dokumentation

Auch eine EDV-gestützte Dokumentation muss verschiedene Anforderungen erfüllen.

Um die prozesshafte Pflege dokumentieren zu können, müssen die Schritte des **Pflegeprozesses** klar dargestellt sein und es muss die Möglichkeit bestehen, nach einem **Pflegemodell** zu arbeiten, beispielsweise nach den AEDLs von Krohwinkel.
Um individuell pflegen zu können, muss eine **freie Texteingabe** durchführbar sein. Zur Verringerung des Arbeitsaufwandes können **Textbausteine** vorgefertigt sein, beispielsweise bei standardisierten Pflegemaßnahmen.

> **Merke**
>
> Änderungen an den Eintragungen müssen klar erkennbar sein, Abzeichnungen im Voraus sind nicht zugelassen.

Jeder Mitarbeiter kann nur über ein **Passwort** und mit einem **Handzeichen** dokumentieren, so dass jede Eintragung eindeutig zuzuordnen ist.

EDV-gesteuerte Dokumentationssysteme bieten zudem die Option einer **Fehlerfrüherkennung**. So können beispielsweise die einzelnen Schritte des Pflegeprozesses auf Übereinstimmung geprüft werden.

Eine EDV-gesteuerte Dokumentation lässt die Erstellung von Statistiken oder die Auswertung von pflegewissenschaftlichen Daten zu.

3.2.3 Umgang mit der Dokumentation

Der **Datenschutz** für die Dokumentationsunterlagen muss gewährleistet sein. Dokumentationsunterlagen werden aufbewahrt. Im ambulanten Bereich liegen die Dokumentationsunterlagen beim Pflegebedürftigen. Er muss z. B. die Durchführungsnachweise gegenzeichnen.

Einsicht haben außer dem Betroffenen nur Personen, die direkt oder indirekt an der pflegerischen oder medizinischen Versorgung beteiligt sind, also Pflegepersonal, Ärzte, Therapeuten, Betreuer mit dem Aufgabengebiet der Gesundheitsfürsorge, außerdem der Medizinische Dienst der Krankenversicherungen, die Heimaufsicht, und im Prozessfall Gerichte und Staatsanwaltschaft.

Durch den § 199 Absatz 2 des Bürgerlichen Gesetzbuches über Schadenersatzansprüche ergibt sich für die Aufbewahrung der Dokumentation eine Frist von 30 Jahren.

3.3 Gesetzliche Bestimmungen

Altenpflegegesetz

Im Gesetz über die Berufe in der Altenpflege heißt es:

> „Die Ausbildung in der Altenpflege soll die Kenntnisse, Fähigkeiten und Fertigkeiten vermitteln, die zur selbstständigen und eigenverantwortlichen Pflege einschließlich der Beratung, Begleitung und Betreuung alter Menschen erforderlich sind. Dies umfasst insbesondere:
>
> 1. die sach- und fachkundige, den allgemein anerkannten pflegewissenschaftlichen, insbesondere den medizinisch-pflegerischen Erkenntnissen entsprechende, umfassende und geplante Pflege, ..."

Der Gesetzgeber erwartet, dass eine Pflegefachkraft nach der Ausbildung die Befähigung besitzt, die Pflege nach dem neuesten Stand geplant durchzuführen. Die sorgfältige Durchführung des Pflegeprozesses und seiner Dokumentation gehört also zu den Pflichten einer Pflegefachkraft.

Sozialversicherungsrecht / Heimrecht

Durch das Pflegeversicherungsgesetz werden im Sozialgesetzbuch XI Regelungen für die Qualitätssicherung vorgegeben. Aus diesen wird abgeleitet, dass für jeden Bewohner die Pflege individuell geplant und dokumentiert wird. Auch im Heimgesetz wird – wie im Sozialgesetzbuch – geplante Pflege und Dokumentation gefordert.

Haftungsrecht

Dadurch, dass Pflegefachkräfte verpflichtet sind, den Pflegeprozess umzusetzen, haften sie nach dem Bürgerlichen Gesetzbuch für ihr Tun und sind somit schadenersatzpflichtig (▶ s. Lernfeld 3.1). Bei vermutetem fehlerhaften Pflegehandeln, beispielsweise beim Auftreten eines Dekubitus oder einer falschen Medikamentengabe, wird untersucht, inwieweit ein Verschulden der Pflegefachkräfte vorliegt. Die Dokumentation muss nachweisen, dass alles für den Betroffenen getan wurde, um einen Schaden zu vermeiden.

> **Merke**
>
> Es gilt der Grundsatz: Alle Maßnahmen, die nicht dokumentiert wurden, sind als nicht durchgeführt zu werten.

Aufgaben

1. Pflege muss dokumentiert werden. Nennen Sie die fünf wichtigsten Dokumentationsformulare.

2. Wie lange muss die Dokumentation aufbewahrt werden? Auf welcher gesetzlichen Grundlage basiert die Aufbewahrungspflicht?

3. Betrachten Sie noch einmal das Einstiegselement zu Kap. 3 und Ihre Aufzeichnungen zu den Fragen. Beurteilen Sie aus Ihrem jetzigen Kenntnisstand, inwieweit Sie den Pflegeprozess nachvollziehen und weiterführen konnten und ob die Dokumentation den Rechtsansprüchen genügt.

4. Ein Fallbeispiel:

   Der Altenpflegeschüler Marco hat im Frühdienst den Auftrag, bei Herrn Braun die Morgentoilette durchzuführen. Marco hatte bisher noch wenig Kontakt zu Herrn Braun, er weiß, dass er ein hochaltriger Bewohner mit Unsicherheiten in den Bewegungsabläufen ist.
   Er informiert sich durch die Dokumentation. Geplant sind für heute:

   - Duschen mit Haarewaschen
   - Unterstützung bei Gebiss- und Mundpflege, beim Rasieren
   - Unterstützung beim Ankleiden

   Wie würden Sie Ihre Pflegehandlungen nach diesen Information planen?

   Herr Braun ist schon alleine aufgestanden und beobachtet die Vögel im Garten. Er möchte heute nicht unter die Dusche, ihm genügt eine Teilwäsche am Waschbecken, sein Gebiss reinigt er selbstständig. Das Rasieren übernimmt er auch. Beim Ankleiden hat er Schwierigkeiten, sein Hemd und die Hose zuzuknöpfen.

   Was muss Marco nach der Pflegehandlung dokumentieren?

5. Vergleichen Sie die Dokumentationssysteme der verschiedenen Einrichtungen, in denen Sie arbeiten.
   - Welche Dokumentationssysteme gibt es in den einzelnen Einrichtungen?
   - Welche Vor- oder Nachteile haben die einzelnen Systeme?

4 Überleitungspflege und Case Management

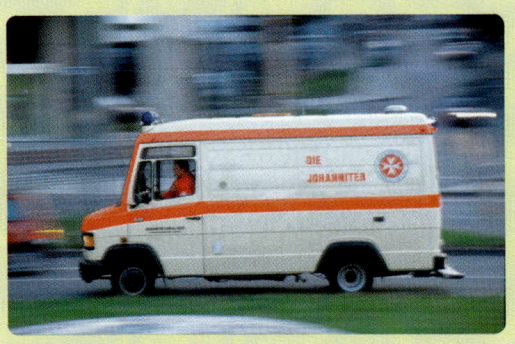

Frau Sanders ist im Pflegeheim gestürzt. Sie klagt über Schmerzen in der rechten Hüfte und kann das rechte Bein nicht mehr aktiv bewegen. Auf Anordnung des Arztes wird Frau Sanders zur Abklärung in das Krankenhaus gebracht.

▶ Welche Maßnahmen sind notwendig, um die Pflegekontinuität bei Frau Sanders zu sichern?

4.1 Überleitungspflege

Die medizinisch-pflegerische Versorgung hat sich in den letzten Jahren geändert. Patienten werden zunehmend früher aus den Krankenhäusern entlassen und benötigen anschließend im häuslichen Bereich oder in Pflegeeinrichtungen weiterhin eine z.T. spezielle und aufwändige pflegerische Versorgung.

Die dabei zu lösenden Probleme fallen in den Bereich der so genannten Überleitungspflege, welche als Bindeglied zwischen Krankenhäusern und stationären oder ambulanten Pflegeeinrichtungen fungiert.

Durch die Überleitungspflege soll gewährleistet werden, dass die Versorgung von kranken und pflegebedürftigen Menschen auch nach der Krankenhausentlassung bedarfsgerecht und kontinuierlich ist, damit kein Versorgungsbruch entsteht und Wiederaufnahmen vermieden werden.

Überleitungspflege ist aber auch umgekehrt beim Übergang von ambulanten oder stationären Pflegeeinrichtungen in die Krankenhäuser notwendig. Das gesammelte pflegerische Wissen über die Betreuung des alten Menschen soll nach der Überleitung angewendet und erprobte pflegerische Maßnahmen sollen weitergeführt werden.

> **Merke**
>
> Durch die Überleitungspflege soll gewährleistet werden, dass die Betreuungs- und Pflegequalität des Betroffenen aufrechterhalten bleibt und es nicht zu Versorgungsbrüchen beim Übergang kommt.

Die Überleitungspflege setzt an der Schnittstelle zwischen Betroffenen, Angehörigen, Pflegeteam, Ärzten und anderen beteiligten Berufsgruppen an. Hier laufen alle Informationen zusammen.

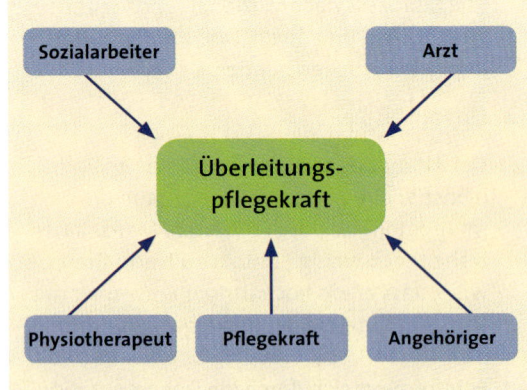

Abb. 1 Die Informationen laufen bei der Überleitungspflegekraft zusammen

4.2 Aufgaben der Überleitungspflege

In Krankenhäusern gibt es zunehmend multiprofessionelle Teams mit der Aufgabe, die Überleitung vom Krankenhaus in nachsorgende Einrichtungen oder nach Hause zu organisieren und zu begleiten. Aus den ambulanten oder stationären Einrichtungen der Altenpflege werden Betroffene in der Regel aus akuten Gründen (z. B. Sturz) oder geplant (Operationen) in die Krankenhäuser verlegt und dann wieder rückverlegt.

Daraus ergeben sich unterschiedliche Vorgehensweisen.

4.2.1 Überleitung vom Krankenhaus in eine Pflegeeinrichtung oder in die eigene Häuslichkeit

Die Pflegefachkraft, die für den Patienten während seines stationären Aufenthaltes zuständig ist, koordiniert mit anderen Berufsgruppen auch die Überleitungspflege.

Zunächst werden die Fähigkeiten, Ressourcen und der Pflegebedarf des Patienten ermittelt. Dann werden unter Einbeziehung der Angehörigen dessen Wünsche im pflegerischen und sozialen Bereich abgeklärt.

Bei einer notwendigen Verlegung in eine Pflegeeinrichtung hilft das Überleitungsteam, die geeignete Einrichtung zu finden. Es unterstützt die Betroffenen und ihre Angehörigen bei der Antragstellung auf Leistungen der Pflegeversicherung und bereitet sie auf die Begutachtung vor.

Bei einer Entlassung nach Hause informiert, berät und unterstützt die Pflegefachkraft Patienten und deren Angehörige bei allen Belangen und hilft, praktische Probleme zu lösen.
- Sie gibt Informationen über geeignete Pflegedienste.
- Sie gibt Informationen über die Finanzierung der Pflege.
- Sie vermittelt Pflege- und Hilfsmittel für die häusliche Pflege in Zusammenarbeit mit Krankenkassen und Sanitätshäusern, wie z. B. Krankenbett, Nachtstuhl, Badelifter, Antide-

kubitusmatratzen, Hausnotruf oder Essen auf Rädern.

Die Angehörigen werden einbezogen, unterstützt und beraten, z. B. zu den zu erwartenden Belastungen in der häuslichen Pflege. Sie erhalten Informationen zu
- Pflegekursen für pflegende Angehörige,
- Selbsthilfegruppen, z. B. Gesprächskreis für pflegende Angehörige.

Die Pflegefachkraft arbeitet mit den Einrichtungen, welche die Weiterversorgung übernehmen, zusammen. Mit dem Einverständnis des Betroffenen werden relevante Informationen an den künftigen Pflegedienst weitergegeben. Die Entlassung wird koordiniert und der Betroffene wird an den Pflegedienst oder die Einrichtung übergeben.

Dazu sind unter anderem erforderlich:
- Gespräche im Vorfeld mit Betroffenen und ihren Angehörigen, um Kontakte aufzubauen und den Dienst oder die Einrichtung vorzustellen.
- Informationen über die Situation des Betroffenen, seine Möglichkeiten und Einschränkungen. In vielen Einrichtungen gibt es Überleitungsbogen, in denen alle relevanten Informationen aufgeführt werden können.
- Informationen über die bisherigen Pflegemaßnahmen.

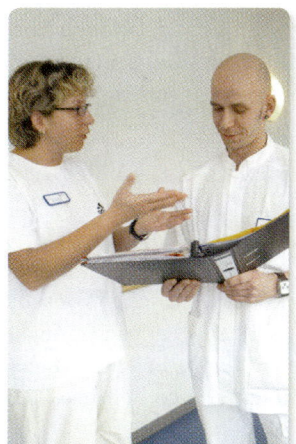

„Wo soll ich bloß an einem Mittwochnachmittag die Medikamente her bekommen?"

Abb. 1 Schwierigkeiten mit der Beschaffung der Medikamente

- Information des betreuenden Arztes über die Entlassung, damit erforderliche Verordnungen und Rezepte rechtzeitig erstellt werden können.
- Frühzeitige Informationen über ärztliche Diagnosen und erforderliche Medikamentengaben, da Pflegeeinrichtungen und -dienste Medikamente nicht vorrätig haben (s. Abb. 1, vorherige Seite).
- Frühzeitige Informationen zur Behandlungspflege, damit z. B. bei Ernährung über eine Sonde die Nahrung im Vorfeld besorgt werden kann.
- Informationen über den genauen Zeitpunkt der Verlegung.

Nach der Entlassung sucht die Pflegefachkraft des Bereichs Überleitung den Pflegebedürftigen noch einmal auf, um die Umsetzung der geplanten, kontinuierlichen Weiterbehandlung zu überprüfen.

> **Tipp**
>
> Der **Expertenstandard Entlassungsmanagement** (▶ s. Lernfeld 1.1, Kap. 4.4.2) beinhaltet die Aufgaben der Überleitungspflege.

4.2.2 Überleitung aus einer Pflegeeinrichtung oder der eigenen Häuslichkeit ins Krankenhaus

Bei einer geplanten Krankenhauseinweisung, z. B. zu einer Operation, ist genügend Zeit, die Verlegung zu planen. Die meisten Krankenhauseinweisungen sind aber ungeplant und entspringen Notsituationen, z. B. bei einem Sturz oder Schlaganfall. Die Zeit für eine Planung oder Vorbereitung ist dann nicht gegeben.

Daher ist es notwendig, standardisierte Abläufe im Vorfeld festzulegen. Dazu gehören auch das Führen und Aktualisieren eines Pflegeüberleitungsbogens.

Das Ziel der Pflegeüberleitung ist auch hier die kontinuierliche Fortsetzung der Pflege und die Übergabe relevanter Informationen.

Zu den Aufgaben bei Verlegung gehören:
- Benachrichtigung der / des nächsten Angehörigen.
- Betreuung des Betroffenen während der Überleitung. Wenn es von Seiten des Pflegeteams nicht möglich ist, den Transport zu begleiten, sollte man die Angehörigen fragen, ob sie die Aufgabe übernehmen können.
- Ausfüllen des Pflegeüberleitungsbogens (s. Abb. 1). Auf dem Bogen werden auch die Medikamente vermerkt, die der Betroffene zuletzt eingenommen hat, sowie eine Telefonnummer für Rückfragen.
- Für den Betroffenen die notwendige Wäsche und seine Pflegemittel packen. Falls der Pflegebedürftige seine Hilfsmittel, wie Brille, Zahnprothese oder Hörgerät, nicht trägt, werden sie gesondert (mit Hinweis) verpackt.
- Die Tasche mit dem Namen des Betroffenen versehen.
- Den Pflegeüberleitungsbogen mit dem Transportschein, der Krankenhauseinweisung und der Versichertenkarte in einen Umschlag legen, damit keine losen Unterlagen verloren gehen.

Während der Betroffene in der Klinik behandelt wird, sollte der Kontakt nicht abreißen.

4.3 Case Management (Fallsteuerung)

Sich in den Einrichtungen des Gesundheitswesens zurechtzufinden, ist oft sehr schwierig. Gerade ältere Menschen brauchen Hilfe, um die unterschiedlichen Angebote kennen lernen und beurteilen zu können.

Case Management ist eine auf den Einzelfall gerichtete Methode, um Versorgungsleistungen einzuschätzen, zu planen, zu überwachen und zu koordinieren. Sie zielt darauf ab, Kontinuität und Verlässlichkeit in der Behandlung für den Betroffenen sicherzustellen unter Berücksichtigung von Qualität und Kosten.

Case Management ist besonders dann wichtig, wenn bei Betroffenen ein komplexer Versorgungs-

Patientenname: ....

13. Körperpflege

Waschen _ selbst. _ Anleitung/Beaufsichtigung

Mundpflege

Zahnprothese
Teilprothese
Haarpflege
Rasur
Nagelpflege
Dusche
Bad

**An- und
Auskleiden**

_____

Anzieh-Hilfe
_ Kompressi

15. Hilfsmittel

Hilfsmittel   vorhanden empfohlen beantragt

Patientenname: ....

6. Bewusstsein / Orientierung / Schlaf

Bewusstsein
_ wach _ schläfrig _ komatös _ ....

Orientierung
_ voll orientiert
_ zeitweise orientiert _ zeitlich _ örtlich
_ zur Person _ zur Situation
_ nicht orientiert _ zeitlich _ örtlich
_ zur Person _ zur Situation

_ Weglauft
_ gestörte

Schlafverh
_ ungestör

Besonderh

An: _____
_____
_____

Kaustörungen _ nein _ ja
Schluckstörungen _ nein _ ja
Besonderheiten _____

Nahrungs- und Flüssigkeitsaufnahme
_ selbständig _ richten _ anleiten/beaufsichtigen
_ verabreichen
Ernährungssonde PEG PE

14. Haut- u

Hautbeschaf
_ normal
Lokalisation /

_____

_ Wundbeh

Hautverände
_ Dekubitus
_ Ulcus
_ Wunden
_ Pilz
_ Andere

Behandlung

....
Datum / Unte

Telefonnumm

7. Stimm

Stimmung
_ ausgegli
_ ängstlich
Motivation
_ entwickel
_ passiv

8. Komm

_ uneinges
_ eingesch
Sehen
_ Sehstöru
_ Blindheit
_ Gesichts
Sehhilfen _
Hören
_ Schwerh
_ Taubheit
Hörhilfen _
Sprache
Sprach- un

Dolmetsc

9. Atmu

Besonderh

_ Trachest
_ mit Sprec
_ regelmä
_ Reinigun

10. Ernäl

Kostform
Zusatzkost
tgl. Trinkme
Vorlieben /

_____

Bericht zur Pflegeüberleitung für den Raum Karlsruhe

1. Angaben zur Person

Name, Vorname _____
Geb.-Datum/Konf. _____
Anschrift _____
_____
_____
Telefon _____
Hausarzt, Tel. _____

Kostenträger _____

Pflegestufe _ 0 _ I _ II _ III
_ Höherstufung beantragt am _____
Angehörige / Bezugspersonen
(Name, Adresse, Verwandtschaftsverhältnis, Telefon)

2. Lebenssituation

_ lebt allein im eigenen Haushalt
_ lebt im Haushalt mit / von _____
_ lebt in betreutem Wohnen _____
_ lebt in einer Pflegeeinrichtung _____
_ Mittagessen bestellt bei _____
ab _____
_ häusl. Grundpflege häusl. Behandlungspflege
___ x tgl. ___ x wöchentl. ___ x tgl. ___ x wöchentl.
von _____
Tel. _____
_ hauswirtschaftliche Versorgung durch:
_____
von der Verlegung wurde benachrichtigt:
Angehörige _ ja _ nein Sozialstation _ ja _ nein
Hausarzt _ ja _ nein PÜL _ ja _ nein

3. Gesetzliche Betreuung / Vorsorgevollmacht / Patientenverfügung

Gesetzliche Betreuung _ beantragt _ eingerichtet
Betreuer/Bevollmächtigter _____
Telefon _____
Patientenverfügung _ ja _ nein
Vorsorgevollmacht _ ja _ nein
Wirkungskreise der Betreuung/Vorsorgevollmacht
_ Gesundheitsfürsorge _ Aufenthaltsbestimmung
_ Verkehr mit Behörden und Kassen
_ Schutzmaßnahmen (Fixieren, Bettgitter)
_ Postempfang
_ Wohnungsangelegenheiten
_ Vermögensangelegenheiten

4. Pflegerelevante Diagnosen / Fähigkeitsstörungen

Einweisungsgrund: _____
➢ _____
➢ _____
➢ _____
➢ _____
➢ _____
Allergien _____
➢ _____
➢ _____

5. Medikation am

(nicht ohne ärztl. Anordnung übernehmen)

	Morgen	Mittag	Abend	Nacht

_ siehe Arztbericht
Insulin-Verabreichung
_ Patient _ Angehörige _ Pflegedienst
Pen mitgegeben _ ja _ nein
Medikamente mitgegeben bis: _____
Medikamente _ müssen hergerichtet werden
_ Einnahme muss überwacht werden
_ müssen verabreicht werden
_ müssen gemörsert/zerkleinert werden

Pflegeüberleitung QZ/PÜL Stand: 04/2005   Seite 1 von 3

Abb. 1 Ausschnitt aus einem Überleitungsbogen

bedarf besteht (z.B. bei chronischen Erkrankungen).

Eine Pflegefachkraft steht dabei als Kontakt-, Anlauf- und Vermittlungsperson zur Verfügung. Sie vermittelt Hilfen im pflegerischen, hauswirtschaftlichen, psychosozialen, medizinischen oder gerontopsychiatrischen Bereich und erstellt einen Versorgungsplan mit den Leistungen der unterschiedlichen Berufsgruppen.

Sie überwacht und steuert die Koordinierung aller patientenbezogenen Leistungen. So achtet sie z.B. auf Folgendes:

- wo und wie der Betroffene die Leistungen, die er benötigt, bekommt,
- wann er wo welche Leistungen in Anspruch nehmen kann,
- was vorher erledigt sein muss,
- welche Informationen für die Durchführung der Maßnahmen vorliegen müssen,
- was unmittelbar nach den Leistungen erfolgen muss, um den Versorgungsbedarf zu decken.

> **Merke**
>
> Case Management orientiert sich am Pflegebedürftigen und bezieht ihn ein. Es erleichtert den Überblick und die Ergebnissicherung im Gesundheitswesen.

Aufgaben

1. Wann ist eine Überleitungspflege notwendig und welche Aufgaben hat sie?

2. Erklären Sie, was man unter Case Management versteht.

3. Arbeiten Sie jetzt noch einmal Ihre Unterlagen zur Eingangssituation durch und erstellen Sie einen Leitfaden für eine Notfallverlegung von einer Pflegeeinrichtung ins Krankenhaus.

4. Kennen Sie Beispiele aus der Praxis, bei denen es Probleme mit der Pflegeüberleitung aus dem Krankenhaus gab? Berichten Sie über Ihre Erfahrungen.

5. Überlegen Sie sich Situationen aus Ihrem Pflegealltag, in denen die Koordination mit allen Beteiligten an der Versorgung eines Betroffenen nicht abgestimmt war, wo es vielleicht zu einer unvollständigen oder auch zu einer Doppelversorgung kam. Was wäre anders gelaufen, wenn es ein Case Management gegeben hätte?

Lernfeld 1.4

Anleiten, beraten und Gespräche führen

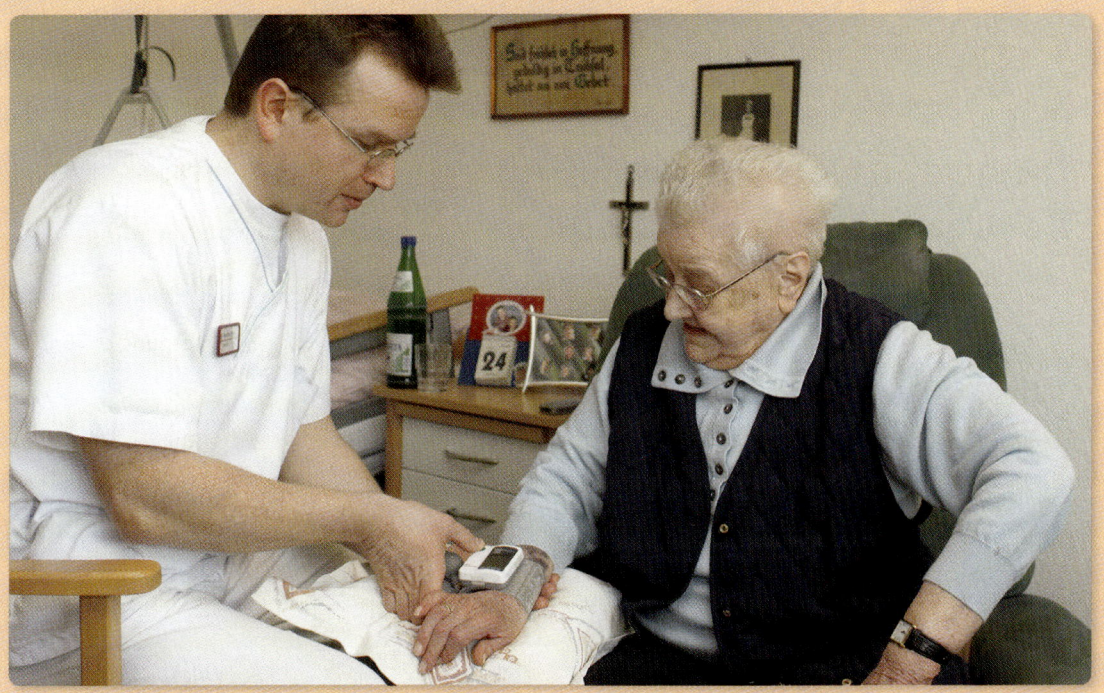

1 Gespräche führen

1.1 Verbale und nonverbale Kommunikation

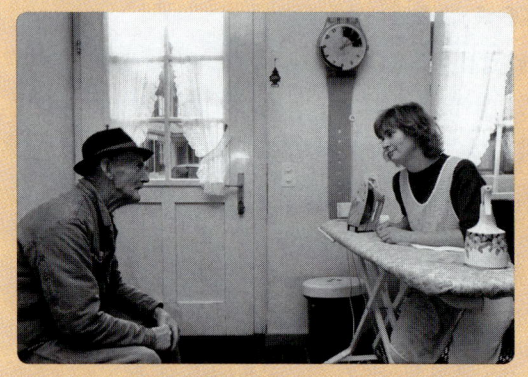

Alles, was im pflegerischen Alltag getan wird, besteht aus zwei Bausteinen: Pflegehandlung und Kommunikation. Kommunikation leitet sich aus dem lateinischen Wort communare ab und bedeutet „verbinden, vereinigen". Wir reden also nicht nur mit den Menschen, die wir pflegen, wir treten auch in eine Beziehung zu ihnen ein.

P. Watzlawick, ein bekannter Psychotherapeut, hat einmal gesagt:

„Man kann nicht nicht kommunizieren."

▶ Diskutieren Sie darüber, was er damit gemeint haben könnte.

Der Mensch ist ein soziales Wesen. Er kann nicht leben, ohne mit anderen Menschen zu kommunizieren. Wenn er kommuniziert, tritt er zu einem anderen Menschen in Beziehung und tritt so mit der Umwelt in Beziehung und erhält eine Reaktion. Kommunikation ist also ein wechselseitiger Ablauf, man tauscht Informationen und Mitteilungen aus, Menschen treten miteinander in Verbindung.

Pflegebedürftige Menschen sind auf die Unterstützung von Pflegepersonen angewiesen. Oft bedürfen sie der Anrede und des Zuspruchs. Wie ein Gespräch verläuft, hängt zum großen Teil von der Pflegeperson ab. Um auf die Situation des Betroffenen adäquat eingehen zu können, muss die Gesprächsführung erlernt und eingeübt werden.

Es gibt unterschiedliche Möglichkeiten, sich zu verständigen.

Die verbale, sprachliche Kommunikation ist ein wechselseitiger sprachlicher Austausch. Sie besteht zunächst aus der inhaltlichen Mitteilung, aus den Wörtern, die gesprochen werden. Eine Unterstreichung des Inhalts ist begrenzt durch die Wortwahl möglich.

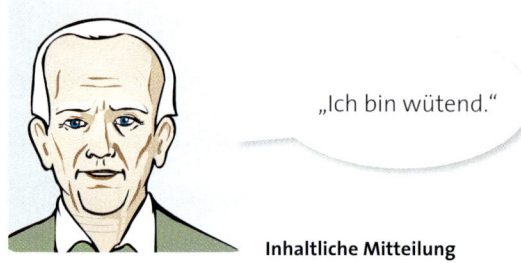

„Ich bin wütend."

Inhaltliche Mitteilung

Die nonverbale, nichtsprachliche Kommunikation zeigt Gefühle auf, die hinter einer Mitteilung stehen. In welcher Lautstärke wird gesprochen? Wie ist der Tonfall, die Geschwindigkeit? Wie ist der Gesichtsausdruck (die Mimik)? Gibt es Blickkontakt oder eine Berührung? Wie ist die Körperhaltung und -bewegung (Gestik)?

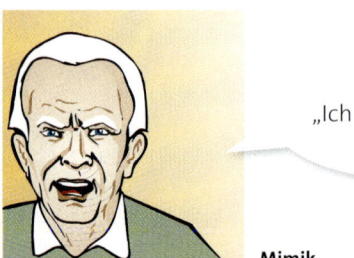

„Ich bin wütend."

Mimik

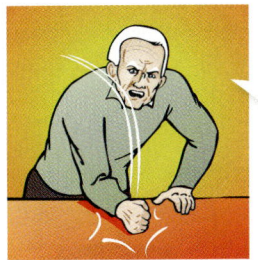

„Ich bin wütend."

Gestik

Eine stimmige Kommunikation zeichnet sich dadurch aus, dass sich sprachliche und nichtsprachliche Kommunikation decken, d.h. zueinander passen.

Im Pflegealltag dienen Gespräche unterschiedlichen Zielen:

- Kontakte knüpfen
- Beziehungen pflegen
- Pflegehandlungen begleiten
- Informationen geben
- Probleme lösen
- Angehörige begleiten

Unterschieden wird zwischen einem **Alltagsgespräch** und einem **professionellen Gespräch**. In Alltagsgesprächen kann man sich, mit zu beachtenden Grenzen, als Privatperson mit eigenen Bedürfnissen einbringen. Die Beziehungsgestaltung wird dadurch erleichtert. Je schwieriger eine Situation ist, umso wichtiger ist es, die eigene Person in den Hintergrund zu stellen und die Regeln der professionellen Gesprächsführung einzuhalten (▶ s. Kap. 1.2).

> **Merke**
>
> Gute Kommunikation zeichnet sich dadurch aus, dass der Gesprächspartner zufrieden ist, dass der Kommunizierende ein gutes Gefühl hat und dass die gesteckten Ziele erreicht werden.

1.1.1 Verbale Kommunikation

Der Spracherwerb ist eine erstaunliche Entwicklungsleistung des Menschen. Sowohl bei den Pflegekräften als auch bei den zu pflegenden Personen ist der Prozess des Spracherwerbs der Muttersprache abgeschlossen. Im Alter kann die verbale Kom-

munikationsfähigkeit nachlassen. Der sprachliche Austausch mit den Mitmenschen, der das Zugehörigkeitsgefühl und das Selbstbewusstsein stärkt, der Sicherheit und soziale Anerkennung gibt, kann weniger werden. Zu den Aufgaben von Pflegepersonen gehört es dann, die Kommunikation zu fördern und somit die Lebensqualität der zu Betreuenden zu erhalten oder sogar zu steigern.

1.1.2 Störungen in der verbalen Kommunikation

Häufig ist bei älteren Menschen die Kommunikation durch Einschränkungen in der Wahrnehmung, der Merkfähigkeit und beim sprachlichen Ausdruck gestört. Wenn einige Regeln eingehalten werden, kann trotzdem ein Austausch mit der Umwelt erfolgen.

Einschränkungen des Hörvermögens
(▶ s. auch Lernfeld 1.3)
Einschränkungen, die bei älteren Menschen häufiger vorkommen:

- Hohe Töne werden schlecht gehört, die Sprache wirkt verzerrt. Außerdem vermittelt eine hohe Stimme, dass „geschimpft" wird. Sprechen Sie mit einer tiefen Stimme.
- Störlärm, Hintergrundgeräusche können durch Hörgeräte verstärkt werden. Schalten Sie Nebengeräusche aus, z. B. das Radio, Straßenlärm.
- Das Richtungshören ist erschwert, es wird nicht gehört, wo die Geräusche herkommen. Sprechen Sie den Hörgeschädigten von vorne an, schauen Sie ihn an und halten Sie Blickkontakt.

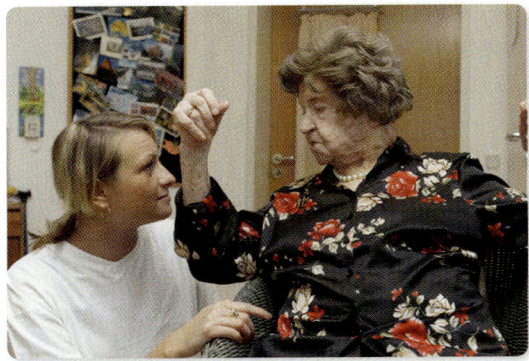

Abb. 1 Zugewandte Kommunikation

Einschränkungen der Merkfähigkeit

Wenn Betroffene Störungen der Merkfähigkeit haben:

- Sprechen Sie langsam und deutlich.
- Bilden Sie einfache kurze Sätze.
- Machen Sie Pausen, damit der Inhalt verarbeitet werden kann.
- Vergewissern Sie sich, ob der Inhalt verstanden wurde.
- Nutzen Sie mehrere Kommunikationswege, sprechen und zeigen Sie gleichzeitig.
- Geben Sie Handlungshinweise nacheinander, nicht in Kettenaufträgen.

> **Beispiel**
>
> Frau Merck, wir gehen jetzt spazieren …
> Ziehen Sie sich die Schuhe an … Ja, schön …
> Und jetzt kämmen Sie sich … Gut …
> Kommen Sie zur Eingangstür …

Einschränkungen des sprachlichen Ausdrucks

Durch unterschiedliche Krankheiten kann die Möglichkeit, Worte zu finden, eingeschränkt sein. Wichtig ist, dass Sie trotzdem kommunizieren.

- Stellen Sie geschlossene Fragen (▶ s. Kap.1.2.5).
- Wenden Sie Mimik und Gestik verstärkt an.
- Lassen Sie bei Wortfindungsstörungen umschreiben.
- Haben Sie Geduld, unterbrechen Sie unverständliche Äußerungen nicht.
- Beruhigen Sie und sagen Sie: „Wir werden schon herausfinden, was Sie möchten."
- Nicht kritisieren, jeden Erfolg loben.

Muttersprachliche Einschränkungen

Die Versorgung pflegebedürftiger älterer Menschen, die nur wenig oder gar kein Deutsch sprechen, wird in Zukunft zunehmen.
Günstig ist es, wenn Mitarbeiter unterschiedlicher Herkunft zusammenarbeiten und so übersetzen können. Angehörige sind wichtig für die Pflege und Betreuung. Sie geben wertvolle Informationen. Obwohl man „normal" mit den Betroffenen sprechen sollte, ist die nonverbale Kommunikation (▶ s. Kap. 1.1.3) oft das Mittel der Wahl, man spricht

mit „Händen und Füßen". Als Notbehelf dienen Bildtafeln (Piktogramme), die die wichtigsten Informationen zu den Aktivitäten des täglichen Lebens geben können, wie z. B. Essen und Trinken oder Waschen und Kleiden.

 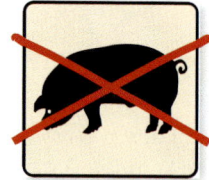

Abb. 1 Informationen darüber, was der Betroffene nicht isst

Inzwischen werden Computerprogramme in vielen Sprachen angeboten. Sie enthalten die wichtigsten Fragen zu den Alltagsfähigkeiten. Das Pflegepersonal kann auf eine Frage zeigen, der Pflegebedürftige kann sie in seiner Sprache lesen und auf die Antwort zeigen.

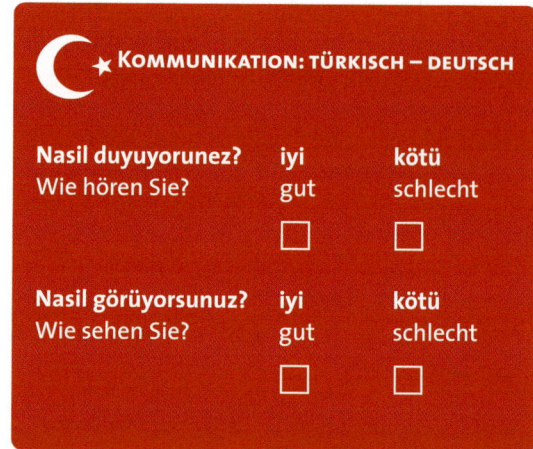

Abb. 2 Aus einem Sprachprogramm

Für Menschen mit Einschränkungen der Hirnleistung, der Sinne und Sprechwerkzeuge werden besondere Kommunikationsformen notwendig. (▶ s. Lernfeld 1.3)

> **Merke**
>
> Einschränkungen in der Kommunikation können unterschiedliche Ursachen haben. Doch gibt es vielfältige Möglichkeiten die Einschränkungen auszugleichen.

Übung

Eine neue Bewohnerin ist eingezogen. Ihre Heimatsprache ist Türkisch, sie ist nicht in Deutschland aufgewachsen. Sie spricht wenig Deutsch und kennt kaum deutsche Gewohnheiten.

▸ Wie können Sie ihr helfen, Kontakt zu den anderen Bewohnern aufzunehmen?

▸ Welche Gesellschaftsregeln müssen Sie beachten?

1.1.3 Nonverbale Kommunikation

Gespräche bestehen nicht nur aus Worten, man kann sich auch ohne Wörter ausdrücken. Die nonverbale Kommunikation äußert sich – wie eingangs erwähnt – in Mimik, Gestik und Körperhaltung, aber auch durch Blickkontakt und das räumliche Verhalten gegenüber dem Kommunikationspartner.

Je weniger ein Wortwechsel in der pflegerischen Betreuung möglich ist, umso wichtiger werden Mimik und Gestik.

Ein **Gesicht** kann sich durch ein Mienenspiel unterschiedlich **ausdrücken**. Es kann freundlich und zugewandt aussehen, aber auch unfreundlich oder spöttisch (▸ s. auch Lernfeld 1.2, Kap. 1.3.2).

Es gibt zehn **elementare Emotionen**, die durch Mimik und Gestik ausgedrückt werden können: Interesse, Freude, Überraschung, Ekel und Scham, Kummer, Zorn, Verachtung, Furcht, Schuld.

Die **Körperbewegungen** unterstreichen das Gesagte. Je nachdem wie viel Temperament jemand hat oder aus welchem Kulturkreis er kommt, zeigt er seine Gefühle mehr oder weniger durch Gesten. Menschen aus Südeuropa sprechen meist gestenreicher als Menschen aus Nordeuropa.

Die **Körperhaltung** signalisiert, wie man sich fühlt, wie es einem geht. So können ein aufrechter Gang und ein fester Schritt Tatendrang ausdrücken oder hängende Schultern und ein schlurfender Gang Resignation. Ein Bewohner kann zusammengekauert im Bett liegen und dadurch Trauer zeigen. Er kann auf dem Gang sitzen, vor sich hin schauen und ausdrücken, dass er in seiner Welt lebt.

Die Pflegenden können vor einem alten Menschen stehen und „von oben herab" reden oder sich in gleicher Höhe mit ihm unterhalten (s. Abb. 1 folgende Seite).

Übung

Versuchen Sie, folgende Gesichter den elementaren Emotionen zuzuordnen.

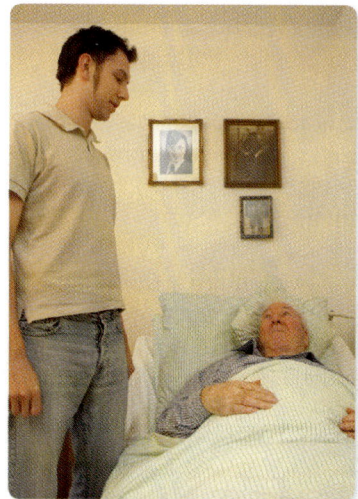

Abb. 1 Die Kommunikation findet nicht auf Augenhöhe statt

Gesellschaftliche Regeln bestimmen, welcher Körperabstand korrekt ist.

Intimzone (Flüsterzone) bis 50 cm
Persönliche Zone (Noch-Berühr-Zone) 50 bis 120 cm
Soziale, gesellschaftliche Zone (Kollegen-Vorgesetzten-Zone) 120 bis 350 cm
Öffentliche Zone (Bühne-Publikum-Zone) mehr als 350 cm

Abb. 2 Nähe und Distanz

Der Abstand zum Gegenüber drückt aus, wie nahe man ihm ist. Man kann den Abstand sehr gering halten und das Gegenüber dadurch einengen. Man kann zu weit von ihm entfernt sein und damit vielleicht ausdrücken, dass man es nicht mag. Das Bedürfnis nach Nähe und Distanz ist bei jedem Menschen unterschiedlich.

Pflegekräfte müssen während der Arbeit oft in die Intimzone der Betroffenen eindringen. Deshalb ist es wichtig, trotzdem die notwendige Distanz zu si-

gnalisieren, z.B. indem man die einzelnen pflegerischen Notwendigkeiten genau erklärt. Durch das Reden über die Handlung wird der nötige Anstand hergestellt.

In der Regel stimmen sprachlicher und nichtsprachlicher Ausdruck überein, die Kommunikation ist **kongruent**.
- Freundlich sprechen und dabei lächeln.
- Laut reden und eine Zornesfalte auf der Stirn haben.
- Lebhaft reden und dabei die Hände und Arme heftig bewegen.

Stimmen sprachlicher und nichtsprachlicher Ausdruck nicht überein, spricht man von **inkongruenter** Kommunikation.

Beispiel

Wenn jemand sagt: „Sie haben eine tolle Bluse an!" und dabei das Gesicht verzieht, hat man eher den Eindruck, dass die Bluse doch nicht so toll oder sogar schrecklich ist.

Die nonverbale Kommunikation kann in der Regel weniger kontrolliert werden als die verbale und sie drückt oft das zutreffende Gefühl deutlicher aus.

Nicht nur der Redner zeigt eine nichtsprachliche Kommunikation, auch das Gegenüber reagiert nonverbal.

Beispiel

- Er nickt mit dem Kopf und zeigt Zustimmung.
- Er reagiert mit Stirnfalten, ist eher skeptisch.
- Er schüttelt mit dem Kopf, ist anderer Meinung.

Durch diese unbewusst ausgetauschten Botschaften wird die Gesprächsatmosphäre bestimmt.

Merke

Die Art und Weise wie man spricht und sich dabei bewegt, sagt oft mehr aus als Worte.

1.2 Grundlagen der Gesprächsführung

Wenn Menschen miteinander reden, kann einiges schief gehen. Die Worte, die gesagt werden, können unterschiedlich gemeint sein oder auch unterschiedlich beim Gegenüber ankommen. Eine wirksame Kommunikation hängt nicht nur vom „guten Willen" ab, sondern auch von den Kommunikationsfähigkeiten, die man besitzt, um auf Mitmenschen angemessen zu reagieren.

1.2.1 Das Sender-Empfänger-Modell

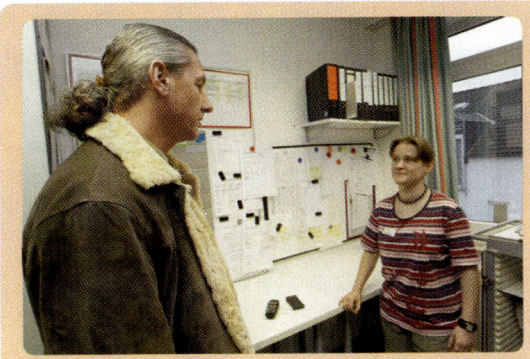

Sie haben Herrn Gärtner vor einer halben Stunde zur Toilette gebracht. Nun kommt der Sohn ins Dienstzimmer und sagt Ihnen: „Vater riecht nach Urin."

▸ Was denken Sie, was der Besucher mitteilen will?

▸ Wie reagieren Sie?

Der Psychologe Friedemann **Schulz von Thun** entwickelte in den 1970er Jahren das „Sender-Empfänger-Modell" der zwischenmenschlichen Kommunikation. Es ist ein Hilfsmittel, um typische Störungen in der alltäglichen zwischenmenschlichen Kommunikation und Beziehung zu erkennen und zu klären.

Zur menschlichen Kommunikation gehören mindestens zwei Personen. Die eine Person teilt etwas mit, gibt eine Nachricht. Sie wird **Sender** genannt. Die andere Person nimmt die Mitteilung auf. Sie wird als **Empfänger** bezeichnet.

Die 4 Seiten einer Nachricht

Jede Nachricht enthält gleichzeitig unterschiedliche Botschaften (Seiten):
● den **Sachinhalt** – worüber der Sender informiert
● die **Selbstoffenbarung** – was der Sender über sich selbst kundgibt
● die **Beziehung** – was der Sender vom Empfänger hält, wie er zu ihm steht
● den **Appell** – wozu der Sender den Empfänger veranlassen möchte

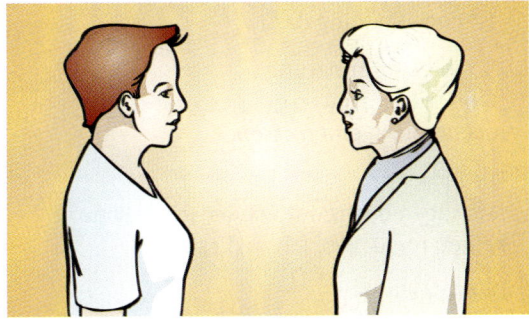

Abb. 1 Sender und Empfänger

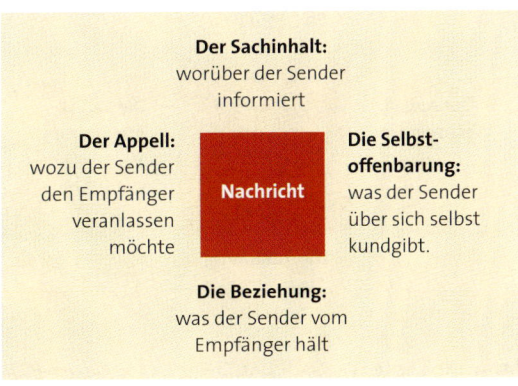

Abb. 2 Die 4 Seiten einer Nachricht

Folgender Fall soll die vier Seiten der Nachricht verdeutlichen. Eine Angehörige sagt zu einer Pflegekraft (gibt die Nachricht):
„Meine Mutter hat einen Flecken auf der Bluse."

Der Sachinhalt
Die Pflegeperson erhält eine Information über den Zustand der Bluse der Mutter von Frau P.
„Meine Mutter hat einen Flecken auf der Bluse."
● **Der Sender informiert.**

Die Selbstoffenbarung
Der Sender sagt indirekt etwas über sich aus. Diese Selbstoffenbarung könnte bei Frau P. sein:
„Mir ist Sauberkeit sehr wichtig, ich bin besorgt."
● **Der Sender teilt mit, wie er sich sieht.**

Die Beziehung
Aus der Nachricht geht hervor, welche Meinung der Sender über den Empfänger hat. Hier könnte es sein:
„Sie übersehen, dass meine Mutter eine schmutzige Bluse trägt."
● **Der Sender teilt mit, wie er den Empfänger sieht.**

Der Appell
Der Sender möchte, dass der Empfänger auf die Nachricht reagiert. Hier könnte es sein:
„Achten Sie in Zukunft besser auf Sauberkeit oder wechseln Sie die Bluse."
● **Der Sender will auf den Empfänger Einfluss nehmen.**

Es ist also nicht immer leicht, zu verstehen, was der Sender, in diesem Fall Frau P., meint.

Zu der sprachlichen Information kommen Botschaften, die nicht direkt benannt werden. Je nachdem, welche Stimme Frau P. wählt, welche Betonung, Mimik oder Gestik, kann die Nachricht unterschiedlich gedeutet werden:

● Wendet sie einen freundlichen Ton an, kann der Empfänger davon ausgehen, dass es sich um eine Information handelt.
● Spricht sie in einem entschuldigenden Ton, zeigt sie ihr eigenes Empfinden, dass sie vielleicht eine „Pingelige" ist.
● Sagt sie zum Beispiel „von oben herab" „Meine Mutter hat einen Fleck auf der Bluse", steht der Beziehungsaspekt im Vordergrund, dass sie vom Empfänger nichts hält.
● Ist der Ton hingegen barsch, kann der Empfänger davon ausgehen, dass sie ihn auffordert, die Bluse zu wechseln.

Beispiel

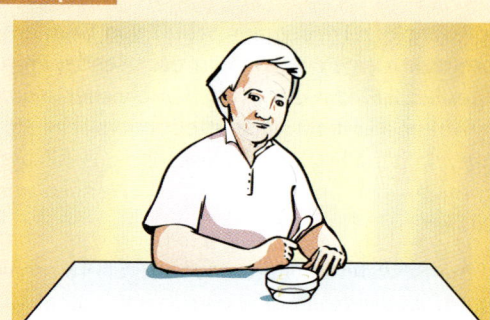

Frau Winter, eine übergewichtige Bewohnerin, fragt: „Ist noch Pudding da?"

Der Sachinhalt:
„Ist noch Pudding da?"

Die Selbstoffenbarung:
„Der Pudding hat so gut geschmeckt, ich möchte noch einen essen."

Die Beziehung:
„Sie sagen bestimmt wieder, ich bekomme keinen mehr, weil ich zu dick bin."

Der Appell:
„Geben Sie mir noch einen Pudding!"

	Der Sachinhalt: Da ist ein Fleck.	
Der Appell: Wechseln Sie die Bluse!	Nachricht: Meine Mutter hat einen Fleck auf der Bluse	Die Selbstoffenbarung: Mir ist Sauberkeit wichtig.
	Die Beziehung: Sie übersehen den Fleck.	

Abb. 1 Die 4 Seiten der Nachricht: Meine Mutter hat einen Fleck auf der Bluse

Übung

Welche Seite einer Nachricht könnte hinter folgenden Aussagen der Sender stehen?

- Ist noch Kaffee da?
- Ich habe gar keine Lust zu spülen.
- Ihre Rosen sehen sehr schön aus.
- Ist das Rindfleisch?
- Da ist eine Parklücke.
- Steht mir das Kleid?

Die 4 Seiten des Empfangs

Genauso, wie die Nachricht unterschiedliche Seiten enthält, kann der Empfang auf verschiedene **„Ohren"** treffen:

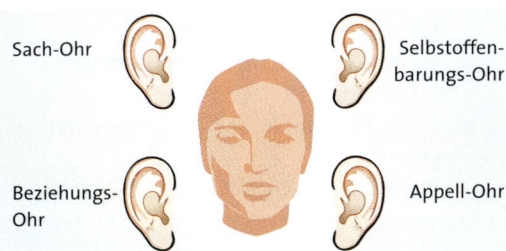

Sach-Ohr

Selbstoffen-barungs-Ohr

Beziehungs-Ohr

Appell-Ohr

Abb. 1 Die 4 Seiten des Empfangs

Der Empfänger kann auf verschiedenen „Ohren" hören, also die Nachricht unterschiedlich empfangen. Stimmt die Nachrichtenseite des Senders mit der Seite des Empfängers überein, gibt es keine Schwierigkeiten in der Kommunikation. Reagieren die Empfänger über andere „Ohren" auf die Nachricht des Senders, kann die Kommunikation erschwert und schwierig werden. Bleiben wir bei dem Beispiel. Eine Angehörige sagt zur Pflegekraft: „Meine Mutter hat einen Flecken auf der Bluse."

Das Sach-Ohr

„Danke für die Information Frau P."
- **Der Empfänger hört auf den Sachinhalt.**
Diese Antwort stimmt mit der Nachricht überein, wenn der Sender auch eine Information geben wollte. Es kann zu Schwierigkeiten kommen, wenn Frau P. vermitteln will, dass sie sich über die schlechte Pflege beschweren möchte, die Nachricht also eher auf der Beziehungsseite liegt.

Das Selbstoffenbarungs-Ohr

„Frau P. übertreibt es wieder mit der Sauberkeit!"
- **Der Empfänger hört, was der Sender über sich aussagt.**
Auf dem Selbstoffenbarungs-Ohr zu hören bedeutet, dass sich die Äußerung nicht auf das Handeln des Empfängers bezieht, sondern auf die Situation des Senders. So kann es zu Missverständnissen kommen: Frau P. möchte, dass die Bluse gewechselt wird, die Pflegeperson hält dies für übertrieben.

Das Beziehungs-Ohr

„Frau P. meint auch, wir trinken den ganzen Tag nur Kaffee und kümmern uns nicht um die Bewohner!"
- **Der Empfänger hört, was der Sender von ihm hält.**
Der Empfänger bezieht die Äußerung von Frau P. auf sich, nimmt sie persönlich. Die Kommunikation wird besonders erschwert, wenn Frau P. eigentlich eine Sach-, Selbstoffenbarungs- oder Appell-Nachricht gesendet hat. Sie versteht es dann nicht, warum die Pflegeperson gekränkt ist.

Das Appell-Ohr

„Ich ziehe Ihrer Mutter gleich eine frische Bluse an!"
- **Der Empfänger hört auf den „Appell" des Senders.**
Der Empfänger fühlt sich aufgefordert, die Wünsche und Erwartungen des Senders zu erfüllen. Schwierig kann es werden, wenn Menschen immer auf dem Sprung sind, es allen recht zu machen, und ihre eigenen Bedürfnisse nicht wahrnehmen.

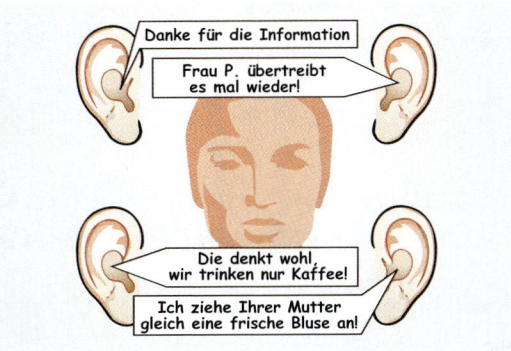

Danke für die Information

Frau P. übertreibt es mal wieder!

Die denkt wohl, wir trinken nur Kaffee!

Ich ziehe Ihrer Mutter gleich eine frische Bluse an!

Abb. 2 So hört die Pflegekraft

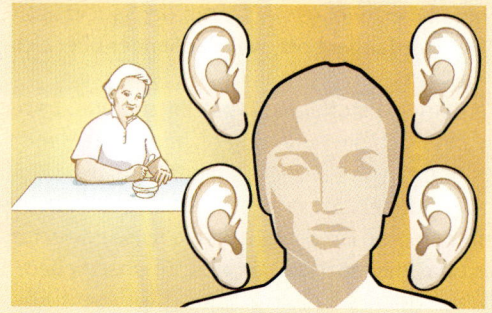

Frau Winter, eine übergewichtige Bewohnerin, fragt: „Ist noch Pudding da?"

Das Sach-Ohr:
„Ja, Frau Winter, es ist noch Pudding da."

Das Selbstoffenbarungs-Ohr:
„Der Pudding hat Ihnen wohl sehr gut geschmeckt?"

Das Beziehungs-Ohr:
„Frau Winter, Sie müssen doch auf Ihre Linie achten!"

Das Appell-Ohr:
„Ja, ich gebe Ihnen sofort noch einen Pudding!"

Merke

Es gibt meistens Störungen in der Kommunikation, wenn beide Gesprächspartner nicht auf der gleichen Seite senden und empfangen.

Übung

Mit welchem Ohr hört der Empfänger die Nachrichten des Senders, wenn er folgendermaßen reagiert?

- „Ist noch Kaffee da?" – „Ich koche gleich welchen."
- „Ich habe gar keine Lust zu spülen." – „Es gibt nicht viel schmutziges Geschirr."
- „Ihre Rosen sehen sehr schön aus." – „Ich schneide Ihnen welche."
- „Ist das Rindfleisch?" – „Nie passt dir, was ich koche!"
- „Da ist eine Parklücke." – „Das sehe ich selber!"
- „Steht mir das Kleid?" – „Der Stoff ist sehr interessant."

1.2.2 Haltungen in der Gesprächsführung

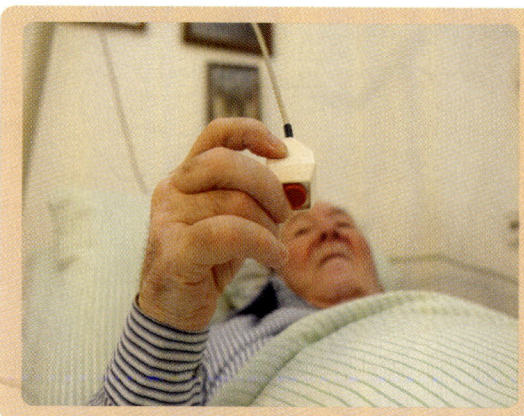

Stellen Sie sich vor:
Sie sind allein, hilfsbedürftig, weil sie nicht selbst aufstehen können, und niemand hat richtig Zeit für Sie.

▶ Wie würden Sie sich fühlen?

▶ Wie würden Sie sich verhalten?

▶ Was würden Sie von Ihrer Umwelt erwarten?

Der Psychologe **Carl Rogers** beschrieb Haltungen, die für die Gesprächsführung wichtig sind. Sie werden auch Variablen genannt. Seine **Variablen** sind: **einfühlendes Verstehen, Wertschätzung** und **Echtheit**. Durch die Anwendung der Variablen hat man die Möglichkeit, den Gesprächspartner ernst zu nehmen und eine Haltung zu entwickeln, bei der man sich bemüht, ihn zu verstehen und so zu nehmen, wie er ist.

Einfühlendes Verstehen

Einfühlendes Verstehen wird auch als **Empathie** bezeichnet. Es fordert die Fähigkeit, sich in das Erleben, die Stimmung und die Erwartungen anderer Menschen hineinzuversetzen, auch wenn man selbst anders denkt und fühlt.

Wenn ich mich in die Person hineinversetze und nachvollziehen kann, dass sie sich alleine fühlt und gerne Kontakte hätte, kann ich erkennen, warum sie sehr oft klingelt. Ich verstehe das Verhalten, auch wenn ich die Handlung persönlich nicht gutheiße. Indem ich mit den Augen eines Bewohners sehe, mit seinen Ohren höre, in seinen Schuhen laufe oder in seine Haut schlüpfe, kann ich mich in ihn hineinversetzen und nachempfinden, wie es ihm geht, welche Bedürfnisse er hat und was er fühlt.
Verhaltensweisen, die schwer zu verstehen sind, werden durch Empathie oft nachvollziehbar.

Empathie darf nicht mit Sympathie verwechselt werden: Empathisch sein bedeutet sich in den anderen hineinversetzen, ihn in seiner Situation verstehen. Seine Empfindungen werden nicht bewertet. Eigene Gefühle spielen keine Rolle. Wenn ich für jemanden Sympathie hege, dann ist er mit mir wesensverwandt, ich fühle mit ihm und bin ihm zugeneigt.

Beispiel

Richtiges Verhalten:
„Fühlen Sie sich alleine? Das kann ich verstehen. Sollen wir Ihre Tür offen lassen?"
Falsches Verhalten:
„Ach das tut mir aber leid, dass sie so oft alleine sind."

Einfühlendes Verstehen ist der Schlüssel für den Umgang mit Betroffenen. Nur wenn Verständnis für das Erleben und Fühlen da ist, kann entsprechend gehandelt werden.

Übung

Es ist sehr schwer sich vorzustellen, selbst an Demenz erkrankt zu sein (▶ s. Lernfeld 1.3). Versuchen Sie es trotzdem: Wie würden Sie sich fühlen, wenn Sie z. B. nicht wüssten, wo Sie sind, nur fremde Menschen um sich herum sähen, nicht wüssten, was gestern war?

▶ Benennen Sie Ihre Gefühle.

Wertschätzung

Wertschätzung wird auch als **Akzeptanz** bezeichnet. Es bedeutet, jemanden so anzunehmen, wie er ist. Die Person wird – unabhängig von dem, was sie empfindet, sagt oder tut – akzeptiert und nicht bewertet oder beurteilt. Es ist nicht wichtig, welche Werte oder Vorstellungen Sie als Pflegekraft persönlich haben. Die Einstellung des Betroffenen wird weder bejaht, noch steht man ihr ablehnend gegenüber.

Sie reagieren als Frau wertschätzend, wenn ein älterer Herr mit körperlichen Einschränkungen Ihnen seinen Platz anbietet oder die Tür aufhält und Sie diese Geste der Höflichkeit akzeptieren.

Beispiel

Sie sehen eine Bewohnerin, die trotz körperlicher Einschränkungen Krümel sorgfältig vom Boden aufhebt.

Wie reagieren Sie?
„Sie scheuen auch keine Mühe, damit wir es ordentlich haben."
„Das sieht ja wieder tipptopp aus. Wenn wir Sie nicht hätten."

Falsch wäre:
„In Ihrem Alter brauchen Sie sich doch nicht mehr so anzustrengen. Dafür haben wir doch die Putzfrau."

Übung

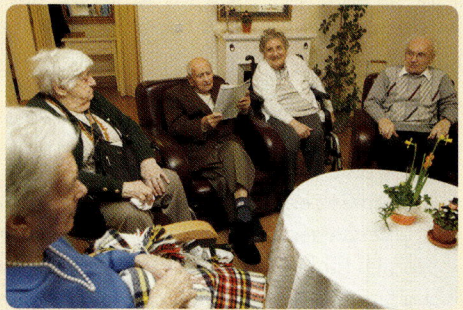

Herr Köhler ist Gast in einer Tagespflege. Er hat früher Kaninchen gezüchtet und erzählt gerne über sein früheres Hobby. Die anderen Tagesgäste wollen ihm aber nicht mehr zuhören.

▶ Was tun Sie, damit die andern es zulassen können, dass Herr Köhler über seine Kaninchen redet?

Echtheit

Echtheit wird auch als **Kongruenz** bezeichnet. Es bedeutet, dass das, was ich denke und fühle, übereinstimmt mit dem, was ich sage und wie ich handele. Das, was ich sage, meine ich auch so, es stimmt mit meinen Gefühlen überein. Ich bin echt. Somit kann mein Gesprächspartner mich einschätzen und er weiß, woran er ist. Das ist die Grundlage für Vertrauen.

Beispiel

Eine Bewohnerin erzählt Ihnen sehr ausführlich über die Hochzeit eines Kronprinzen. Sie haben Kopfschmerzen, können sich schlecht konzentrieren.

Sie sagen z.B.:
„Entschuldigen Sie bitte Frau K., das war bestimmt eine schöne Hochzeit, aber ich habe Kopfschmerzen und kann mich gar nicht auf das Thema konzentrieren."

Unecht wäre es zu sagen: „Das ist ja alles sehr interessant." Aber Sie verziehen dabei das Gesicht.

Um „echt" sein zu können, muss ich mich selbst kennen. Ich muss mir darüber klar sein, wie mir innerlich zumute ist. Das heißt allerdings nicht, dass ich immer und überall das sage, was ich denke.

Übung

Herr Berger besitzt einen sehr schönen dicken Teppich. Er liegt im Flur und man kann leicht über ihn stolpern. Da Herr Berger durch seine Parkinson-Erkrankung (▶ s. Lernfeld 1.3) etwas unsicher auf den Beinen ist, soll der Teppich aus Sicherheitsgründen entfernt werden. Herr Berger möchte ihn aber behalten.

▶ Was sagen Sie Herrn Berger?

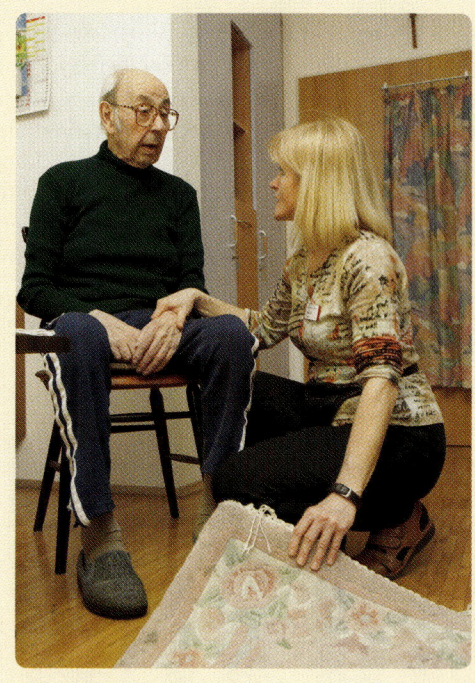

Merke

Durch die Haltungen (Variablen) „einfühlendes Verstehen, Wertschätzung und Echtheit" fühlt sich ein Mensch angenommen und akzeptiert; er kann seinem Gegenüber vertrauen.

1.2.3 Zuhören

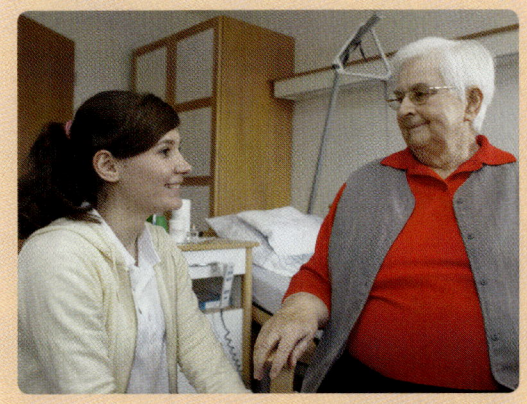

Eine Altenpflegeschülerin kommt gerade aus dem Urlaub und Frau Kolb, eine Bewohnerin fragt, wie der Urlaub war. Sie gibt eine Antwort und fragt dann Frau Kolb, wie es früher war, wenn sie in Urlaub gefahren ist. Frau Kolb erzählt und die Schülerin hört zu, lässt sie reden und stellt zwischendurch kleine Fragen.

▸ Wie denken Sie, geht es der Schülerin?

▸ Wie denken Sie, fühlt sich Frau Kolb?

▸ Stellen Sie die Situation im Rollenspiel nach. Was fällt Ihnen auf?

Ein Sprichwort sagt: Man kann erst reden, nachdem man zugehört hat, man kann erst hören, nachdem man gesprochen hat.

Zur Kommunikationsfähigkeit gehört das Zuhörenkönnen. Zuhören fällt oft schwerer als Sprechen und sollte daher geübt werden. Richtiges Zuhören erfordert Geduld, ein hohes Maß an Konzentration auf den Gesprächspartner und Disziplin. Der Gesprächspartner steht im Mittelpunkt.

Voraussetzungen für gutes Zuhören

Der Gesprächspartner muss das Gefühl haben, dass ihm tatsächlich zugehört wird. Es darf nicht der Eindruck von Teilnahmslosigkeit oder Desinteresse erweckt werden. Durch verschiedene Möglichkeiten wird dem Gesprächspartner gezeigt, wie wichtig das ist, was er mitteilen möchte. Z. B. durch Äußerungen wie „Ach! So? Mmh. Ja? Wirklich? Interessant oder Oh!" wird die Aufmerksamkeit bekundet.

Man signalisiert, dass man wirklich bei der Sache ist. Das Gleiche gilt auch für die Körpersprache. Es kann mit dem Kopf genickt werden oder die Aufmerksamkeit durch eine passende Geste ausgedrückt werden. Der Blick ruht auf dem Gesprächspartner.

Nicht gelangweilt aus dem Fenster oder auf die Fingernägel schauen. Noch ungünstiger ist es,

wenn man auf die Uhr blickt. Das sieht so aus, als hätte man keine Zeit. Hat man es wirklich eilig, was ja in der alltäglichen Arbeit normal ist, kann man dem Gesprächpartner sagen: „Ich habe jetzt zehn Minuten für Sie Zeit."

Wichtig ist es, den Gesprächspartner nicht zu unterbrechen. Unterbrechen ist die verletzendste Form des Nichtzuhörens.

Wenn man schon während der Gesprächspartner spricht, überlegt, was man ihm antworten oder ihn fragen kann, konzentriert man sich nicht mehr auf das Gespräch und hört nicht mehr richtig zu.

Oft passiert es, dass der Gesprächspartner etwas erzählt, das man aus seinem eigenen Leben kennt. Es ist wichtig, den Anderen weiterreden zu lassen und nicht gleich zu sagen „Das kenne ich auch", um dann die eigene Geschichte zu erzählen.

Beispiel

„Gestern habe ich einen Zahn gezogen bekommen."

Antwort: „Ach je ... Da haben Sie sicher noch Schmerzen."

Falsch wäre es zu sagen:
„Das kenne ich. Letzten Monat habe ich auch einen Zahn gezogen bekommen. Das sind Schmerzen ..."

Vorschnelle Antworten, ins Wort fallen oder gut gemeinte Ratschläge helfen dem Gesprächspartner wenig.

Wenn man sich durch Kleinigkeiten oder Äußerlichkeiten ablenken lässt (z.B. ein Krümel im Gesicht), kann man oft nicht mehr richtig zuhören. In diesem Fall sollte das Gespräch unterbrochen werden: „Entschuldigen Sie, dass ich Sie unterbreche. Sie haben einen Krümel im Gesicht. Ich muss ihn immerzu anschauen und kann mich nicht darauf konzentrieren, was Sie sagen. Und das ist sehr schade." Dann kann man das Gespräch wieder entspannt weiterführen.

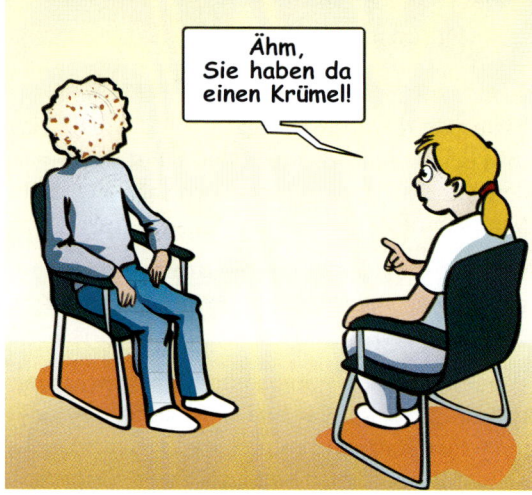

Abb. 1 Ablenkung der Aufmerksamkeit

Tipp

Loriot hat in seinem Sketsch „Liebeserklärung mit Nudel im Gesicht" diese Situation humoristisch bearbeitet.

Aktives Zuhören

Eine besondere Form des Zuhörens ist das aktive Zuhören. Dabei höre ich mit dem Selbstoffenbarungs-Ohr (▶ s. Lernfeld 1.4, Kap. 1.2.1) zu. Ich wende mich ganz dem Gesprächspartner zu und versuche mich in ihn hineinzuversetzen, ihn zu verstehen und herauszufinden, was er denkt und fühlt. Dann gebe ich ihm Rückmeldung, was bei mir angekommen ist, was ich verstanden habe.

Beispiel

Bewohnerin: „Morgens beim Waschen ... es geht immer alles so schnell, ... kaum haben die guten Morgen gesagt, sind die schon wieder draußen ... das Wasser ist immer so kalt ...“

Pflegeperson: „Wenn ich Sie richtig verstanden habe, ist Ihnen das Waschwasser morgens immer zu kalt und Sie haben gar keine Möglichkeit, es den Kollegen zu sagen, weil die wieder schnell weg sind."

Falsche Antwort: „Mehr Zeit haben wir morgens halt nicht. Es warten noch andere Bewohner auf uns."

Sinnvoll ist eine kurze Zusammenfassung von dem, was man glaubt, verstanden zu haben: „Habe ich Sie richtig verstanden?" Oder man fragt gezielt nach, wenn man etwas nicht versteht: „Das habe ich jetzt nicht verstanden, können Sie mir es noch einmal erklären?"

Der Gesprächspartner hat so die Möglichkeit, zu bestätigen oder zu korrigieren, was zusammengefasst wurde, damit keine Missverständnisse entstehen.

Man konzentriert sich nur auf den Gesprächspartner. Eigene Gedanken, Wertvorstellungen oder Ideen rücken in den Hintergrund.

Beispiel

Mitarbeiterin: „Immer wenn ich mal den Dienst tauschen will, weil ich was vorhabe, geht das nicht ... dabei kommt das bei mir nur alle paar Monate vor ... bei anderen geht das immer."

Stationsleiterin: „Wenn ich dich richtig verstehe, bist du ziemlich sauer, weil du dich ungerecht behandelt fühlst."

Indem man aktiv zuhört, entwickelt man ein Ohr für die Hintergründe, das Unausgesprochene und die Zwischentöne. Man versucht zu verstehen, sich einzufühlen und man wiederholt das, was gesagt wurde. Wenn der Gesprächspartner das erlebt, fühlt er sich ernst genommen, kann seine Gefühle äußern, darf und kann sich aussprechen.

Merke

Durch aktives Zuhören fühlt sich der Gesprächspartner (Betroffener, Angehöriger, Mitarbeiter) angenommen: „Jemand hört mir zu. Meine Probleme werden gesehen und verstanden. Ich werde als Person geschätzt und wahrgenommen."

Übung

Sprechen Sie über ein Thema, das Sie beschäftigt. Lassen Sie Ihre Kollegin zusammenfassen, was sie verstanden hat.

Ihre Kollegin ist in einem neuen praktischen Einsatz. Lassen Sie sie von ihren neuen Eindrücken erzählen und hören Sie ihr aktiv zehn Minuten zu.
▸ Wie erlebt Ihre Kollegin die Situation?
▸ Wie erleben Sie die Situation?

1.2.4 Gesprächsfördernde und gesprächshemmende Verhaltensweisen

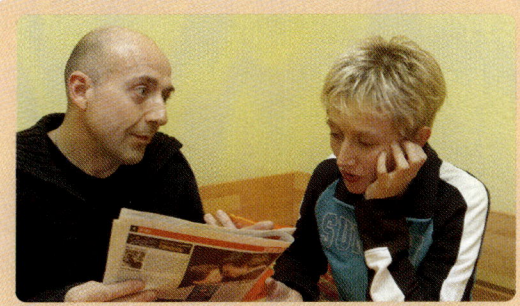

Sie haben sich auf der Arbeit sehr geärgert und erzählen es Ihrem Partner.
Er antwortet: „Ach, reg dich nicht so auf. Komm, wir gehen ins Kino."

▸ Wie geht es Ihnen mit dieser Antwort?

▸ Welche Antwort wäre Ihnen lieber gewesen?

Es gibt Verhaltensweisen und Reaktionen, die fördernd auf eine Kommunikation wirken, sowie Verhaltensweisen und Reaktionen, die ein Gespräch eher hemmen können.

Gesprächsfördernde Verhaltensweisen
Zu den gesprächsfördernden Verhaltensweisen zählt alles, was dazu dient, Interesse am Anderen zu zeigen und zu dem, was er sagt. Die Äußerungen beziehen sich auf den Gesprächspartner. Er steht im Mittelpunkt. Eigene Ansichten und Meinungen treten in den Hintergrund. Es geht darum zuerst zu verstehen, was der Andere will.

Wiederholen, Umschreiben
Der Gesprächsinhalt wird mit den eigenen Worten umschrieben (siehe auch „aktives Zuhören" im vorhergehenden Kapitel). Das zeigt dem Gesprächspartner, dass man zugehört hat, das Wesentliche seiner Aussage mitbekommen hat und mit ihm weiterreden möchte.

Beispiel

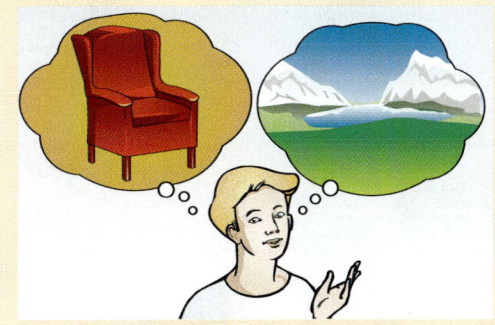

„Ich möchte mir eigentlich einen schönen Sessel fürs Wohnzimmer kaufen, aber ich möchte auch zwei Wochen verreisen. Beides kann ich mir nicht leisten. Ich bin ganz unschlüssig."
„Sie können sich also gerade nicht zwischen dem Sessel und der Reise entscheiden."

Klären

Der Gesprächspartner fragt nach, ob er richtig verstanden hat. Dadurch wird vermieden, aneinander vorbeizureden,

Beispiel

„Übermorgen kommt meine Tochter zu Besuch und ich muss noch den Kuchen backen. Ich muss aber auch noch zum Arzt – neue Medikamente verschreiben lassen. Da wartet man immer so lange."
„Wenn ich Sie richtig verstehe, haben Sie Angst, dass Sie nicht beides schaffen."

Zusammenfassen

Wenn jemand beim Gespräch den roten Faden verliert, sehr ausschweifend erzählt oder sich im Kreise dreht, kann man das Gesagte noch einmal zusammenfassen und dann das Gespräch fortsetzen.

Nachfragen

Wenn der Gesprächspartner eine ungenaue Aussage macht, soll er noch einmal genauer sagen, was er meint. Durch das Nachfragen zeigt man Interesse.

Gefühle ansprechen

Der Gesprächspartner versucht das Gefühl zu benennen, das hinter einer Aussage steht. Er versucht, sich in den Anderen hineinzuversetzen, und hilft die Gefühle deutlicher werden zu lassen.

Beispiel

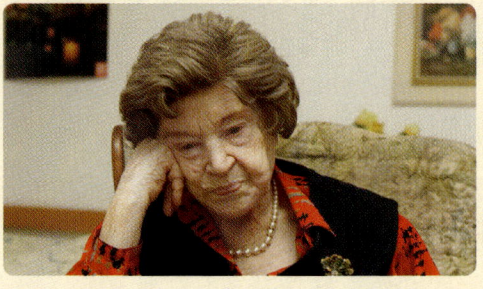

„Jetzt war ich extra beim Friseur und habe mein schönstes Kleid an und keiner bemerkt es."
„Jetzt sind Sie richtig enttäuscht."

Gesprächshemmende Verhaltensweisen

So wie gesprächsfördernde Verhaltensweisen hilfreich sind, einen Kommunikationsprozess in Gang zu bringen, gibt es andere Äußerungen, die geeignet sind, die Kommunikation zu verhindern oder sie einen anderen Verlauf nehmen zu lassen.

Befehlen, anordnen

Der Gesprächspartner reagiert auf Befehle und Anordnungen meist mit Widerstand, sieht nicht ein, warum er etwas tun oder lassen soll. Der Befehlston ersetzt auch bei Zeitmangel und Stress nicht die Begründung.

Beispiel

„Ziehen Sie bitte die festen Schuhe an. Ich habe Sorgen, dass Sie in den Hausschuhen nicht sicher genug laufen können. Außerdem regnet es draußen."

Falsch:
„Ziehen Sie feste Schuhe an!"

Warnen, drohen

Wenn der Gesprächspartner Angst hat, sich bedroht fühlt oder das Gefühl hat, erpresst zu werden, ist die Kommunikation stark gestört. Drohen ist auch keine wertschätzende Haltung (▶ s. Kap. 1.2.2).

Beispiel

„Wenn keiner mit mir spazieren geht, gehe ich jetzt alleine."
„Wenn Sie so gerne spazieren gehen möchten, warten Sie bitte noch eine halbe Stunde. Dann habe ich Zeit und kann mitgehen."

Falsch:
„Dann schließe ich jetzt die Tür ab!"

Herunterspielen, bagatellisieren

Der Gesprächspartner fühlt sich nicht verstanden, nicht mit seinem Problem ernst genommen. Dies geschieht oft ganz unbeabsichtigt beim Trösten und Beruhigen.

Beispiel

„Mir ist meine Teetasse heruntergefallen."
„Ach, das ist aber schade. War das nicht Ihre Lieblingstasse?"

Falsch:
„Das ist doch nicht schlimm, wir kaufen eine neue."

Vorschnell Vorschläge machen, Lösungen anbieten

Der Gesprächspartner fühlt sich abgeschoben und vielleicht auch unfähig, weil er selbst keine Lösung gefunden hat.

Beispiel

„Ich habe sehr schlecht geschlafen, bin immer wieder aufgewacht und hatte Alpträume."
„Da fühlen Sie sich heute wohl richtig gerädert."

Falsch:
„Dann lassen Sie sich doch heute Abend eine Schlaftablette geben."

Bewerten, Kritisieren

Der Gesprächspartner ärgert sich, weil er sich angegriffen fühlt.

Beispiel

„Ich habe mir bei der Firma Sonntag einen neuen Fernseher gekauft."
„Was war denn ausschlaggebend für Sie, dass Sie das Gerät bei Sonntag gekauft haben?"

Falsch:
„Den hätten Sie doch im Elektromarkt viel billiger bekommen!"

Vorwürfe machen

Der Gesprächspartner muss sich rechtfertigen, das ursächliche Problem wird nicht gesehen.

Beispiel

„Mir ist nicht gut, ich zittere und friere und der Hals tut mir weh."

„Oh je, das sieht ja so aus, als ob Sie sich einen grippalen Infekt eingefangen hätten."

Falsch:
„Das kommt davon, wenn man sich immer zu dünn anzieht!"

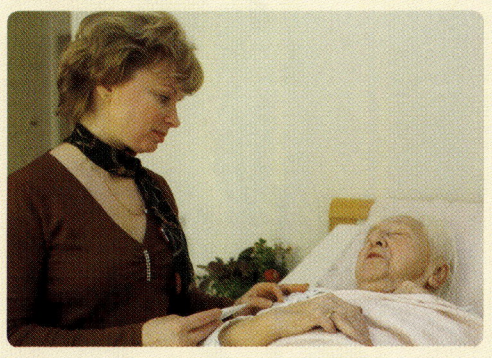

Merke

Es bestehen unterschiedliche Möglichkeiten, ein Gespräch zu gestalten: Man kann es vorwärts bringen oder man kann es behindern. Die Beachtung der Variablen einfühlendes Verstehen, Wertschätzung und Echtheit (▶ s. Kap. 1.2.2) wirkt sich meist gesprächsfördernd aus.

Übung

Frau Beier sagt Ihnen: „Meine Tochter hat immer noch nicht angerufen. Meinen Sie, dass sie noch anruft?"
Gefühle von Frau Beier: Sie ist unruhig, macht sich vielleicht Sorgen.

▶ Geben Sie gesprächsfördernde und gesprächshemmende Antworten.

▶ Versuchen Sie auch zu folgender Äußerung Antworten zu finden:

Herr Müller sagt Ihnen: „Ich finde, ich sollte nicht zum Basteln gehen. Das kann ich ja doch nicht."

Gefühle von Herrn Müller:
Fördernde Äußerung:
Hemmende Äußerung:

1.2.5 Fragetechniken

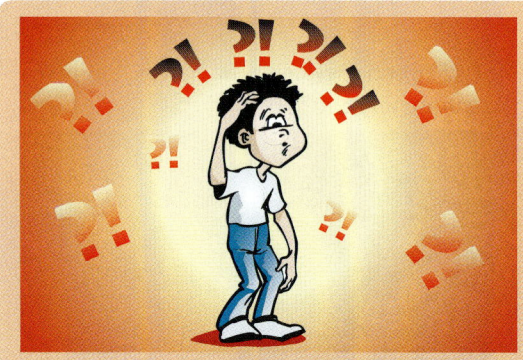

Stellen Sie Ihren Mitschülern Fragen, z. B. zum letzten Kino- oder Discobesuch, zur aktuellen Mode, zum nächsten Urlaubsziel.

▸ Welche Frageformen kennen Sie?

▸ Welche Antworten bekommen Sie?

▸ Überlegen Sie gemeinsam, welche Antworten bei welcher Frageform gegeben wurden.

Durch die Art, wie wir Fragen stellen, beeinflussen wir die Kommunikation mit Mitmenschen. Man unterscheidet zwischen offenen und geschlossenen Fragen.

Offene Fragen

Bei offenen Fragen hat der Gesprächspartner ausreichend Freiraum, um die Fragen zu beantworten. Er kann sich knapp erklären oder auch weit ausholen.

Durch offene Fragen können Informationen gesammelt, Wünsche und Bedürfnisse ermittelt und Ziele geklärt werden.

Es wird nur eine geringe Lenkung des Gesprächs erlebt und es entsteht eine Atmosphäre der Partnerschaft.

Für Fragen, die offen gestellt werden, eignen sich besonders die so genannten **W-Fragen**. Sie beginnen meist mit folgenden Wörtern:

- Was …?
- Wer …?
- Wo …?
- Wie …?
- Welche …?
- Wieso …?
- Weshalb …?
- Warum …?

Offene Fragen können nicht mit Ja oder Nein beantwortet werden.

Beispiel

„Was hat der Doktor gesagt?"
„Wie geht es Ihnen?"
„Welche Bluse möchten Sie heute anziehen?"
„Warum melden Sie sich denn nicht, wenn Sie nicht schlafen können?"
„Wie denken Sie darüber?"

Geschlossene Fragen

Bei geschlossenen Fragen hat der Gesprächspartner wenig Freiraum, die Fragen zu beantworten; in der Regel geht nur ein „Ja" oder ein „Nein".

Geschlossene Fragen helfen, sich auf das Wesentliche zu konzentrieren und geben die Möglichkeit, eine Meinung klar zu sagen. Sie engen den Gesprächspartner allerdings ein und werden als starke Lenkung erlebt.

Sie sind dann notwendig, wenn Menschen kaum in der Lage sind, sich zu äußern, z. B. wenn die Sprachfähigkeit nach einem Schlaganfall (▸ s. Lernfeld 1.3) eingeschränkt ist. Geschlossene Fragen beginnen in der Regel mit einem Verb:

Beispiel

„Haben Sie gut geschlafen?"
„Möchten Sie Pudding zum Nachtisch?"
„Können Sie sich den rechten Arm alleine waschen?"

> „Ist es Ihnen recht, wenn ich das Fenster etwas öffne?"

Alternativfragen

Bei einer Alternativfrage muss sich der Gesprächspartner zwischen zwei vorgegebenen Möglichkeiten entscheiden. Der Fragende trifft eine Vorauswahl. Alternativfragen sind angebracht, wenn ein Mensch kaum in der Lage ist, Entscheidungen zu treffen, z. B. bei schwer depressiven Menschen oder Menschen mit beginnender Demenz: Alternativfragen können sowohl mit einem Verb eingeleitet, als auch als W-Frage gestellt werden:

Beispiel
> „Möchten Sie den braunen oder den blauen Pullover anziehen?"
> „Möchten Sie spazieren gehen oder lieber ein Spiel spielen?"
> „Was möchten Sie lieber: Kaffee oder Tee?"

Rangierfragen

Rangierfragen helfen, das Gespräch auf das Wesentliche zu konzentrieren, den roten Faden zu halten. Sie sind immer dann notwendig, wenn sich Gespräche ins Uferlose ausdehnen oder abschweifen. Rangierfragen können sowohl mit einem Fragewort als auch mit einem Verb beginnen.

Beispiel
> „Das ist sehr interessant. Wo waren wir in der Übergabe stehen geblieben?"
> „Ich bin ganz Ihrer Meinung. Sollten wir uns nicht wieder unserem Thema zuwenden?"
> „Wollen wir nicht erst einmal Ihren Essenswunsch besprechen?"

Spiegelungsfragen

Spiegelungsfragen verhindern, dass aneinander vorbeigeredet wird und signalisieren, dass man ganz bei der Sache ist. Sie geben den Inhalt der vorangegangenen Aussagen wieder. In der Regel beginnen sie nicht mit einem Fragewort.

Beispiel
> „Wenn ich Sie richtig verstehe, meinen Sie also...?"
> „Sie sind also der Auffassung, dass...?"
> „Sie halten es somit für denkbar, dass...?"

Multiple Fragen

Bei multiplen Fragen werden mehrere Fragen auf einmal gestellt. Für Menschen mit Konzentrationsstörungen (z.B. bei Demenz) sind sie sehr schwierig. Meist wird nur noch die letzte Frage behalten und beantwortet.
Multiple Fragen sollten vermieden werden.

Beispiel
> „War Ihre Tochter zu Besuch?"
> Antwort abwarten...
> „Hat sie mit Ihnen darüber gesprochen, einen neuen Wintermantel zu kaufen?"
> Antwort abwarten...
> „Welchen hätten Sie denn gerne?"
>
> Falsch:
> „War Ihre Tochter zu Besuch? Hat sie mit Ihnen darüber gesprochen, einen neuen Wintermantel zu kaufen? Welchen hätten Sie denn gerne?"

Türöffner

Türöffner sind Formulierungen, die helfen, ein Gespräch in Gang zu setzen. Manchmal trauen sich Menschen nicht, ein Gespräch anzufangen oder gar über ihre Probleme zu sprechen. Sie brauchen eine Starthilfe. Hier eignen sich nicht festlegende Aufforderungen, die vorzugsweise als Fragen formuliert werden.

Beispiel
> Ein Bewohner steht im Türrahmen und sagt nichts.
> Pflegeperson: „Herr Stein, ich habe den Eindruck, Sie möchten mit mir reden."
> Weitere Möglichkeiten:
> ● „Würde es Ihnen helfen, darüber zu sprechen?"

- „Möchten Sie darüber reden?"
- „Kann ich Ihnen helfen?"
- „Gibt es etwas, worüber Sie reden möchten?"

Ein Türöffner kann auch nonverbal signalisieren, dass man den Gegenüber wahrnimmt und für ein Gespräch bereit ist:
- ein Lächeln schenken
- Zunicken
- ein freundlicher Blick

Übung

Sie haben jetzt verschiedene Fragetechniken kennen gelernt.

▸ Welche eignet sich für die folgende Situation?
Eine Bewohnerin liegt tagsüber auf ihrem Bett. Sie hat gerötete Augen. Auf die Frage, ob sie einen Kaffee trinken möchte, antwortet sie nicht.

1.2.6 Rückmeldung, Feedback geben und erhalten

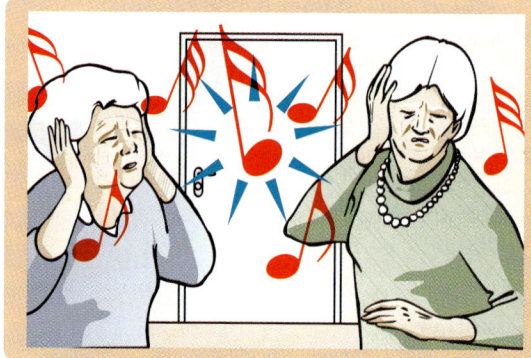

Herr Weber hört sehr laut Musik. Das stört zwei Mitbewohnerinnen. Sie sprechen ihn an, äußern sich allerdings unterschiedlich:
„Sie nehmen überhaupt keine Rücksicht! Machen Sie sofort die Musik leiser!"
„Ich ärgre mich über Ihre laute Musik und kann nicht schlafen. Könnten Sie die Musik etwas leiser stellen?"

▸ Wie wirken diese Rückmeldungen auf Sie?
▸ Was könnten sie bewirken?

Rückmeldung, Feedback geben und nehmen ist eine häufig angewandte Technik in Mitarbeitergesprächen. Aber auch im Pflegealltag spielt die Rückmeldung eine besondere Rolle.

Eine Rückmeldung ist einseitig. Sie wird gegeben oder angenommen. Sie wird nicht kommentiert oder diskutiert. Beim Feedback geht es nicht nur um Kritik und nicht um Selbstdarstellung.

Rückmeldung geben

Eine Rückmeldung über ein Verhalten zu geben, bedeutet, dass man dem Gegenüber mitteilt, wie man ihn erlebt. Es wird die eigene Wahrnehmung mitgeteilt, die persönliche Sichtweise.

▸ Das Feedback wird in der Ich-Form gegeben, nicht in der Man- oder Wir-Form.

Beispiel

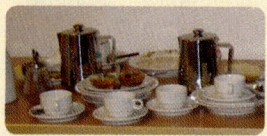

„Ich ärgere mich darüber, dass du deine Kaffeetasse nicht wegräumst."

Falsch:
„Wir räumen hier unsere Kaffeetassen selber weg."

▶ Ein Feedback ist am wirksamsten, wenn es unmittelbar auf eine Verhaltensweise erfolgt.

Beispiel

„Herr Berger, ich habe gerade gesehen, dass Sie den Nachtisch von Frau Meier aufgegessen haben. Das ärgert mich!"

Falsch:
„Gestern haben Sie den Nachtisch von Frau Meier weggegessen. So etwas macht man nicht!"

▶ Ein Feedback nimmt – gerade in der Altenpflege – auf die Aufnahmefähigkeit des Gegenübers Rücksicht. Hat der Empfänger noch die geistigen Fähigkeiten, eine Rückmeldung zu verarbeiten oder denkt er gerade über etwas anderes nach?

Beispiel

„Herr Berger, ich habe den Eindruck, dass Sie mir nicht zugehört haben. Sind Sie mit Ihren Gedanken woanders?"

Falsch:
„Herr Berger, ich rede mit Ihnen!"

▶ Feedback geben bedeutet, zu informieren und nicht, den anderen zu verändern. Der Empfänger bekommt eine Information über einen Aspekt seines konkreten Verhaltens, nicht über seine Person.

Beispiel

„Frau Kolbe, Sie haben ein schönes Kleid angezogen. Ich denke, jetzt müssten Sie nur noch einmal Ihre Haare durchkämmen."

Falsch:
„Frau Kolbe, Sie sehen ungepflegt aus!"

▶ Ein Feedback beschreibt, was ein Verhalten oder eine Äußerung beim Gegenüber auslösen kann.

Das Verhalten wird nicht bewertet oder interpretiert.

Beispiel

„Herr Grüne, es stört mich, dass Sie Ihre Musik so laut hören."

Falsch:
„Herr Grüne, sind Sie schwerhörig?"

▶ Ein Feedback umfasst auch positive Gefühle und Wahrnehmungen. Es setzt an Stärken an und soll aufbauen. Ein Lob wird für konkretes Verhalten ausgesprochen und nicht übertrieben.

Beispiel

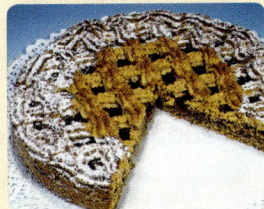

„Frau Schulz, Ihr Kuchen hat mir sehr gut geschmeckt."

Falsch:
„Frau Schulz, Sie backen immer den besten Kuchen!"

Übung

▶ Geben Sie einer Kollegin eine Rückmeldung über die Beziehungsgestaltung zu einem Pflegebedürftigen. Halten Sie dabei die Feedback-Regeln ein.

Rückmeldung erhalten

Eine Rückmeldung über ein Verhalten zu bekommen bedeutet, dass man erfährt, wie man von einer anderen Person wahrgenommen und erlebt wird.

● Erhalte ich ein Feedback, höre ich zunächst aufmerksam zu.
● Ich prüfe, welche Bedeutung die Informationen des Anderen für mich haben.

- Ich verteidige oder rechtfertige mich nicht, ich diskutiere nicht.
- Erlaubt sind nur Rückfragen zum Verständnis. Ich will verstehen, was der Andere meint.

- Dann entscheide ich mich, ob ich mein Verhalten ändern möchte oder nicht.
- Meine Gefühle teile ich meinem Gegenüber mit.

Merke

Ein Feedback gibt Informationen über Verhaltensweisen. Es trägt somit zur Klärung einer Beziehung bei. Durch eine Rückmeldung hat man die Möglichkeit, über sein Verhalten nachzudenken und es gegebenenfalls zu ändern.

Übung

Lassen Sie sich eine Rückmeldung geben über die Art, wie Sie die Dienstübergabe handhaben. Beachten Sie die Regeln für den Feedback-Nehmer. Welche Schlüsse ziehen Sie aus dem Feedback?

1.3 Gesprächsformen

1.3.1 Das verrichtungsbegleitende Gespräch

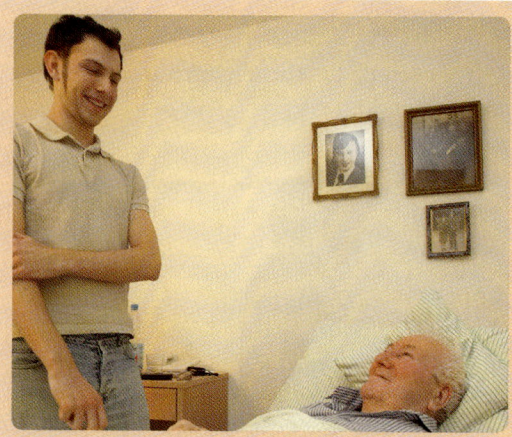

Wenn Sie morgens ein Zimmer betreten, dem Pflegebedürftigen aus dem Bett helfen, um ihm beim Waschen zu unterstützen und die Frage stellen:

„Guten Morgen Herr Weiß, haben Sie gut geschlafen?",
können Sie folgende Antworten bekommen:

- „Ja, danke, gut."
- „Ach, ich habe gestern Abend noch einen schönen Film gesehen und dann war die Nacht viel zu kurz."
- „Draußen war wieder so ein Lärm, da konnte ich gar nicht schlafen."
- „Ich habe wieder so starke Schmerzen gehabt und konnte nicht einschlafen."
- „Ach, ich liege doch sowieso jede Nacht wach, die Medikamente helfen auch nicht mehr."
- „Ich habe noch lange wach gelegen und nachgedacht."

▸ Wie reagieren Sie?

Im verrichtungsbegleitenden Gespräch sind sie auf unterschiedliche Weise gefordert: Sie müssen handeln **und** zuhören **und** reden. Jede Gesprächssituation stellt sich anders dar. Je nach Situation müssen Sie angemessen auf den Betroffenen eingehen können. Dazu benötigen Sie kommunikative Kompetenzen.

Merke

In einem verrichtungsbegleitenden Gespräch gestalten Sie die Beziehung zum Klienten, führen Alltagsgespräche, leiten zu Selbstständigkeit an, informieren und beraten, loben und motivieren, hören zu und lösen Probleme.

Gerade bei Zeitmangel sind die verrichtungsbegleitenden Gespräche eine Möglichkeit zu zeigen: „Jetzt habe ich Zeit für Sie." Wenn Sie freundlich und zugewandt sind, fühlt sich der Betroffene gut betreut und traut sich Fragen zu stellen.

Im Pflegealltag gibt es ständig Situationen, in denen Gespräche geführt werden können.
Es beginnt bei der Begrüßung am Morgen, beim ersten Gespräch beim Bettenmachen und Essenreichen. Es erfolgen Informationen über den Tagesablauf, Unterhaltung beim Spaziergang, Erzählen beim Kaffeetrinken, Motivieren zur Aktivierung. Kontakte ergeben sich bei der Betreuung, bei der Ausgabe der Medikamente, beim Gang zur Toilette, bis hin zum Auskleiden am Abend.

Aufgaben eines verrichtungsbegleitenden Gesprächs:

- Einstellung auf die Fähigkeiten und Einschränkungen des Betroffenen
- Sich kennen lernen
- Handlungen erklären
- Orientierung geben
- Zu einem kleinen Gespräch anregen
- Motivieren
- Zuhören

Sich kennen lernen
In allen Pflegesituationen können Sie den Bewohner kennen lernen und auch ein wenig über sich erzählen. Stellen Sie Fragen zu Vorlieben und Interessen, zu Erfahrungen aus dem Leben.

Beispiel

Beim morgendlichen Wecken:
„Haben Sie gut geschlafen?"
„Ach, ich habe gestern Abend noch einen schönen Film gesehen und dann war die Nacht viel zu kurz."
„Welchen Film haben Sie denn gesehen?"
„Vom Winde verweht."
„Den habe ich mir auch schon ein paar mal angeschaut."
„Der Clark Gable war schon ein gutaussehender Mann."

„Mögen Sie dunkelhaarige Männer?" ... usw. So können sie Vorlieben austauschen, erfahren etwas aus dem Leben der Betroffenen.

Handlungen erklären
Sie kündigen die Pflegehandlungen an und erklären sie. Dadurch beziehen Sie den Betroffenen ein. Je eingeschränkter ein Mensch in seinen Kommunikationsfähigkeiten ist, desto mehr müssen die Pflegekräfte die aktive Rolle in der Kommunikation übernehmen. Durch Ansprache und Berührungen stellen Sie eine Verbindung her.

Beispiel

„Guten Morgen Frau Gruner", ... die Pflegekraft legt eine Hand auf den Arm von Frau Gruner ... wartet, bis sie reagiert. „Frau Gruner, ich bin Schwester Eva ... Es ist Zeit für die Morgentoilette ... Ich ziehe Ihnen jetzt das Nachthemd aus, damit ich Sie waschen kann ... Können Sie versuchen, das rechte Bein etwas anzuheben? ... Schön, das klappt ja heute Morgen gut ... So, jetzt noch ein frisches Hemd anziehen ... So langsam brauchen Sie wohl Ihre Weste, der Herbst kommt dieses Jahr früh ... Und fertig sind Sie für den neuen Tag ..."

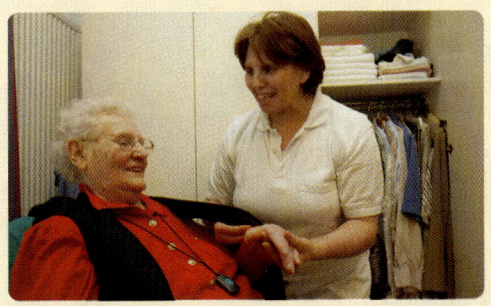

Orientierung geben
Ganz nebenbei können Sie während des verrichtungsbegleitenden Gesprächs dem zu Pflegenden Orientierung geben. Bei Menschen, die Schwierigkeiten mit ihrer Orientierung haben, z. B. nicht wissen, in welcher Zeit sie sich befinden oder auch an welchem Ort sie sind, kann man im Gespräch Orientierungshilfen einfließen lassen.

Beispiel

Beim morgendlichen Ankleiden: „Es riecht so gut nach Kaffee, das Frühstück wartet schon auf Sie."...

... „Heute ist Sonntag, da ziehen Sie doch gerne das gute Kleid an."...

... „Jetzt hat der Winter schon angefangen und es ist immer noch viel zu warm. Den dicken Rock können Sie ruhig noch im Schrank lassen." ...

Zu einem kleinen Gespräch anregen

Sie gestalten die Beziehung zu einem Bewohner in einem verrichtungsbegleitenden Gespräch. Ist der Bewohner orientiert und weiß, was auf ihn z. B. bei der Morgentoilette zukommt, kann man auch über allgemeine Dinge sprechen, ein Alltagsgespräch führen.

Beispiel

„Herr Baum, haben Sie gestern Abend noch Fußball gesehen?... Das war vielleicht ein aufregendes Spiel..."

Es entwickelt sich ein Gespräch über das Fußballspiel, während Sie das Bett richten und Herrn Baum bei der Körperpflege unterstützen.

Motivieren

Sie fördern den alten Menschen im verrichtungsbegleitenden Gespräch. Damit Angebote und Aktivitäten angenommen werden, muss man oft im Gespräch motivieren. Wichtig ist es dabei, nicht zu schnell aufzugeben, da Aktivierung auch Förderung bedeutet.

Beispiel

Frau Karl sitzt alleine auf dem Flur. Nachdem Sie sie an das Trinken erinnert haben, sagen Sie: „Frau Karl, wir gehen eine Runde im Park spazieren, möchten Sie mitkommen?"

„Ach nein, ich bin heute so müde."

„Die Luft ist so schön frisch draußen, da werden Sie bestimmt wieder wacher."

„Ich weiß nicht...."

„Und Bewegung tut auch gut, die regt den Kreislauf an."

„Meinen Sie wirklich, dass es mir dann besser geht?"

„Ich denke schon. Und anschließend gehen wir noch ins Café Brenner, da gehen Sie doch so gerne hin."

„Kaffee trinken? Ja, dann gehe ich mit."

„Schön, dass Sie mitkommen. In einer viertel Stunde hole ich Sie ab."

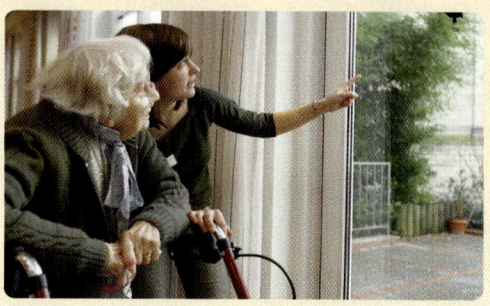

Zuhören

Sie entlasten einen Bewohner, indem Sie ihm in einem verrichtungsbegleitenden Gespräch zuhören. Bei Menschen, die nachdenklich sind und aus ihrem Leben erzählen möchten, ist Zuhören oft wichtiger als Reden – besonders dann, wenn sie keine anderen Ansprechpartner haben.

Beispiel

Sie kommen zum Anschließen der Sondennahrung in ein Zimmer, der Pflegebedürftige sieht traurig aus, hat Tränen in den Augen.

... „Geht es Ihnen nicht gut? Kann ich Ihnen helfen?" Sie signalisieren, dass Sie sich Zeit nehmen.

„Mir gehen die Erinnerungen vom Krieg nicht mehr aus dem Kopf."

Und während Sie das System anschließen, erzählt der Patient.

„... und dann lagen wir da in Russland an der Front, im Winter, im Schnee..." Sie nicken, signalisieren Mitgefühl, setzen sich und hören einen Moment zu.

Merke

Beim Miteinanderreden, ob als kurzer Wortwechsel oder intensives Gespräch, erleben
Betroffene, dass sie beachtet und verstanden
werden, ein Milieu erfahren, in dem sie sich
wohl fühlen können.

Übung

Reflektieren Sie im Unterricht die Gespräche,
die Sie letzte Woche während der Pflege mit
Bewohnern z. B. beim Betten, während der
Körperpflege oder beim Ankleiden geführt
haben.

Ordnen Sie die einzelnen Gespräche in
folgende Ziele ein:
- Sich kennen lernen
- Handlungen erklären
- Orientierung geben
- Zu einem kleinen Gespräch anregen
- Motivieren
- Zuhören

1.3.2 Das kleine Gespräch

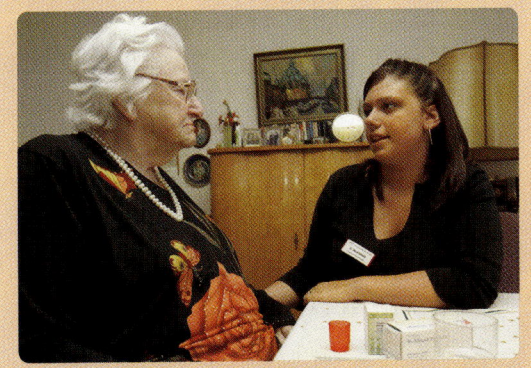

Sie unterstützen Frau Lehmann, die alleine lebt,
ambulant in der Medikamenteneinnahme.
Dafür haben Sie laut Einsatzplan zehn Minuten
Zeit. Sie haben mit Frau Lehmann geübt, ihre
Medikamente selbstständig zu richten. Sie brauchen die Medikamente jetzt nur noch zu kontrollieren, haben somit noch etwas Zeit übrig.

▶ Wie können Sie die Zeit sinnvoll nutzen?

Das so genannte kleine Gespräch dient der Beziehungsarbeit. Es zeigt dem Anderen: Ich interessiere mich für dich, ich habe Zeit für dich. Es wird auch
beiläufige Konversation oder **Smalltalk** genannt.

Das kleine Gespräch kann zwischendurch geführt
werden, sollte allerdings mindestens vier Minuten
dauern. Kürzere Gespräche wirken hektisch. Smalltalk ist kein tiefgehendes Gespräch, sondern es
geht um das Kennenlernen oder darum, den Kontakt zu einem Menschen zu pflegen. Es ist wichtig

für die Beziehungsarbeit und nicht nur oberflächli-
ches Gerede. Es sollte häufig angewendet werden.
Techniken helfen, das kleine Gespräch anzuwenden.

Um zwanglos ins Gespräch zu kommen, sind alltägliche Themen wie die neue Mode oder der bes-
te Obststand auf dem Markt geeignet. Nicht geeignet sind problembeladene und strittige Themen
wie Sozialpolitik, das Dritte Reich oder Einsamkeit
im Alter.

Konversation spielt aber auch eine große Rolle bei Menschen, die man schon lange kennt. Man spricht über einen Urlaub oder über die Enkelkinder. Somit wird die Beziehung gepflegt, man nimmt sich Zeit füreinander, man ist sich wichtig, man ist freundlich zueinander.

Die Vorgehensweise

Auch Smalltalk muss gelernt werden. Hier einige Regeln.

GNA-Formel

Diese Formel hilft bei Menschen, die sich noch nicht kennen:

G = Gruß: Guten Tag, Grüß Gott, was in der Situation üblich ist.
N = Name: Sich mit dem Vor- und Nachname vorstellen.
A = Aufhänger: Etwas erzählen, was zur Situation passt. Wenn es im z.B. im Dienst ist, auch die Funktion nennen, die man innehat sowie den Anlass der Vorstellung.

> **Beispiel**
>
> Guten Tag, ich heiße Anna Petersen, ich arbeite hier als Altenpflegerin und bin für Sie heute Nachmittag zuständig.

Wichtig ist, dass Sie den Ansprechpartner direkt anschauen und lächeln. Bei Menschen, die Sie kennen, reicht der Gruß.

Türöffner (▶ s. auch Kap. 1.2.5)

Weiter geht es mit einem „Türöffner": Sie sagen etwas, was nahe liegt.

> **Beispiel**
>
> „Schön haben Sie es hier." „Was lesen Sie denn Interessantes?" „Ah … Frau Weber … beim Tee …"

Wichtig ist dabei, dass Sie positive Sätze bilden. Wenn man etwas Nettes sagt, lächelt man automatisch. Die gleiche Wirkung erleben Sie dann bei Ihrem Gesprächspartner.

> **Beispiel**

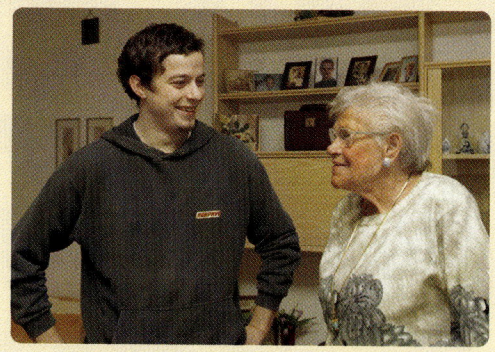

> „Herrliches Wetter heute." „Frau Sommer … Haben Sie eine neue Frisur? … Die steht Ihnen toll …"

Fragen stellen – um Hilfe bitten

Auch Fragen zu stellen, hilft beim Smalltalk. Allerdings dürfen es keine direkten Fragen sein, niemand soll ins Kreuzverhör genommen werden.

> **Beispiel**
>
> „Was häkeln Sie denn Schönes?"
> „Was haben Sie denn Leckeres gebacken? Ist das für den Geburtstag Ihrer Enkelin?"

Um Hilfe zu bitten, bedeutet, dass der Gesprächspartner gebraucht wird, dass er etwas zu sagen hat. Seine Kompetenz ist gefragt.

> **Beispiel**
>
> „Kennen Sie Tricks, damit die Spätzle gut gelingen?"
> „Ich sehe, dass Sie gerade den Sportteil lesen. Können Sie mir sagen, wie Schalke am Wochenende gespielt hat?"

Das Gespräch beenden

Nach einem kleinen Gespräch ist es wichtig, einen guten Abgang zu finden.

> **Beispiel**
>
> „Lassen Sie sich nicht aufhalten."
> „Es wartet noch Arbeit auf mich".

Je mehr die Interessen der einzelnen Gesprächspartner bekannt sind, umso gezielter können Fragen gestellt werden und umso höher ist die Chance,
dass sich ein Gespräch entwickelt. Da die meisten
Menschen gerne von sich erzählen, bleibt das Gespräch mühelos in Gang, wenn der Gesprächspartner ermutigt wird, von sich zu reden. Wer Gehör
findet, fühlt sich anerkannt. Wer dabei gut zuhört,
kann eine ganze Menge Neues lernen: wie Rosen
geschnitten werden, wie die Ferse beim Strumpf
gestrickt wird, wie eine Salatsauce gelingt.

Themen, die für ein kleines Gespräch geeignet
sind: Wetter, Enkelkinder, Garten, Tiere, Handarbeiten, Kochen, Sport, Reisen, Bücher, Filme, Musik, von
„früher" erzählen lassen.

Verboten sind: Jammern, Klagen, Streiten, Prahlen.

Ein guter Gesprächsführer stellt sich auf seinen
Partner ein. Mit einem redet er hochdeutsch, mit
dem anderen Dialekt, einmal über ein Strickmus-
ter, das andere Mal über ein Klavierkonzert.

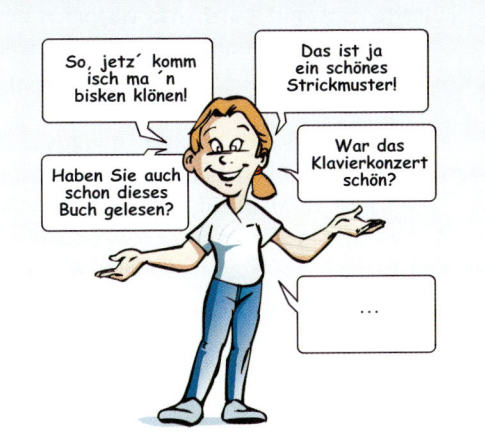

Abb. 1 Ein guter Gesprächspartner

> **Merke**
>
> Wir führen Alltagsgespräche. Aber gleichgül-
> tig, ob wir über das Wetter oder den Film, den
> wir gestern gesehen haben, sprechen, das Ge-
> sprächsthema hat den tieferen Sinn, Kontakte
> zu knüpfen oder zu pflegen.

1.3.3 Das entlastende und unterstützende Gespräch

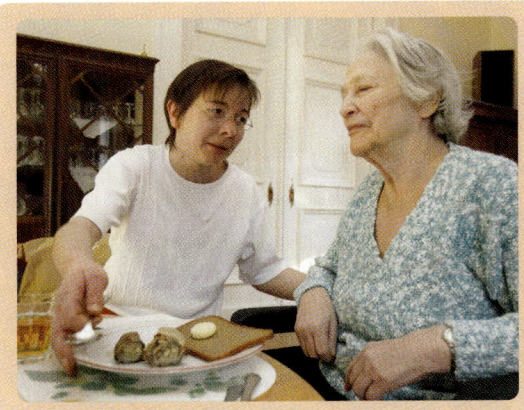

> Frau Jäger wirkt in letzter Zeit niedergeschla-
> gen. Sie möchten sie an das Abendessen erin-
> nern. „Frau Jäger, das Essen steht auf dem Tisch.
> Es gibt heute Brathering, das essen Sie doch
> gerne."
> Sie antwortet nur: „Ihr Essen schmeckt nicht, ich
> mag nicht essen."
>
> ▸ Wie können Sie antworten?

Ein Gespräch ist eine Form von **Zuwendung**. Durch
Zuwendung wird ein Mensch zur Kenntnis genommen und anerkannt. In einem Entlastungsge-
spräch teilt ein Mensch mit, wie es ihm geht und
was ihn bedrückt. Nach dem Gespräch soll er sich
erleichtert fühlen.

Der Betroffene erfährt durch das Gespräch eine Entlastung in einer Situationen, die für ihn schwierig ist.

Alte und pflegebedürftige Menschen können oft nicht umhin, sich auf neue Situationen einzustellen, sich von ihrer Unabhängigkeit und Selbstständigkeit Stück für Stück zu trennen sowie Gewohnheiten aufzugeben. Sie leben in der letzten Lebensphase, die mit dem Tod endet.

Menschen durchleben diesen Lebensabschnitt unterschiedlich. Einige erfahren, dass sie sich trotz ihrer Einschränkungen wohl fühlen und ein wertvolles Leben führen, andere erleiden nur die Verluste, die sich durch das Alter ergeben. In unterstützenden und entlastenden Gesprächen kann sich der Betroffene erleichtern, ihm wird hilfreich zur Seite gestanden.

Bei schwierigen Gesprächen ist es wichtig, genügend inneren Abstand zum Gesprächspartner zu haben.

Vorgehensweise
● Die Situation wahrnehmen.
● Das Gefühl des Betroffenen erspüren.
● Versuchen zu fühlen, wie es einem selbst in der Situation ergehen würde.
● Die Situation genau durchdenken.

Erst dann kann man sprechen oder handeln. Dabei ist es wichtig nicht auf dem Beziehungs-Ohr (▶ s. Kap. 1.2.1) zu hören, nicht sofort eine Antwort, einen Ratschlag oder eine Lösung parat zu haben. Wir können den Betroffenen nur darin unterstützen **seine eigene** Lösung zu finden. Oft reicht es, wenn man zuhört und in der schwierigen Situation zur Seite steht.

Ein alter Mensch ...	
... fühlt sich ausgeliefert und ohnmächtig	„Herr Meyer, möchten Sie ans Fenster gesetzt werden?" „Was soll ich sagen? Sie machen ja sowieso, was Sie wollen."
... fühlt sich nur noch als Belastung	„Meine Familie hat extra einen Plan aufgestellt, damit immer jemand da ist. Ob alle damit zufrieden sind? Ich falle ja doch nur zur Last."
... ist traurig	„Können Sie mir noch meine Socken anziehen? Danke. Es ist schon schlimm, wenn man für jedes bisschen um Hilfe bitten muss."
... schämt sich	„Es ist schon peinlich, wenn man nicht mehr den Urin halten kann."
... fühlt sich unsicher	„Können Sie mir noch einmal zeigen, wo der Bastelraum ist. Ich finde mich hier einfach nicht zurecht."
... hat seine Rolle verloren	„Früher haben alle gemacht, was ich für richtig hielt. Da hatte ich was zu sagen. Jetzt muss ich machen, was Sie wollen."
... ist unzufrieden	„Ich läute schon seit einer halben Stunde nach Ihnen. Schließen Sie das Fenster. Man holt sich ja hier eine Erkältung."
... ist aggressiv	„Immer wenn ich gerade eingeschlafen bin, kommen Sie und wecken mich. Lassen Sie mich mit Ihrem Kram zufrieden!"
... ist verzweifelt	„Das war mein letzter Umzug. Hier komme ich nur noch im Sarg raus."
... ergibt sich in sein Schicksal	„So ist das Leben, da kann man nichts mehr machen, der Herrgott wird's schon richten."

Tab. 1 Situationen, in denen entlastende und unterstützende Gespräche stattfinden sollten

Übung

Schauen Sie sich die vorangegangenen Beispiele noch einmal an und versuchen Sie die Gespräche in diesen Situationen weiterzuführen.
Welche schwierigen Situationen haben Sie mit Pflegebedürftigen erlebt?

▸ Sprechen Sie in Kleingruppen die Situation durch, versuchen Sie die Situation im Rollenspiel darzustellen. Nehmen Sie Ihr Gespräch auf und arbeiten Sie es anschließend noch einmal durch. Beachten Sie dabei die Regeln der Gesprächsführung (▸ s. Kap. 1.2).

Beispiele für entlastende und unterstützende Gespräche

In der jeweiligen Gesprächsituation wird durch Beobachten, Zuhören und Einfühlen versucht, einzuschätzen, ob der Betroffene
1. sich nicht traut, über sein Befinden zu sprechen,
2. sich aussprechen möchte,
3. Trost braucht,
4. Hilfestellung oder Beratung zur Entlastung seiner Situation benötigt.

1. Eine Klientin traut sich nicht, über ihre Angst zu reden

Frau Sänger wird schon länger ambulant betreut. Sie hat eine Arthrose im Hüftgelenk und soll nächste Woche operiert werden. Bisher haben Sie mit ihr kaum darüber geredet, weil die Angehörigen alles organisiert haben. Frau Sänger wirkt heute bedrückt.
Altenpflegerin: „Frau Sänger, Sie wirken so bedrückt, ist irgendetwas nicht in Ordnung?"
Frau Sänger: „Ach... eigentlich nichts Schlimmes ... aber..."
„Ist es wegen der Operation?"
„Ja, ich bekomme da ja Narkose..."
„Haben Sie Angst vor der Narkose?"
„Ja, ... werde ich da wieder wach?"
„Sie fürchten sich davor, dass Sie durch die Narkose sterben?"

„Ja."
„So schlimm ist es?"
„Ja, sehen Sie, ich bin doch auch nicht mehr die Jüngste und man hat schon so viel gehört."
„Ja, in Illustrierten stehen manchmal solche Geschichten."
„Sie meinen, dass die in den Zeitschriften übertreiben? Oft sollen die Geschichten ja gar nicht wahr sein."
„Ja, Frau Sänger, ich glaube schon, dass die manchmal übertreiben."
„Sie meinen, ich brauche keine Angst zu haben?"
„Etwas Angst zu haben ist sicher normal. Ich denke aber nicht, dass Sie Angst haben müssen, nicht mehr wach zu werden... Wissen Sie denn schon, wie die Narkose abläuft?"
„Nein, ich weiß nur, wie die Operation abläuft. Mit einem Narkosearzt habe ich noch nicht gesprochen."
„Dann rufen wir da mal an. Der Narkosearzt kann Ihnen die Narkose genau erklären."
„Ja, das wäre ganz gut. Wenn ich weiß, wie es geht, habe ich vielleicht weniger Angst, die Operation scheint ja nicht so schlimm zu sein."

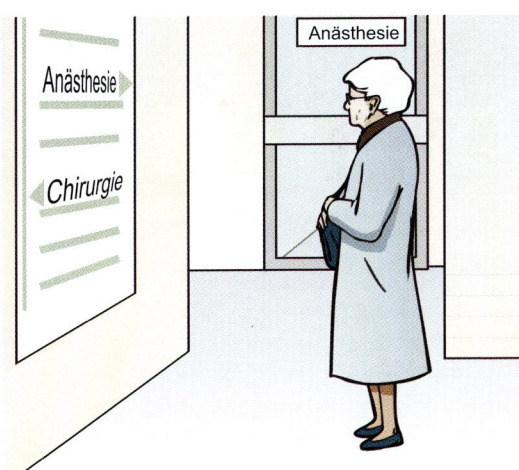

Abb. 1 Frau Sänger braucht Informationen über die bevorstehende Narkose

Frau Sänger hat starke Angst. Die Altenpflegerin versucht nicht, zu beschwichtigen. Sie spricht das Gefühl an und versucht es zu verstehen. Dann zeigt sie Frau Sänger sachlich und wertfrei einen Weg, wie sie die Angst reduzieren kann.

2. Eine Bewohnerin möchte, dass ihr jemand zuhört

Eine Mieterin im betreuten Wohnen wirkt in der letzten Zeit sehr ruhig. Der Altenpfleger hat den Eindruck, dass sie viel nachdenkt. Er fragt, ob er zum Kaffee vorbeikommen darf.

Altenpfleger: „Frau Bernhard, Sie sind in der letzten Zeit so nachdenklich. Möchten sie darüber reden?"

Frau Bernhard: „Ich denke über mein Leben nach, wenn mein Mann noch leben würde, wären wir jetzt 60 Jahre verheiratet."

„Das ist eine lange Zeit."

„Ja, wir hatten eigentlich ein schönes Leben. Der Krieg und die Zeit danach waren schlimm. Aber dann kam er aus der Gefangenschaft, unsere Tochter wurde geboren ..."

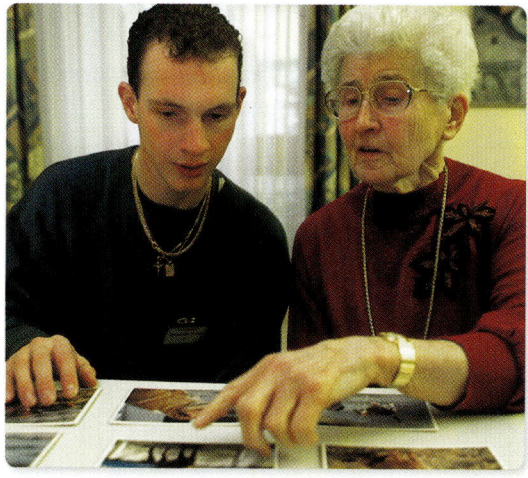

Abb. 1 Frau Bernhard erzählt aus ihrem Leben

Der Altenpfleger hat den Eindruck, dass die Bewohnerin im Großen und Ganzen mit ihrem Leben zufrieden ist. Sie wirkt sehr gelassen.

Er hört aktiv zu (▶ s. Kap. 1.2.3). Durch Kopfnicken und Äußerungen, wie „Ja?", „Wirklich?", „Schön!" signalisiert er, dass er ganz Ohr ist, sein Blick ist ruhig. Er schaut sich die Fotos an und unterbricht nicht.

3. Eine neue Bewohnerin braucht Trost und Hilfe

Frau Siebert ist neu im Wohnheim, sie hat noch Schwierigkeiten mit der Orientierung, sie findet sich nicht zurecht.

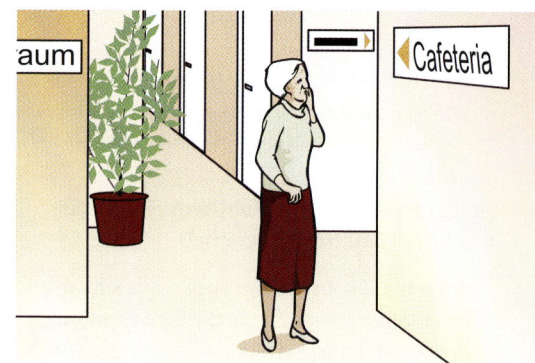

Abb. 2 Frau Siebert findet sich im Wohnheim nicht zurecht

Frau Siebert: „Können Sie mir noch einmal zeigen, wo der Bastelraum ist, ich hab es schon wieder vergessen. Ich finde mich hier einfach nicht zurecht."

Altenpflegerin: „Ich bringe Sie zum Bastelraum. Es ist aber auch schwierig, sich in so einem großen Haus zurechtzufinden."

„Ja, zu Hause ging das leichter, da wusste ich, wo alles ist."

„Ihnen fällt es schwer sich hier zurechtzufinden?"

„Ach ja, das ist so viel auf einmal, ich weiß nicht, ob ich das noch schaffen werde."

„Sie hören sich ganz hoffnungslos an. Was ist denn besonders schlimm für Sie?" „Das Schlimmste ist, dass ich jetzt kein Zuhause mehr habe. Ich weiß, es war richtig hier einzuziehen, meine Wohnung war sehr groß und dann im 3. Stock. Es ist schon alles richtig so. Aber ich bin so traurig."

„Ja, es ist schwer und ich weiß gar nicht, wie ich Sie trösten kann."

„Es wird wohl noch etwas dauern, bis ich mich hier zu Hause fühle."

„Haben Sie eine Idee, wie wir Ihnen helfen können?"

„Sie sind hier alle sehr nett zu mir, ich muss das halt schaffen. Ich weiß nicht, ob Sie mir dabei helfen können."

„Ich kann Ihnen anbieten, dass Sie zu mir kommen können, wenn Sie besonders traurig sind, und die Wege können wir noch einmal üben. Wir haben hier auch ein paar Orientierungshilfen, die zeig ich Ihnen. Das lernen Sie. Da bin ich ganz zuversichtlich."

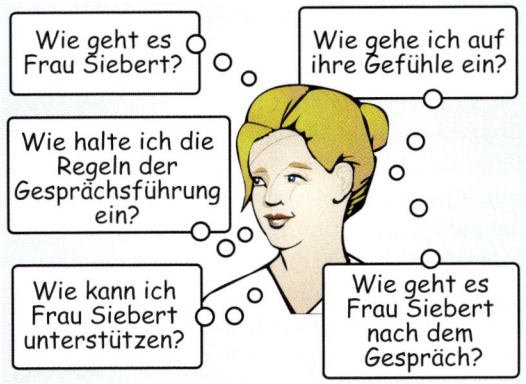

Wie geht es Frau Siebert?

Wie gehe ich auf ihre Gefühle ein?

Wie halte ich die Regeln der Gesprächsführung ein?

Wie kann ich Frau Siebert unterstützen?

Wie geht es Frau Siebert nach dem Gespräch?

Abb. 1 Fragen zur Reflexion eines Entlastungs- und Unterstützungsgesprächs

4. Eine Patientin benötigt Hilfestellung zur Entlastung und Unterstützung ihrer Situation

Frau Peters hatte einen schweren Schlaganfall. Sie spricht teilweise undeutlich. Eine Körperhälfte zeigt Lähmungen.

Ein Altenpfleger hat den Auftrag, Frau Peters beim Verlassen des Bettes zu unterstützen.

Frau Peters: „Jetzt lassen Sie mich zufrieden! Ich will nicht in den Sessel gesetzt werden. Was soll das bringen?"

Altenpfleger: „Sie möchten nicht in den Sessel gesetzt werden?"

„Das habe ich doch gerade gesagt! Hören Sie doch zu!"

„Frau Peters, Sie wirken auf mich sehr ärgerlich. Können Sie mir sagen, was los ist?"

„Da soll man nicht ärgerlich werden. Sie zerren mich aus dem Bett. Ständig machen Sie irgendetwas mit mir."

„Frau Peters, Sie sind ärgerlich, weil ich ständig irgendetwas mit Ihnen mache?"

„...Mmh ..."

„Vielleicht hilft es Ihnen, wenn ich Ihnen sage, dass ich nicht etwas mit Ihnen mache, sondern für Sie."

„Da hilft ja doch nichts. Sehen Sie mich doch mal an. Nichts bekomme ich mehr alleine geregelt."

„Sie haben immer großen Wert auf Ihre Selbstständigkeit gelegt."

„ ..."

„Und jetzt fühlen Sie sich hilflos?"

„Ja..."

„Frau Peters, Sie haben noch immer die Möglichkeit, Fortschritte zu machen. Sie sind nicht hilflos."

„Und was kann ich machen?"

„Sie können mitarbeiten, wenn ich versuche, Ihnen zu helfen."

„ ..."

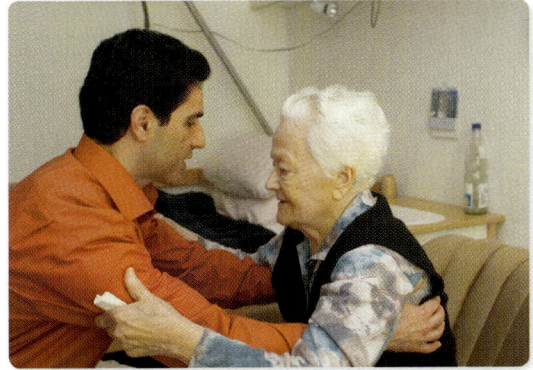

Abb. 1 Frau Peters leidet unter den Folgen eins Schlaganfalls

Der Altenpfleger reagiert nicht auf die Aggression von Frau Peters. Er versucht herauszubekommen, warum Frau Peters aggressiv ist. Frau Peters fühlt sich hilflos, ist wütend und enttäuscht und hat außer Beschimpfungen keine Möglichkeit, ihre Gefühle mitzuteilen. Die Aggression ist eine Reaktion auf ihre Situation, kein persönlicher Angriff auf den Altenpfleger.

Übung

Wurden in den vorangegangenen Gesprächen die Prinzipien

- des Sender-Empfänger-Modells,
- der Haltungen in der Gesprächsführung,
- des aktiven Zuhörens,
- der gesprächsfördernden Verhaltensweisen,
- der Fragetechniken und Rückmeldung geben und erhalten

eingehalten?

▶ Wie – denken Sie – fühlen sich Betroffene und Pflegekräfte?

1.3.4 Das entlastende und unterstützende Gespräch mit Angehörigen

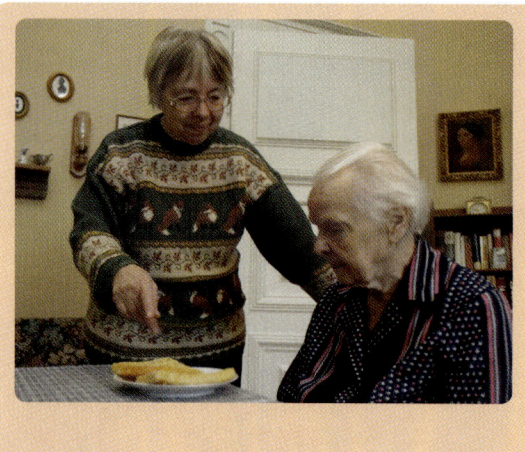

Sie kommen im Rahmen Ihres ambulanten Einsatzes zu einer älteren Dame und erleben folgende Situation: Die Tochter steht mit einem sehr ärgerlichen Gesicht vor der Mutter und redet mit erregter Stimme: „Jetzt habe ich mir die Arbeit gemacht und dir extra Waffeln gebacken, die du so gerne isst, und jetzt passt dir das wieder nicht! Ich habe auch noch was anderes zu tun! Mein Haushalt wartet noch auf mich und der Rasen muss noch gemäht werden!"
Überlegen Sie:

▸ Wie geht es der Tochter, wie geht es der Mutter?
▸ Wie könnten Sie in der Situation reagieren?

Die Pflege eines Menschen stellt an den Angehörigen hohe Anforderungen. Sie ist körperlich und seelisch oft sehr belastend. Das Leben muss umgestellt werden. Wenn die Pflegebedürftigkeit plötzlich kommt, z.B. nach einem Schlaganfall, geraten Betroffene und Angehörige häufig in eine Lebenskrise. Deshalb muss auch den Angehörigen der Rücken gestärkt werden, damit sie die Pflegeaufgaben leisten können.

Das Gespräch soll den pflegenden Angehörigen Verständnis und Anerkennung für ihre Bereitschaft zur Pflege eines Partners oder Elternteils geben, sie entlasten und evtl. beraten, wie sie die Belastungen mindern können.

Es gibt Situationen, die bei Angehörigen Angst auslösen können. Sie können sich ausgenutzt fühlen oder bekommen keine Anerkennung. Oft fühlen sich Angehörige der Aufgabe nicht gewachsen oder machtlos. Die Pflegesituation macht sie traurig, zornig oder zumindest weniger gelassen. Die Rolle des Angehörigen hat sich geändert. Er muss die Entscheidung für Partner oder Eltern treffen. Manchmal gibt es auch Schuldgefühle.

Oft gestehen pflegende Angehörige sich diese Schwierigkeiten nicht ein. Oder sie trauen sich nicht, über ihre Gefühle zu sprechen. Sie können

sich gar nicht vorstellen, dass jemand ihre Situation verstehen oder nachvollziehen kann und will. Deshalb muss das Pflegepersonal den pflegenden Angehörigen genügend Aufmerksamkeit schenken. Es fungiert als Ansprechpartner und ist erreichbar. Es gibt Gelegenheit, über Probleme und Sorgen zu reden, hilft bei der Verarbeitung, zeigt Anerkennung und spricht Trost aus.

Es ist wichtig, die Angehörigen im Pflegeprozess zu unterstützen. Die Pflege muss so geplant werden, dass sie nicht überfordert und die Beziehung zwischen den Partnern nicht angespannt wird.

Merke

Angehörige, Pflegepersonen und wenn möglich die Betroffenen sollten im Gespräch bleiben. Immer wieder muss besprochen werden, ob die Betreuung durch den pflegenden Angehörigen noch sinnvoll ist und weiter erbracht werden kann.

Übung

Schauen Sie sich die Beispiele in Tab. 1 an und versuchen Sie die Gespräche in diesen Situationen weiterzuführen.

Situation	Beispiel
Es gibt Situationen, die bei Angehörigen Angst auslösen können	„Mein Vater hat nach seinem Schlaganfall Sprachschwierigkeiten. Manchmal kann ich ihn nicht verstehen. Dann wird er wütend. Neulich hat er ein Glas nach mir geworfen. Manchmal habe ich richtig Angst."
Angehörige können sich ausgenutzt fühlen	„Meine Schwester sagt, sie hat keine Zeit. Ich habe sie schon mehrmals gebeten mir zu helfen. Sie reagiert nicht."
Angehörige bekommen keine Anerkennung	„Ich mach und tu und keiner sagt mal, das ist toll, wie du das schaffst. Ich bekomme sogar noch zu hören, dass ich Vater zu sehr verwöhne."
Angehörige fühlen sich der Aufgabe nicht gewachsen	„Ich kann Mutter nicht waschen, schon gar nicht im Intimbereich. So bin ich nicht erzogen worden. Ich habe Mutter doch noch nie ohne Kleider gesehen. Das ist mir alles viel zu peinlich."
Angehörige fühlen sich machtlos	„Ich kann kaum noch eine Nacht durchschlafen. Mein Vater läuft nachts herum. Und am Tag muss ich auch meine Leistung erbringen. Ich kann nichts ändern und weiß nicht, wie es weitergehen soll."
Angehörige sind traurig, haben Kummer	„Manchmal komme ich mir vor, als sei ich schon Witwe, er ist da, aber ich kann nicht mit ihm sprechen, er weiß nicht mehr, wer ich bin.... ich fühl mich sehr einsam."
Angehörige können zornig werden	„Manchmal habe ich das Gefühl, er weiß genau, was er tut und wie er mich ärgern kann. Als wenn ich schuld an seinem Elend wäre."
Angehörige können weniger gelassen sein	„Ich reagiere in der letzten Zeit viel empfindlicher, ich rege mich viel schneller auf, ich bin nicht mehr so gelassen wie früher."
Die Rolle des Angehörigen hat sich geändert	„Mein Mann war immer sehr stark, er war unser Fels in der Brandung. Jetzt muss ich ihn versorgen, er ist hilflos wie ein kleines Kind. Ich sehe ihm an, dass er das nur schwer ertragen kann."
Angehörige können sich schuldig fühlen	„Als wir geheiratet haben, haben wir uns geschworen in guten und in schlechten Tagen zusammenzuhalten. Und jetzt habe ich ihn ins Heim gegeben. Aber ich konnte doch nicht mehr."
Durch Schuldgefühle können Angehörige problematisch werden. Sie sprechen das Personal auf jeden „Fehler" an	„Ich habe die Handtücher meiner Mutter durchgezählt. Es fehlt eins.""Das Essen hier schmeckt meinem Mann nicht, ich habe selbst gekochtes mitgebracht."

Tab. 1 Situationen, in denen entlastende und unterstützende Gespräche erforderlich sind

Welche schwierigen Situationen haben Sie mit Angehörigen erlebt?

▸ Sprechen Sie in Kleingruppen die Situation durch, versuchen Sie die Situation im Rollenspiel darzustellen. Nehmen Sie Ihr Gespräch auf und arbeiten Sie es anschließend noch einmal durch. Beachten Sie dabei die Regeln der Gesprächsführung (▸ s. Kap. 1.2).

Beispiele für Entlastungsgespräche

In der jeweiligen Situation müssen Sie herausfinden, ob der Angehörige
1. sich nicht traut, über sein Befinden zu sprechen,
2. sich aussprechen möchte,
3. Trost braucht,
4. Hilfestellung oder Beratung zur Entlastung seiner Situation benötigt.

Versuchen Sie, die Situation durch aktives Zuhören (▶ s. Kap. 1.2.3) zu verstehen. Dabei ist es wichtig, sich in den pflegenden Angehörigen hineinzuversetzen, die Situation zu erfassen und nicht aneinander vorbei zu reden. Der Angehörige soll sich verstanden fühlen.

1. Eine Angehörige traut sich nicht, über ihr Befinden zu reden

Die Pflegekraft hat den Eindruck, dass Frau Werner sehr wütend auf ihren Vater ist. Er nörgelt an allem herum, ist selten zufrieden, macht seiner Tochter das Leben schwer.

Altenpflegerin: „Ach, Frau Werner, ich wäre in Ihrer Situation aber ab und zu ganz schön wütend."
Frau Werner: „Wirklich?"
„Ich denke immer, dass ich nicht wütend sein darf, weil mein Vater ja krank ist und nichts dafür kann."
„Ja, ihr Vater ist sehr krank und Sie bemühen sich sehr um ihn."
„Ja, aber ich habe so oft das Gefühl, dass es vergeblich ist, dass nichts genügt."
„Und das macht Sie ganz hilflos?" „Ja, genau."

Indem die Altenpflegerin „echt" ist (▶ s. Kap. 1.2.2), also der Angehörigen zuhört und ihr mitteilt, was sie selbst fühlt und denkt, hat die Tochter die Möglichkeit, über ihre Wut zu sprechen. Außerdem erfährt sie Anerkennung für ihre Arbeit.

Um die Angehörige zu entlasten, kann ihr z. B. eine Selbsthilfegruppe für pflegende Angehörige empfohlen werden, damit sich die Situation mit dem zu Pflegenden entspannen kann.

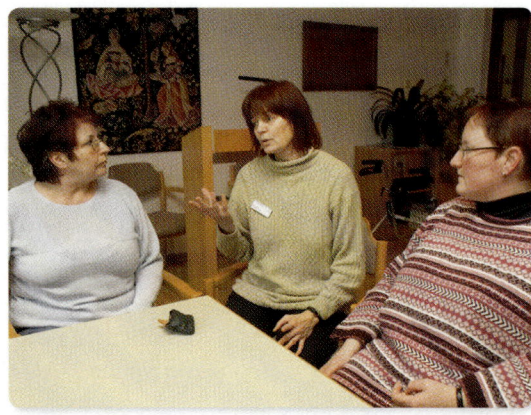

Abb. 1 In einer Angehörigengruppe

2. Eine Angehörige möchte sich aussprechen

In einem Erstgespräch hat der Altenpfleger die ambulanten Pflegeleistungen mit einer Klientin und ihrer Tochter besprochen. Er soll die Pflege übernehmen, die bislang die Tochter geleistet hat. Nun begleitet die Tochter ihn nach draußen und spricht weiter.

Frau Bahr: „Ich habe das Gefühl, dass ich mich übernommen habe. Ich hatte mir das mit der Pflege eigentlich genau überlegt und nun wird es zuviel. Ich bin unzufrieden mit der Situation, andere schaffen das doch auch. Ich verstehe mich doch gut mit meiner Mutter, und trotzdem liegen meine Nerven öfter blank. Manchmal habe ich sogar Angst, dass unsere Beziehung leidet und ich Mutter irgendwann nicht mehr ertragen kann oder umgekehrt. Deshalb habe ich mir jetzt bei Ihrem Pflegedienst Hilfe geholt."
Altenpfleger: „Ihre Bereitschaft, die Mutter zu pflegen, kann ich nur anerkennen. Es war aber richtig, einen Pflegedienst zu Hilfe zu nehmen. So eine Pflegebeziehung stellt große Anforderungen an beide Seiten. Und Sie haben erkannt, dass etwas geändert werden muss, damit die Beziehung gut bleibt."

Der Altenpfleger lässt die Tochter ausreden. Sein Gefühl war, dass sie das Bedürfnis hatte, zu erklären, warum sie den Pflegedienst zu Hilfe geholt hat. Er bestätigt ihren Entschluss und entlastet sie dadurch und gibt ihr Anerkennung.

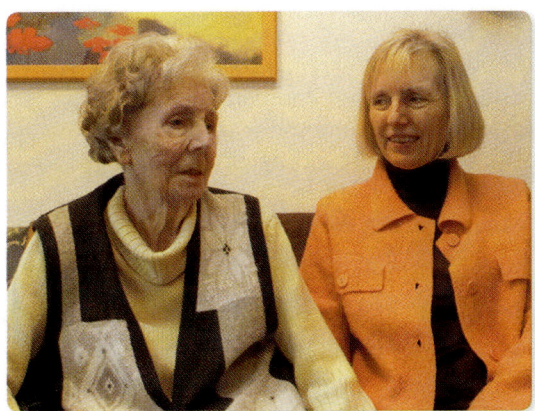

Abb. 1 Entspanntes Beisammensein

3. Ein Angehöriger braucht Trost

Frau Kästner hat einen schweren Schlaganfall hinter sich. Herr Kästner hat sie ein halbes Jahr gepflegt. Obwohl der Pflegedienst nach Hause kam, war er mit der Situation überlastet. Sie liegt nun im Pflegeheim.

Herr Kästner: „Als wir geheiratet haben, haben wir uns geschworen, in guten und in schlechten Tagen zusammen zu halten. Und jetzt habe ich sie ins Heim gegeben. Aber ich konnte doch nicht mehr."

Altenpfleger: „Und jetzt haben Sie das Gefühl, Ihr Eheversprechen gebrochen zu haben?"

„Ja, genau, ich habe so ein schlechtes Gewissen!"

„Das kann ich nachvollziehen… Mmmh… Sie können hier im Heim eine ganze Menge für Ihre Frau tun. Sie kennen sie am besten und können uns sicherlich helfen."

„Sie meinen, ich habe sie nicht im Stich gelassen?"

„Nein, Herr Kästner. Sie haben so viel gemacht, wie Ihnen möglich war. Es war genau das Richtige, sie hierher zu bringen. Wenn auch Sie noch schlapp gemacht hätten, wäre niemandem geholfen gewesen."

„Eigentlich haben Sie ja Recht, aber wie geht's jetzt weiter?"

„Sie können Ihrer Frau den ganzen Tag Gesellschaft leisten. Und die schwere Arbeit übernehmen wir."

Der Altenpfleger hat gefühlt, dass Herr Kästner traurig darüber ist, versagt zu haben und ein schlechtes Gewissen hat. Er ist auf das Gefühl eingegangen. Um Herrn Kästner zu entlasten, hat er

ihm das Angebot gemacht, seine Frau weiterhin zu betreuen – den eigenen Fähigkeiten angepasst. Herr Kästner hat weiterhin die Möglichkeit, etwas für seine Frau tun.

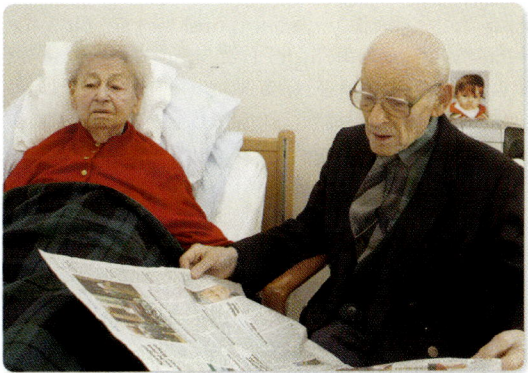

Abb. 2 Herr Kästner liest seiner Frau die Zeitung vor

4. Eine Angehörige benötigt Hilfestellung zur Entlastung ihrer Situation

Frau Weber, die Frau eines an Demenz erkrankten ambulant betreuten Mannes, sieht sehr blass aus, der Gesichtsausdruck wirkt niedergeschlagen.

Altenpflegerin: „Frau Weber, wie geht es Ihnen?"

Frau Weber: „Ja, ja … es geht so … wie immer …"

„Sie sehen sehr niedergeschlagen aus. Ist wirklich alles so wie immer?"

„Ach ja… ich kann einfach nicht mehr… Es wird alles zu viel… "

„Das hört sich aber hoffnungslos an, Frau Weber. Was genau macht Ihnen Ihre Situation denn so unerträglich?"

„Ach, alles, immer muss ich da sein, man kann ihn ja nicht mehr alleine lassen, mich kommt niemand mehr besuchen, die können die Situation auch nicht mehr ertragen… Ich habe niemanden mit dem ich reden kann…"

„Sie fühlen sich sehr einsam?"

„Ja, ich glaube die Einsamkeit ist das Schlimmste. Man ist nicht alleine und hat doch niemanden zum reden."

„Ich habe das Gefühl, dass es Ihnen sehr schlecht geht. Sie tun so viel für Ihren Mann und jetzt wird es höchste Zeit, dass Sie was für sich tun. Wir überlegen jetzt gemeinsam, wie Ihnen geholfen werden kann."

Die Altenpflegerin fühlt und sieht, dass es der Angehörigen nicht gut geht, obwohl diese nichts sagen will. Sie spricht ihr Gefühl an. Sie schafft es, durch konkretes Nachfragen auf den Punkt „Einsamkeit" zu kommen. Sie erkennt die Leistung von Frau Weber an. Dann übernimmt sie die Initiative, einen Weg zu finden, der Frau Weber entlastet. Es folgt ein Beratungsgespräch.

Wichtig ist, dass sich die Angehörige ihre Problemsituation genau ansieht und gemeinsam nach Lösungen gesucht wird. Die Entlastung muss realistisch sein, z. B. Tagespflege, Nachbarschaftshilfe.

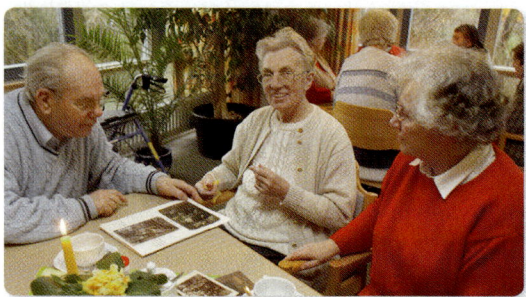

Abb. 1 Frau Weber im Freundeskreis

Merke

Gespräche zu führen, besonders in schwierigen Situationen, erfordert Kenntnis in der Gesprächsführung und sehr viel Übung und Erfahrung. Es ist wichtig, sich mit Kollegen über die schwierigen Situationen auszutauschen, sich Hilfe zu holen.

Übung

Wurden in den vorangegangenen Gesprächen die Prinzipien

● des Sender-Empfänger-Modells,
● der Haltungen in der Gesprächsführung,
● des aktiven Zuhörens,
● der gesprächsfördernden Verhaltensweisen,
● der Fragetechniken und Rückmeldung geben und erhalten eingehalten?

▶ Wie – denken Sie – fühlen sich Angehörige und Pflegekräfte?

Aufgaben

1. Nennen Sie sechs Kommunikationsziele im Pflegealltag.

2. Üben Sie im Rollenspiel den Umgang mit Menschen, die Einschränkungen in der verbalen Kommunikation haben

3. Betrachten Sie noch einmal das Einstiegsfoto von Kap. 1.1. Beschreiben Sie das nonverbale Verhalten der beiden Personen in Bezug auf Mimik, Gestik, Blickkontakt und räumliches Verhalten.

4. Es gibt ca. zehn elementare Emotionen. Stellen Sie pantomimisch diese Gefühlsausdrücke dar: Interesse, Freude, Überraschung, Ekel und Scham, Kummer, Zorn, Verachtung, Furcht, Schuld.

5. Mimik, Gestik und sprachlicher Ausdruck stimmen in der Regel überein. Was geschieht, wenn dies nicht der Fall ist? Versuchen Sie mit einem lächelnden Mund etwas Negatives zu sagen. Was beobachten Sie? Versuchen Sie mit hochgezogenen Augenbrauen sich aggressiv zu verhalten. Was beobachten Sie?

6. Stellen Sie sich eine schwer pflegebedürftige Bewohnerin vor, die nicht mehr spricht. Wie erkennen Sie die Bedürfnisse dieser Bewohnerin?

7. Stellen Sie anhand der Einstiegssituation von Kapitel 1.2.1 das Sender-Empfänger-Modell dar.

8. Eine Angehörige ist sehr darum bemüht, ihren Vater gut zu versorgen, überanstrengt sich oft, will keine Hilfe. Sie sehen, wie sie ihren Vater nicht rückenschonend aus dem Bett holt. Wie reden Sie mit ihr?

2 Informieren, beraten, anleiten

Die Anzahl der hilfs- und pflegebedürftigen Menschen wächst. Viele können mit der Unterstützung von Angehörigen und verschiedenen Dienstleistungen ein eigenständiges Leben führen. Ein großer Teil wird in der Familie umsorgt. Betroffene und Angehörige müssen lernen, mit dieser Situation zurechtzukommen, Familien müssen häufig ihr Leben umstellen. Sie brauchen Informationen, Beratungen und Anleitungen, um die Pflege und den Alltag bewältigen zu können.

2.1 Grundlagen

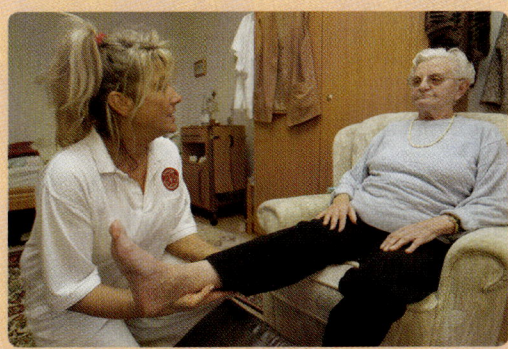

Frau Altmüller und Frau Roth führen ein Gespräch darüber, wie Gewebeschäden vermieden werden können.

Frau Roth weiß bereits, dass sie ihre Füße warm halten muss und dass sie schweißaufsaugende Strümpfe zu tragen hat, die nicht die Beine abschnüren.

Die Altenpflegerin **informiert** die Bewohnerin nun, dass sie auch auf luftdurchlässiges Schuhwerk achten muss und **berät** sie, sich wegen der Verletzungsgefahr ihre Fußnägel von einer Fußpflegerin schneiden zu lassen.

Zum Schluss **leitet** sie Frau Roth noch an, ihre Füße täglich auf Verletzungen und Infektionen zu kontrollieren.

Frau Roth wohnt schon längere Zeit in einer betreuten Wohnanlage. Frau Altmüller, eine Altenpflegerin, kontrolliert regelmäßig ihren Blutzucker. Nun wurde bei Frau Roth eine periphere arterielle Verschlusskrankheit 2. Grades im rechten Bein diagnostiziert (▶ s. Lernfeld 1.3).

2.1.1 Die Situation von alten, hilfsbedürftigen Menschen und pflegenden Angehörigen

Alte und pflegebedürftige Menschen benötigen Informationen, Beratung und Anleitungen, um die anfallenden alltäglichen Aufgaben zu bewältigen:

Im Bereich der **Haushaltsführung** brauchen sie Informationen darüber, welche Möglichkeiten es gibt, dass z. B. Einkäufe erledigt werden oder die Wohnung gereinigt wird.

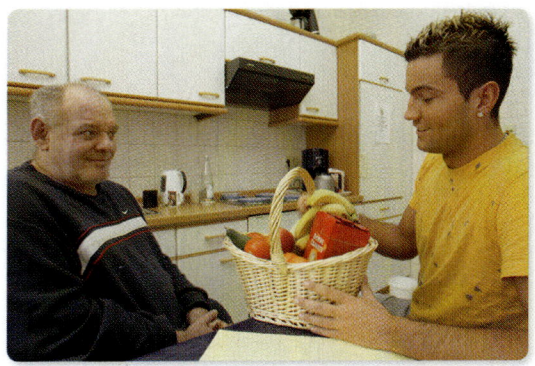

Abb. 1 Einkaufshilfe

Im Bereich der **Selbstpflege** brauchen Pflegebedürftige Beratung, wie ein Pflegedienst sie unterstützen kann.

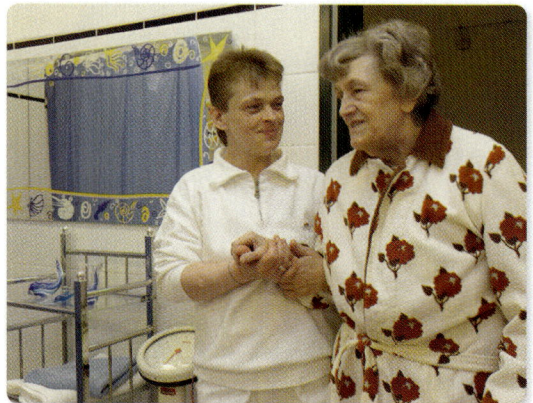

Abb. 1 Unterstützung bei der Körperpflege

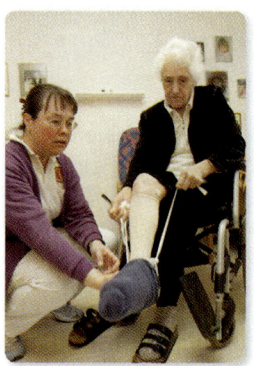

Um die **Selbstständigkeit** zu fördern, brauchen sie Anleitung, wie sie z. B. Hilfsmittel einsetzen können, Handlungsalternativen erlernen können oder mit ihren Einschränkungen leben können.

Abb. 2 Anwendung von Hilfsmitteln

Zur Förderung von **sozialen Kontakten** können alte Menschen motiviert werden, Aktivitäten mit anderen gemeinsam auszuüben.

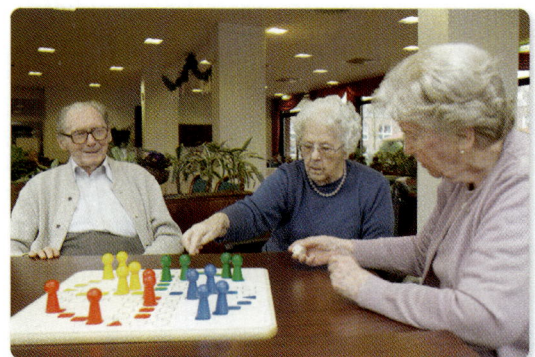

Abb. 3 Seniorennachmittag

Pflegende Angehörige haben vielfältige Aufgaben zu leisten. Der Bedarf an Unterstützung, Information, Beratung und Anleitung ist groß, denn sie übernehmen Aufgaben in verschiedenen Bereichen:

● **Grundversorgung** wie waschen, baden, zur Toilette führen, Essen eingeben,
● **Maßnahmen** wie Blutzuckertests und Insulingabe, Mobilisation,
● **sozialen Aufgaben** wie Anregung zur Beschäftigung, Gesellschaft leisten,
● **Haushaltsführung** wie Betten machen, Wäsche waschen, Wohnungsreinigung,
● **Verwaltung** wie Anträge auf Beihilfen stellen, Rechnungen bezahlen, Informationen über Pflegeversicherung und Betreuungsrecht einholen,
● **Koordination** zwischen Arzt, Pflegedienst, Haushaltshilfen.

2.1.2 Rahmenbedingungen für Information, Beratung und Anleitung

Informationen, Beratungen und Anleitung können während der Pflege im praktischen Alltag einfließen. Es besteht auch die Möglichkeit, Informationen, Beratungen und Anleitungen individuell und geplant durchzuführen.

Ein **Informations-** oder **Beratungsgespräch** sollte geplant werden, ausreichend Zeit und ein ruhiger Ort müssen zur Verfügung stehen. Das Gespräch darf nicht durch andere Arbeiten gestört werden. Im Gespräch stellt man sich auf den Partner ein, hört zu und spricht eine Sprache, die der Ratsuchende versteht.

Die geplante **Anleitung** findet vor Ort in der Situation, z. B. am Pflegebett, statt. Auch hier muss auf den zeitlichen Rahmen und die ruhige Atmosphäre geachtet werden.

Feste **Angehörigensprechstunden** in Pflegeheimen sind ebenfalls geeignet, zu informieren und zu beraten. Sie finden in der Regel wöchentlich statt und bieten Gelegenheit, in Ruhe sprechen zu können.

Von Krankenkassen, Pflegekassen und Krankenhäusern werden **Informationen** und **Schulungen** angeboten, z. B. zu Entlastungen durch Hilfsange-

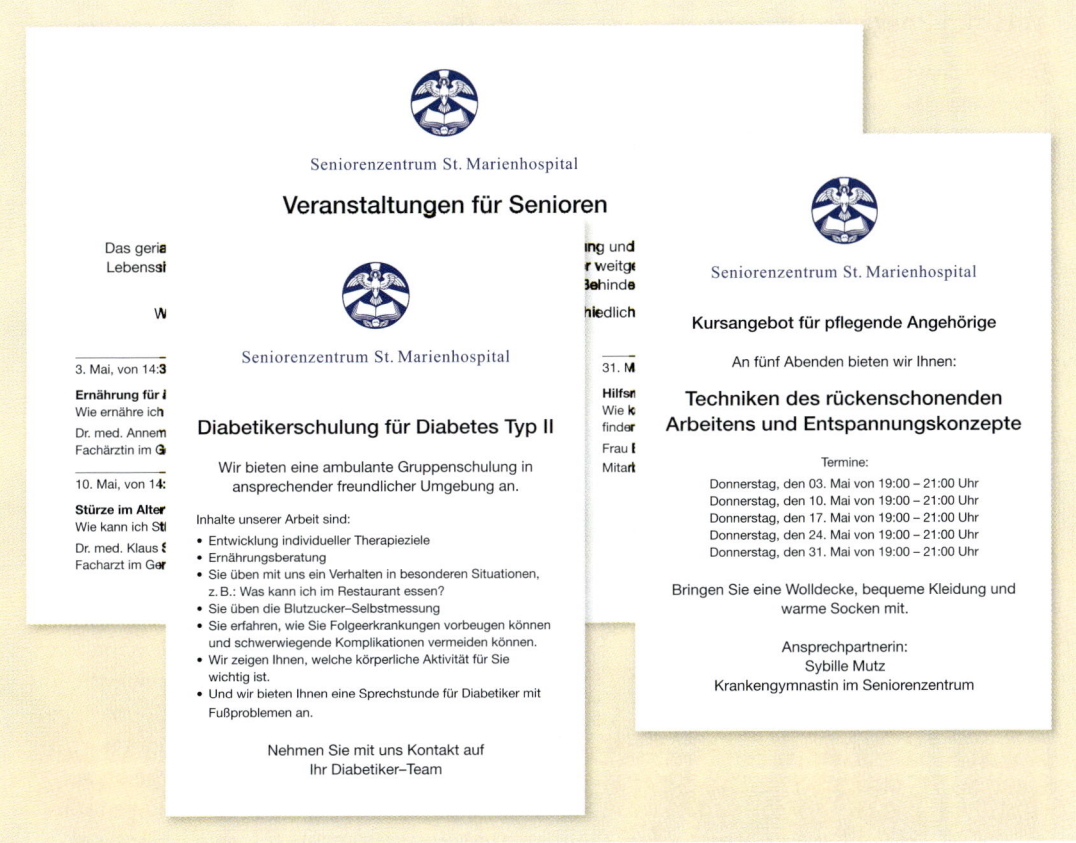

Abb. 1 Informationshinweise

bote, zur Ernährung bei Diabetes mellitus oder zur Lagerung nach Bobath, zum Umgang mit Demenzkranken oder zum rückenschonenden Arbeiten mit bewegungseingeschränkten Menschen, zur Dekubitusvermeidung usw. Hier wird der theoretische Hintergrund zu Krankheiten und Behinderungen vermittelt, die praktischen Fähigkeiten zur Pflege werden erlernt und der Umgang mit der veränderten Lebenssituation wird besprochen.

Zur Unterstützung des Informationsgesprächs und zur Erklärung und Darstellung von pflegerischen Situationen sind **Informationsbroschüren** oder kurze Filme geeignet. Sie können auch als Vorinformation an Interessierte ausgegeben werden.

Man erhält die Informationsmaterialien u.a. von den Gesundheitsministerien, den sozialen Einrichtungen der Städte, der AWO, der Diakonie, der Ca-

ritas sowie privaten Anbietern. Sie geben Auskunft z.B. über Beratungsstellen, „Essen auf Rädern", Wohnraumanpassung, ambulante Dienste, Einrichtungen für betreutes Wohnen, Pflegeeinrichtungen.

In Krankenhäusern und Arztpraxen gibt es Aufklärung über Untersuchungen und Operationen. Über Sanitätshäuser, Geräte- und Arzneimittelhersteller kann Informationsmaterial bezogen werden, z.B. über Blutzuckertestgeräte, Sondennahrung, Inkontinenzmaterialien oder Hilfsmittel zur Erleichterung des Alltags oder für die Wohnungseinrichtung.

Informationsbroschüren müssen verständlich sein, die Anleitung soll nachvollziehbar sein. Wenn es nichts Passendes gibt, können die Informationsmaterialien auch selbst hergestellt werden.

Vortrag: Pflege bei Demenz

Die Psychiatrische Abteilung des Johannes-Krankenhauses lädt am Donnerstag, 16. September, um 19:30 Uhr in Zusammenarbeit mit der Volkshochschule zu einem Vortrag über die Pflege demenzkranker Menschen ein. Unter dem Titel „Wenn die Nacht zum Tage wird" können sich Angehörige und Pflegende im Saal 2 der VHS, Marienstraße 12 informieren.

Übung

Sammeln Sie Informationsmaterial unterschiedlicher Firmen über Inkontinenzmittel. Beurteilen Sie die Informationsmaterialien danach, wie sie aufgemacht sind, für wen sie geeignet sind, wie verständlich sie sind, welchen theoretischen Hintergrund sie vermitteln, welche praktische Anwendung gezeigt wird und welche Kosten entstehen.

Abb. 1 Hinweis in der Zeitung

2.2 Informieren

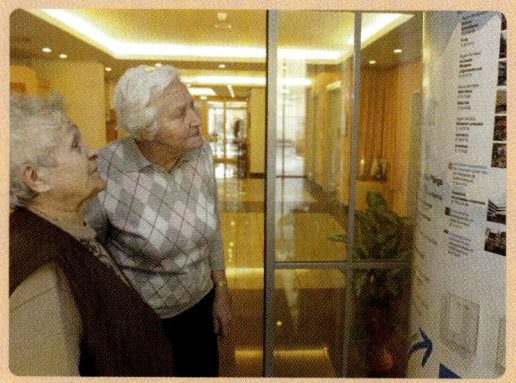

Eine Mitschülerin arbeitet in einer Einrichtung, die Sie noch nicht kennen.

▸ Lassen Sie sich während eines Besuchs die Einrichtung zeigen. Versuchen Sie dabei, die Führung durch die Augen einer zukünftigen Bewohnerin zu sehen. Welche Informationen brauchen Sie, welche brauchen Sie sofort, welche können warten? Achten Sie darauf, welche Informationen Sie sich merken können und welche wieder schnell vergessen sind.
▸ Besprechen Sie anschließend mit Ihrer Mitschülerin, was Ihnen aufgefallen ist.

Ziel eines Informationsgesprächs:
Betroffene und/oder ihre Bezugspersonen erhalten in adäquater Form die notwendigen Informationen, um sich in neuen Situationen zurechtzufinden, ihre gesundheitliche und soziale Situation richtig einschätzen und verstehen zu können, das heißt, fachkundig zu werden.

In einem Informationsgespräch teilt man seinem Gesprächspartner etwas mit, was er wissen möchte oder was er wissen sollte. Der Gesprächspartner wird kompetent.
Im beruflichen Alltag kommen Informationsgespräche vor, wenn z. B. einem neuen Bewohner die Räumlichkeiten der Einrichtung gezeigt werden oder der Ablauf des Stationsalltags erklärt wird. In-

formationsgespräche können auch über Krankheiten und Untersuchungen aufklären oder das Gutachtenverfahren der Pflegeversicherung erläutern. Informationen, z. B. über Krankheitsbilder und die damit verbundenen Störungen, helfen Betroffenen und Angehörigen, schwierige Situationen zu verstehen und die Veränderungen zu akzeptieren.

Beispiel

Ein Ehemann, der weiß, dass seine an Demenz erkrankte Frau ihn irgendwann nicht mehr erkennen kann, wird nicht so entsetzt sein, wenn es so weit ist, er kann dann vielleicht gelassener mit der Situation umgehen.

In den meisten Einrichtungen gibt es Informationsblätter oder -hefte, z.B. über die Angebote und Kosten des Hauses, über die Orientierung im Haus und über Verhaltensregeln, die das Zusammenleben erleichtern.

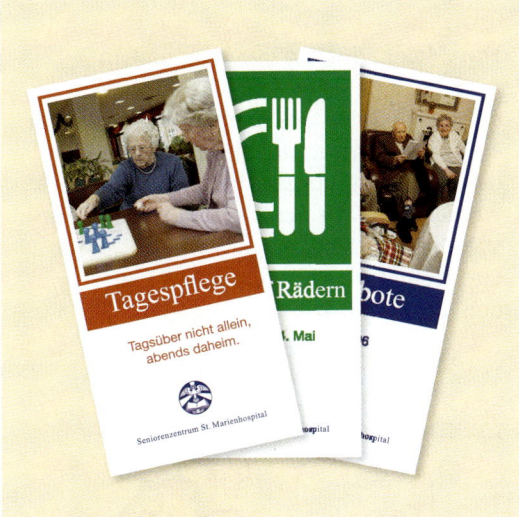

Abb. 1 Informationsblätter

Zur Erstinformation sind diese Broschüren wichtig. Sie können jedoch nicht das nötige Gespräch ersetzen. Mündliche Informationen bieten die Möglichkeit, auf die persönliche Situation des Betroffenen und seiner Angehörigen einzugehen und ihre Fragen zu beantworten.

2.2.1 Stufen der Information

Die Information von Pflegebedürftigen und Pflegenden erfolgt in drei Stufen.

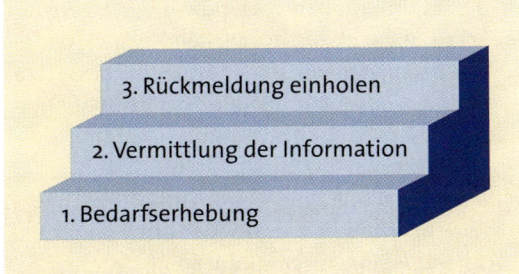

Abb. 2 Eine Information erfolgt in drei Stufen

1. Stufe: Die Bedarfserhebung

Zuerst stellt sich die Frage, wer an dem Informationsgespräch teilnimmt:

- der Betroffene allein, wenn es z.B. um Informationen über die Angebote in einer Tagesstätte geht,
- der Betroffene und die Angehörigen, wenn z.B. Informationen über die finanziellen Bedingungen des betreuten Wohnens gegeben werden,
- oder der Angehörige allein, wenn z.B. Informationen über Pflegeplätze gegeben werden, während der Betroffene im Krankenhaus liegt.

Um sich auf den Gesprächspartner einstellen zu können, erkundigt man sich, welche Informationen benötigt werden, welches Vorwissen vorhanden ist und welche Ressourcen verfügbar sind.

Informationen müssen gewollt sein. Es gibt Situationen, in denen Informationen nicht gewünscht sind, wenn z.B. Betroffene nicht über ihr Krankheitsbild aufgeklärt werden wollen.

2. Stufe: Die Vermittlung der Information

Die Gesprächsteilnehmer werden schon zu Gesprächsbeginn gebeten, nachzufragen oder zu unterbrechen, wenn irgendetwas nicht verstanden wurde.

Die Informationen sollen **verständlich** sein. Das gelingt, indem nicht geläufige Wörter oder Fachbegriffe vermieden werden. Schwierige Sachverhalte können durch Bilder und Darstellungen oder Beispiele **erklärt** werden.

> **Beispiel**
>
> **Verständlich:**
> „Durch den Schlaganfall wurde auch der Schluckreflex gestört. Das bedeutet, dass Ihr Vater sich häufig verschluckt. So gelangen Essensreste in die Luftröhre und dies kann wiederum zu einer Lungenentzündung führen. Deshalb wird sich eine Sprachtherapeutin die Schluckweise Ihres Vaters genau ansehen und einen Plan erstellen, mit dem das Kauen und Schlucken geübt wird. Wir nennen das Schlucktraining."

Unverständlich:

„Nach einem Apoplex kann es zur Störung des Schluckreflexes kommen, die Aspirationsgefahr ist sehr hoch. Durch Aspiration kann es zu einer Entzündung des Lungenparenchyms kommen. Als Maßnahme empfehlen wir eine Schluckanalyse und ein Schlucktraining."

Die Sätze werden **kurz** und mit möglichst wenigen Nebensätzen formuliert.

Es werden **nicht zu viele Informationen auf einmal mitgeteilt**. Das Arbeitsgedächtnis kann nur 5 bis 7 Informationen speichern. Erst wenn diese verarbeitet sind, können neue Informationen aufgenommen werden.

Ältere Menschen benötigen eventuell mehr Zeit, um Eindrücke und Informationen aufzunehmen und auch wieder abzurufen. Oft lässt die Konzentrationsfähigkeit nach und der Gesprächspartner ermüdet. Deshalb ist es wichtig, **Pausen** einzufügen und bei Bedarf auch das Gesagte zu **wiederholen**.

Informationen sollen in der **zeitlichen Abfolge** vermittelt werden, z.B.:
- 09:00 – 09:30 Uhr Frühstück
- 10:00 – 10:45 Uhr Gedächtnisübungen
- 11:00 Trinkpause

oder nach **inhaltlichen Aspekten:**
- Essenszeiten
- Trinkpausen
- Aktivitäten
- Ruhezeiten

und **nicht ungeordnet**.

Zuerst wird z.B. das Zimmer gezeigt, später geht man auf die Angebote der Einrichtung ein. Wenn während der Zimmerbesichtigung bereits die Angebote der Einrichtung erklärt werden, ist der neue Bewohner oft überfordert.

Wichtiges soll klar erkennbar sein. Der Zeitpunkt der nächsten Mahlzeit ist für einen neuen Bewohner wichtiger als die Bewegungsgruppe am nächsten Tag.

Durch **Nachfragen** sollte man sich versichern, dass die Informationen verstanden wurden. Damit Informationen nicht vergessen werden, müssen sie wiederholt und möglichst zeitnah angesprochen werden.

Beispiel

Frau Meier wird von Ihnen betreut. In der letzten Zeit sind ihre Blutzuckerwerte schwankend. Sie soll auf neue Medikamente eingestellt werden. Leider vergisst sie, dass der erste Wert morgens nüchtern bestimmt werden muss. Sie denkt erst nach dem Frühstück an den Test.
Sie kleben Frau Meier einen Merkzettel an den Kühlschrank.

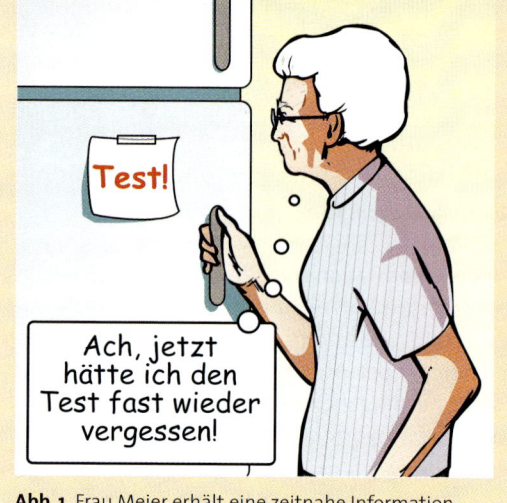

Test!

Ach, jetzt hätte ich den Test fast wieder vergessen!

Abb. 1 Frau Meier erhält eine zeitnahe Information

3. Stufe: Rückmeldung einholen

Nach einer gewissen Zeit vergewissert man sich, ob die Informationen den gewünschten Bedarf gedeckt haben, ob sie ausreichend waren, ob der Gesprächspartner mit seiner Situation besser zurechtkommt oder ob mehr Informationen notwendig sind.

Merke

In einem Informationsgespräch erhält ein Ratsuchender eine Auskunft oder eine Unterrichtung, die sein Problem löst.

Übung

In der nächsten Woche findet ein Ausflug zur Rotbachtalsperre statt. Der Bus kommt um 9:00 Uhr. Die Bewohner können geweckt werden, das Frühstück wird ab 8:00 Uhr eingenommen. Das Wetter ist möglicherweise leicht unbeständig. Für ca. 11:00 Uhr ist die Ankunft geplant, Spaziergang in der Natur bis zum Mittagessen um 12.00 Uhr. Anschließend der Vortrag eines Naturkundefreundes über die Flora und Fauna der Umgebung, Nach-

mittagskaffee. Dann eine kleine Wanderung, bei welcher der Naturkundefreund die Pflanzenwelt erklärt. Rückfahrt ca. 17:00 Uhr, Ankunft ca. 19:00 Uhr, Abendessen.

▸ Entwerfen Sie ein Plakat zur Information der Bewohner. Informieren Sie die Bewohner so, dass sie die einzelnen Punkte verstehen und sich die Zeiten merken können. Üben Sie im Rollenspiel.

2.2.2 Ein Informationsgespräch mit einem zukünftigen Tagesgast

Frau Förster, eine schwer gehbehinderte ältere Dame, möchte sich über die Angebote in einer Tagespflege-Einrichtung informieren. Ausschnitte aus diesem Gespräch:

Altenpflegerin: „Guten Tag, Frau Förster. Ich heiße Sandra Meister, ich bin Altenpflegerin. Wie ich höre, möchten Sie sich über die Angebote unserer Einrichtung informieren. Ich kann Ihnen alles zeigen und Ihre Fragen beantworten."
Frau Förster: „Ja, meine Tochter hat gesagt, ich soll mir hier die Tagespflege anschauen. Seit ich meine Hüfte gebrochen habe, kann ich ja nicht mehr richtig laufen. Und mein Mann ist vor einem Jahr gestorben, der hat sonst immer alles

für mich gemacht. Jetzt bin ich den ganzen Tag alleine, keiner redet mit mir. Morgens kommt ja eine Schwester und hilft mir beim Waschen. Die ist dann aber auch schnell wieder weg. Meine Tochter ist berufstätig, die kann auch nicht immer. Und damit ich nicht so viel alleine bin, hat sie gesagt, ich soll mal schauen, ob es mir hier gefällt."
„Ja, Frau Förster, es ist nicht schön, den ganzen Tag alleine zu sein, das würde mir auch nicht gefallen. Hier finden Sie immer jemanden, mit dem Sie reden können. Ich möchte Ihnen jetzt unsere Angebote erläutern. Haben Sie schon Fragen?"
„Ich würde mich gerne mehr bewegen, aber ich sitz ja meistens im Rollstuhl!"

„Da hätten wir unsere Gymnastikgruppe."
(Pause; Altenpflegerin zeigt auf den Wochenplan.)

„Ja, kann ich das denn?"
„Ich denke schon. Die meisten Übungen finden im Sitzen statt. Wir haben ja einige Besucher, die nicht mehr so ganz fit auf den Beinen sind und das geht prima."
„Sitzt noch jemand im Rollstuhl?"
„Ja, noch zwei Damen."
„Dann ist es ja gut, sonst hätte ich mich nicht wohl gefühlt."
(Pause)

:oo Uhr	Mittagessen	Mittagessen
:oo Uhr	Mittagsruhe	Mittagsruhe
:15 Uhr	Trinkpause	Trinkpause
:30 Uhr	Gymnastik	Gemeinsames Basteln
:30 Uhr	Kaffeetrinken	Kaffeetrinken

„Früher haben mein Mann und ich viel getanzt, aber das geht ja jetzt nicht mehr."

„Das Tanzen fehlt Ihnen … Es gibt auch Rollstuhltänze. Vielleicht ein kleiner Ersatz?"

„Ach…"

„Sie können es sich ja mal anschauen." (Pause)

Trinkpause	Trinkpause	Trinkpause
Handarbeitsgruppe	Tanztee	Gemeinsames Singen

gsruhe	Mittagsruhe	Mittagsruhe
pau…	Trinkpause	Trinkpause
nastik	Gemeinsames Basteln	Die Handarbeitsgruppe

„Sie haben zu Beginn gesagt, dass Sie viel alleine sind und niemanden zum Sprechen haben. Da hätten wir noch mehr Angebote. Sie könnten mit den anderen Gästen zusammen handarbeiten und sich dabei unterhalten oder zusammen singen und Spiele machen. (Pause und auf den Plan zeigen)

Würden Sie so etwas gerne machen?"

„Ja, Unterhalten und Singen ist schön."

„Möchten Sie jetzt die Räumlichkeiten sehen?"

2.2.3 Eine Angehörigeninformation

Die Situation: Ein Bewohner isst und trinkt nicht mehr ausreichend. Der behandelnde Arzt hat die Angehörigen über die Möglichkeit, ihren Vater über eine PEG-Sonde zu ernähren, informiert.

Nun kommt der Sohn des Bewohners auf die Pflegestation.

Angehöriger: „Der Arzt hat uns empfohlen, eine PEG-Sonde bei Vater legen zu lassen. Ich habe aber leider in der Aufregung nicht alles verstanden. Können Sie mir noch einmal erklären, was eine PEG-Sonde überhaupt ist und wie sie funktioniert?"

Pflegeperson: „Ja, sicher. Wenn Sie etwas nicht verstehen oder ich zu schnell bin, dann sagen Sie Bescheid. PEG bedeutet: perkutane, endoskopisch kontrollierte Gastrostomie. Das meint, dass eine Sonde durch die Bauchdecke in den Magen gelegt wird und der Vorgang durch ein Endoskop kontrolliert wird. Wissen Sie, was ein Endoskop ist?"

„Ja, das habe ich schon mal im Fernsehen gesehen. Ein Rohr, das in den Körper eingeführt wird. Es gibt welche, durch die man operieren kann, und andere, die Lichtquellen haben, damit man in den Körper schauen kann."

„Genau."

„So weit O.K., die lateinischen Vokabeln brauche ich mir ja wohl nicht zu merken. Und wie wird die Sonde nun gelegt?"

„Durch das Endoskop wird eine Lichtquelle in den Magen bis an die Magenwand geführt. Das Licht scheint dann durch die Haut. Diese Stelle wird dann eingeschnitten. Durch das Loch wird die Magensonde eingeführt."

„Und wie rutscht die Sonde nicht wieder raus?"

„Die Sonde wird von innen und außen mit einer Platte fixiert und das Loch wird zugenäht. Ich zeichne Ihnen das mal auf…"

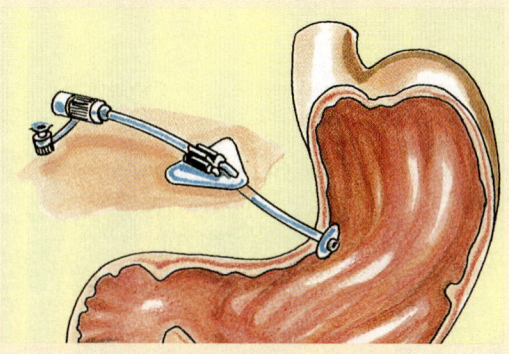

Lage der PEG-Sonde

„Das ist doch dann eine Wunde, passiert da auch nichts?"

„Der Verband wird in der ersten Woche jeden Tag erneuert, damit sich nichts entzündet. Wenn die Wunde gut verheilt ist, wird der Verband dann 2-3-mal in der Woche gewechselt."

„Darf Vater dann nichts mehr essen?"

„Doch, er darf essen. Wir werden Ihrem Vater weiterhin Getränke und Nahrung anbieten. Vielleicht bekommt er ja doch wieder Appetit. Auf jeden Fall müssen wir den Mund pflegen, damit die Schleimhaut intakt bleibt ... Haben Sie noch Fragen?"

„Ich glaube, das reicht jetzt erst einmal. Ich muss das mit meinen Geschwistern besprechen. Ich weiß nicht, ob das alles das Richtige für Vater ist. Ich melde mich noch einmal bei Ihnen. Vielen Dank ."

„Ich hoffe, ich konnte Ihnen helfen... Das ist eine schwierige Entscheidung. Ich würde vorschlagen, dass wir uns alle noch einmal in der nächsten Woche zusammensetzen und uns besprechen."

2.3 Beraten

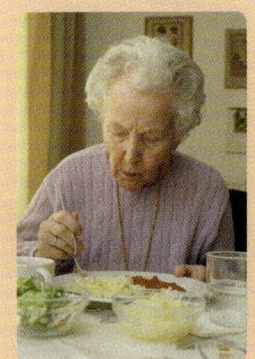 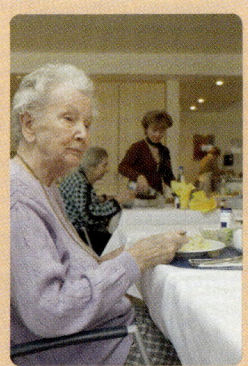

Frau Schwarz lebt allein. Sie ist in ihrer Beweglichkeit eingeschränkt und erhält seit einem halben Jahr „Essen auf Rädern". In der letzten Zeit hat sie immer öfter keinen Appetit, isst lustlos und sagt, dass es wenig Spaß macht, allein zu essen. Sie möchten Frau Schwarz dahingehend beraten, welche Möglichkeiten es gibt, außer Haus und in Gesellschaft Mittag zu essen.

▶ Welche sozialen und kirchlichen Einrichtungen kennen Sie, in denen ältere Menschen die Möglichkeit haben, ihr Mittagessen in Gesellschaft einzunehmen? Welche „Mittagstisch"-Angebote gibt es in Gaststätten?
▶ Worin unterscheiden sich die einzelnen Angebote?
▶ Informieren Sie sich und beraten Sie Frau Schwarz.

Ziel einer Beratung:

In einer Beratung werden in angemessener Weise Möglichkeiten zur Verbesserung der Lebensqualität und zur Anpassung an neue Lebenssituationen eines Betroffenen und/oder seiner Bezugsperson umfassend besprochen und aufgezeigt. Sie soll helfen, sich in einer veränderten Situation zurechtzufinden.

Mögliche Beratungsgespräche können sein:
● Wie kann die Wohnung gestaltet werden, damit Bewegung auch mit Gehhilfen möglich ist?
● Welche Hilfsmittel erleichtern die täglichen Handgriffe?
● Welche Unterstützungsmöglichkeiten bieten die verschiedenen ambulanten Dienste?
● Soll die Körperpflege von den Angehörigen durchgeführt werden oder vom ambulanten Pflegedienst?

Es gibt Pflegekräfte, die sich auf einzelne Fachgebiete spezialisiert haben. So gibt es Fachkräfte für Ernährungsberatung bei Sondenernährung oder Stomatherapeuten zur Beratung bei künstlichen Darm- oder Blasenausgängen (▶ s. Lernfeld 1.3).

Für Beratungen, die häufig vorkommen, z.B. eine Entlassung eines Patienten mit Pflegebedürftigkeit aus dem Krankenhaus, kann ein Leitfaden erstellt werden. Er hilft strukturiert vor zu gehen und nichts zu vergessen (▶ s. Lernfeld 1.2, Kap. 4).

Ein Beratungsgespräch wird zielorientiert geführt, man geht planmäßig vor, bezieht den Klienten und/oder die Angehörigen mit ein. Das Gespräch findet an einem festgesetzten Termin statt.

2.3.1 Stufen der Beratung

Die Beratung von Pflegebedürftigen und Pflegenden erfolgt genauso wie eine Information in drei Stufen.

1. Stufe: Die Bedarfserhebung

Bei der Bedarfserhebung findet man heraus, **welche Probleme** vorhanden sind.

Durch aktives Zuhören (▶ s. Kap. 1.2.3) wird versucht, die Gesamtsituation zu erfassen, vorhandene Ressourcen zusammenzutragen und die Sicht und **Wünsche** der Betroffenen und Angehörigen zu erkennen. Es stellt sich die Frage:
Was muss geändert werden?

2. Stufe: Die eigentliche Beratung

Jetzt kann die eigentliche Beratung stattfinden. Auch hier ist es wichtig, sich auf den Gesprächspartner einzustellen. Welche Möglichkeiten der Unterstützung gibt es?

Lösungswege werden überlegt, und gemeinsam erarbeitet. Mit welchen Vorschlägen kommen die Betroffenen am besten zurecht? Das Für und Wider einzelner Möglichkeiten wird durchgesprochen.

Ein konkreter Zeitplan wird erstellt:
● Wer macht was, wann, wo, wie?
● Wird noch Unterstützung gebraucht?

3. Stufe: Die Rückmeldung

Durch Nachfragen findet man heraus, ob das Beratungsangebot genutzt werden konnte oder ob Probleme bei der Umsetzung aufgetreten sind.

Und man erfährt, ob die Beratung zufriedenstellend war und/oder ob weiterer Beratungsbedarf besteht.

Durch die Lösung der Probleme haben die Betroffenen die Möglichkeit, weiterhin selbstständig zu leben.

Beispiel

1. Stufe

Herr Peters vergisst häufig, seine Medikamente einzunehmen, manchmal nimmt er auch die falsche Dosierung. Er möchte wissen, welche Möglichkeiten es gibt, ihm zu helfen. Die Tochter macht sich deshalb Sorgen, hat allerdings nicht die Zeit, ihren Vater zu unterstützen.

Herr Peters hat den Wunsch, etwas zu ändern und es besteht die Aussicht, vom Hausarzt eine Verordnung zur Sicherstellung der Medikamenteneinnahme zu bekommen.

2. Stufe

Herrn Peters wird mitgeteilt, dass der Hausarzt eine Verordnung zur Sicherstellung der täglichen Medikamenteneinnahme ausstellen kann. Dann erhielte ein ambulante Pflegedienst den Auftrag, ihm die richtigen Medikamente in der richtigen Dosierung zu geben.

1. Herr Peters geht mit seiner Tochter am nächsten Tag zum Arzt.
2. Wenn sie die Verordnung haben, rufen sie beim Pflegedienst an.
3. Sie vereinbaren, dass eine Pflegekraft Herrn Peters regelmäßig zur Sicherstellung der Medikamenteneinnahme aufsuchen wird.

3. Stufe

Herr Peters bekommt jetzt täglich seine richtigen Medikamente. Er fühlt sich sicher und ist froh, dass er unterstützt wird.

2.3.2 Alltägliche Beratung

Viele „kleine" Beratungen finden täglich im Rahmen der Pflege statt.

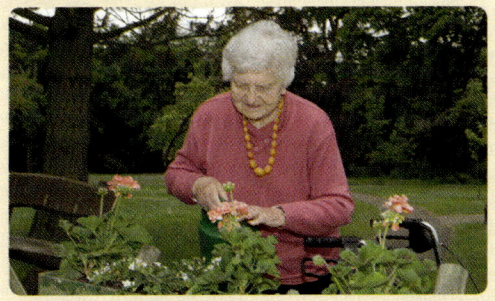

Frau Meier lebt alleine, sie wird vom ambulanten Dienst betreut.
Pflegeperson: „Frau Meier, am Dienstag fährt die katholische Frauenhilfe zur Landesgartenschau. Sie lieben doch Blumen. Haben Sie nicht Lust mitzufahren. Überlegen Sie es sich. Wir können ja morgen zusammen anrufen und Sie anmelden."

In einem Beratungsgespräch entwickelt sich oft der Bedarf oder Wunsch nach einer Anleitung.

Merke

In einem Beratungsgespräch werden Möglichkeiten zur Problemlösung erörtert und individuelle Lösungen zur Bewältigung von Problemen aufgezeigt.

Übung

Ordnen Sie die einzelnen Abschnitte des Gesprächs aus Kap. 2.3.3 in den vorgegebenen Prozess eines Beratungsgesprächs ein.

▸ Wurden die Stufen der Beratung eingehalten?

Suchen Sie sich ein Thema aus ihrem pflegerischen Alltag aus und beraten Sie daraufhin einen Betroffenen.

▸ Führen Sie ein Rollenspiel (Berater / Betroffener) durch.

2.3.3 Eine Beratungssituation

Frau Schmidt hat um eine Beratung eines ambulanten Pflegedienstes gebeten. Sie ist gestern aus dem Krankenhaus entlassen worden. Sie ist 78 Jahre alt, lebt alleine, hat eine chronische Herzinsuffizienz, eine Arthrose in der rechten Schulter und eine allgemein eingeschränkte Leistungsfähigkeit. Frau Schmidt wurde in Pflegestufe 1 eingestuft. Sie besuchen Frau Schmidt in ihrer Wohnung. Frau Schmidt begrüßt Sie freundlich und bietet Ihnen eine Tasse Kaffee an. Sie setzen sich ins Wohnzimmer und beginnen mit der Beratung.

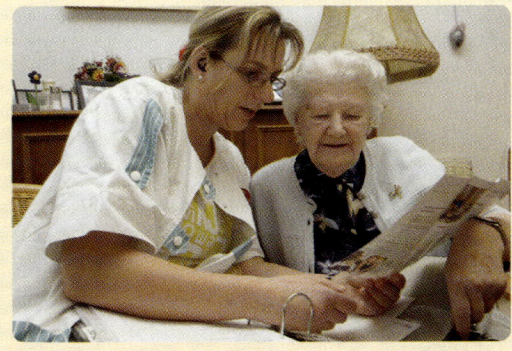

Abb. 1 Beratungssituation

Frau Schmidt: „Also, ich habe es hin und her überlegt, aber ich möchte so lange wie möglich in meiner Wohnung leben."
Pflegekraft: „Das kann ich gut verstehen, Sie haben eine schöne Wohnung. Sie haben sie mit viel Liebe eingerichtet?"

„Ja, als mein Mann vor zehn Jahren starb, habe ich noch mal alles umgeräumt und ein neues Bett gekauft, genau so eins, wie ich es schon immer haben wollte. Damit ich nicht ins Pflegeheim muss, möchte ich nun mit Ihnen besprechen, welche Hilfen es für mich gibt."

„Gut, zuerst brauche ich ein paar Informationen von Ihnen: Können Sie noch kochen und einkaufen gehen?" „Das Mittagessen lasse ich mir seit einem Jahr von „Essen auf Rädern" kommen. Da bekomme ich auch meine Diät und ich bin im Großen und Ganzen zufrieden. Frühstück und Abendessen bereite ich mir selber zu, das geht noch. Den Großeinkauf erledigt mein Sohn für mich. Und frische Brötchen bekomme ich beim Bäcker nebenan. Ich wohne ja zum Glück im Parterre und so habe ich noch ein wenig Bewegung."

„Wenn ich Sie richtig verstehe, gibt es also beim Essen und Einkaufen keine Probleme."

„ Nein, das kann alles so bleiben, wie es ist".

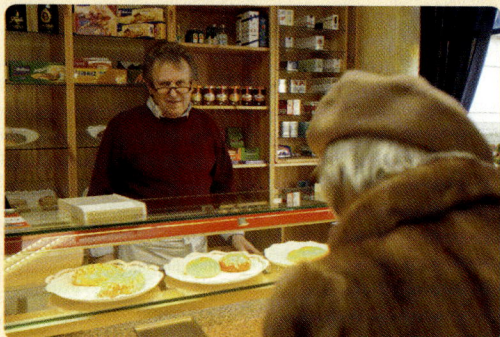

Abb. 1 Beim Einkauf

„Wie sieht es mit der Körperpflege aus? Was können Sie und was geht nicht mehr?"
„Händewaschen und Zähneputzen schaffe ich noch. Schwierigkeiten habe ich, mich untenherum zu waschen. An die Beine komm ich gar nicht und der Rücken geht ja überhaupt nicht mehr und Duschen und Haarewaschen auch nicht. Ich kann mich nicht bücken, den rechten Arm bekomme ich kaum noch hoch. Das ist alles sehr anstrengend, da reicht kaum die Luft. In der letzten Zeit hat mir meine Schwiegertochter geholfen, aber das ist uns beiden unangenehm und so viel Zeit hat sie ja auch nicht."

„Ja, das ist auch eine sehr intime Angelegenheit. Da ist es oft besser, wenn jemand von Berufs wegen hilft … Ich halte dann fest, dass Sie Unterstützung bei der Körperpflege benötigen. Der

Pflegedienst kann täglich zur Körperpflege kommen und einmal in der Woche zum Duschen… Und wie geht es mit der Reinigung der Wohnung? Was schaffen Sie noch und wo benötigen Sie Hilfe?"

„Als ich im Krankenhaus war, hat meine Schwiegertochter Großreinigung gemacht. Aber es war mir doch peinlich, dass ich meinen Haushalt vernachlässige. Ich schaffe das nicht mehr. Ein bisschen Staubwischen und Spülen geht noch, aber mehr nicht."

„Sie haben es gerne ordentlich und sauber, nicht wahr? Da kann ich verstehen, dass Sie sich geschämt haben. Wir können Ihnen helfen, indem wir Ihnen eine Haushaltshilfe besorgen. Das müssten Sie allerdings selbst bezahlen, da die Leistung der Pflegestufe 1 durch die Kosten für die Körperpflege schon aufgebraucht ist."
„Ach, ja… gut. Ist eine Putzfrau teuer?"
„Zurzeit kostet eine Reinigungshilfe ca. 15 Euro in der Stunde."
„Das muss ich mir noch überlegen. Bei der Wäsche hilft mir meine Enkelin, da kann sie sich ihr Taschengeld etwas aufbessern."

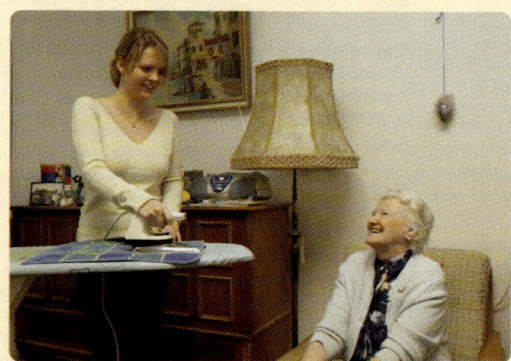

Abb 2 Hilfe in der Haushaltsführung durch Angehörige

„Schön, dann haben wir erst mal die notwendigen Dinge zusammen: Essen und Einkaufen sind geregelt, bei der Körperpflege kann der Pflegedienst helfen und den Haushalt teilen wir auf: fürs Grobe kommt evtl. eine Reinigungshilfe, die Wäsche macht Ihre Enkelin und Sie spülen und wischen Staub."

„Ja, genauso können wir es machen."

„Haben Sie noch einen Wunsch?"

„Ich habe noch eine Frage. Man liest ja öfter in der Zeitung, dass alte Leute in ihrer Wohnung tot aufgefunden wurden. Ich habe Angst, dass mir so etwas auch mal passiert, weil ich ja auch alleine lebe."

„Sie haben Angst, dass Ihnen etwas passiert und Sie sind alleine und keiner hilft Ihnen?"

„Ja, genau so ist es."

„Ich habe da eine Idee. Es gibt Hausnotrufgeräte. Sie bekommen einen Sender und müssen sich regelmäßig bei der Notrufzentrale melden. Wenn Sie sich nicht melden, kommt sofort Hilfe. Und wenn mal etwas ist, können Sie einen Alarmknopf drücken, den Sie ständig bei sich tragen. Würde Ihnen so ein Notrufsystem Sicherheit geben?"

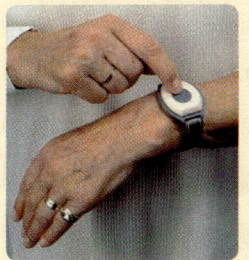 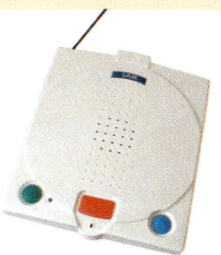

Abb. 1 Sicherheit durch ein Hausnotrufgerät

„Ja, dann brauchte ich nicht mehr so viel Angst zu haben. Kostet das viel?"

„Etwa 30,00 € im Monat. Soviel ich weiß, kann das unter bestimmten Voraussetzungen auch die Pflegeversicherung übernehmen. Ich erkundige mich genauer. Vielleicht können Sie ja auch schon mal bei Ihrer Kasse anrufen?"

„Ja, das werde ich tun! Jetzt weiß ich eine ganze Menge mehr, das sieht doch alles gut für mich aus."

„Ja, wir finden die richtigen Lösungen für Ihre Probleme. Da bin ich mir sicher. Aber für heute haben wir erst einmal genug geschafft! Wir müssen uns dann diese Woche noch einmal zusammensetzen, am besten mit Ihrer Familie. Wir sollten alles genau festhalten, damit jeder weiß, was er zu tun hat. Hat Ihr Sohn am Mittwoch um 18:00 Uhr Zeit?"

„Ich glaub schon, ich ruf ihn gleich an."

Am Mittwoch wird der Vertrag mit dem Pflegedienst abgeschlossen. Der Antrag für ein Hausnotrufgerät ist bereits beim DRK gestellt. Frau Schmidt hat mit ihrem Sohn einen Plan erstellt, wer wann welche Aufgaben übernimmt. Der Sohn kommt für die Kosten einer Reinigungshilfe auf. Die Familie ist erleichtert.

2.4 Anleiten

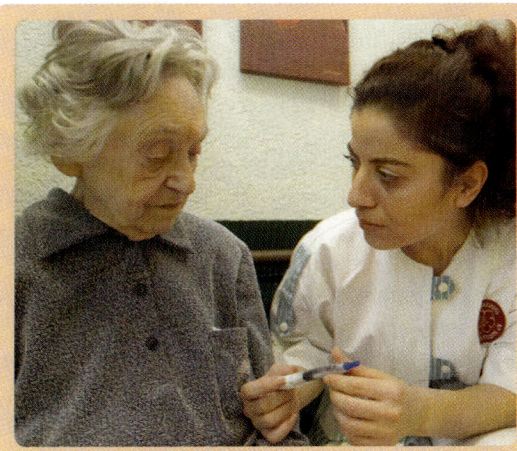

Frau Schönherr hat seit vielen Jahren einen Diabetes mellitus. Leider kann in letzter Zeit der Blutzucker nicht mehr ausreichend mit Antidiabetika reguliert werden. Die Behandlung wurde auf Insulin umgestellt.
Frau Schönherr möchte nun angeleitet werden, ihr Insulin selbstständig zu spritzen.

▸ Was muss Frau Schönherr wissen?

▸ Was muss Frau Schönherr können?

▸ Wie stellen Sie sich die praktische Anleitung vor?

Ziel einer Anleitung:

Dem Betroffenen werden Fähigkeiten und Fertigkeiten praxisnah vermittelt, die er zur Selbstpflege oder zur Pflege einer Bezugsperson benötigt.

Ältere Menschen möchten ihre Selbstständigkeit und Unabhängigkeit erhalten, auch wenn sie Einschränkungen durch Behinderungen oder Krankheiten haben. Eine Anleitung zum angemessenen Umgang mit ihren Einschränkungen unterstützt sie in ihrer Selbstständigkeit und fördert ihre Kompetenz.
Auch Pflegepersonen, die ihre Nächsten betreuen, benötigen Anleitung, um den täglichen Anforderungen gewachsen zu sein.

Die Bedürfnisse der Einzelnen sind unterschiedlich. Es ist notwendig, eine auf die persönliche Situation des Ratsuchenden abgestimmte individuelle Einzelanleitung durchzuführen und zu helfen, die neuen Aufgaben und Anforderungen zu meistern.

Möglichkeiten Betroffene anzuleiten, gibt es z. B. im Umgang mit Medikamenten, beim Blutzuckertest, bei der Kontrolle des Blutdrucks, beim Umgang mit einem künstlichen Darmausgang, beim rückenschonenden Aufstehen.
Möglichkeiten Bezugspersonen anzuleiten, sind z. B.: Haut- und Körperpflege, An- und Auskleiden, Essen eingeben, Sondenernährung, Lagern, Mobilisieren, Ausscheidung unterstützen, vorbeugende Maßnahmen.

Viele Angehörige möchten auch in Pflegeeinrichtungen an der Versorgung ihrer Ehegatten oder Eltern beteiligt sein. Sie werden aktiv, z. B. bei der Körperpflege oder beim Esseneingeben, um nicht nur untätig am Bett sitzen zu müssen. Durch eine gezielte Anleitung werden die Angehörigen in ihrem Einsatz unterstützt.

2.4.1 Stufen der Anleitung

Die Anleitung ist ein Prozess, bei dem Informationen eingeholt werden, aus denen der Anleitungsbedarf ermittelt wird und daraufhin die Ziele festgelegt werden. Dann erfolgt eine theoretische Einführung in die Handlung, die konkrete Anleitung, das Nachahmen der Handlung. Anschließend

folgen die selbstständige Durchführung und die Überprüfung des Lernerfolgs.

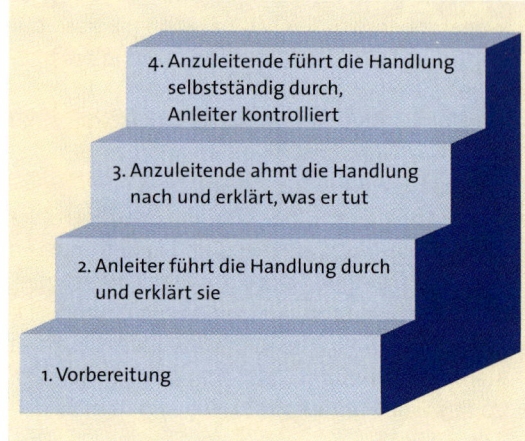

Abb. 1   Eine Anleitung besteht aus 4 Stufen

1. Stufe: Die Vorbereitung

In der Vorbereitung wird der Anleitungsbedarf ermittelt, die Ziele und Bedingungen werden gemeinsam festgelegt und die theoretischen Grundlagen erarbeitet.

Es kann sein, dass konkret nach einer Anleitung nachgefragt wird, z. B.: Wie kann ich meiner Mutter am besten helfen, aus der Badewanne zu steigen?

Oder es besteht Anleitungsbedarf: Ein Bewohner wird insulinpflichtig und könnte sich das Insulin selbstständig spritzen.

Es kommt auch vor, dass Pflegebedürftige motiviert werden müssen, etwas zu erlernen, was sie selbstständiger werden lässt oder für ihre Gesundheit von Vorteil wäre, z. B. das Einhalten der Diät oder das Tragen von Kompressionsstrümpfen. Wenn ein Angehöriger mit seiner Mutter schimpft, obwohl die alte Dame gar nichts versteht, oder eine Angehörige versucht, ihren Vater zu mobilisieren, ohne den eigenen Rücken zu schonen, benötigen diese Personen ebenfalls eine Anleitung, um richtig zu handeln. In diesen Fällen kann versucht werden, die Betroffenen und Angehörigen davon zu überzeugen, dass es für sie wichtig ist, andere Verhaltensweisen oder neue Techniken zu erlernen.

Folgende Fragen müssen zunächst geklärt werden:
- Was, welche Handlung soll angeleitet werden, welches Ziel ist erwünscht?
- Wer möchte angeleitet werden?
- Welche Vorkenntnisse hat der Anzuleitende?
- Welche Fähigkeiten und Fertigkeiten werden benötigt, um die Handlung durchführen zu können?
- Welche Erwartungen und Wünsche richten sich an die Anleitung?
- Wie sind die Bedingungen im Umfeld?
- Wann und wo soll die Anleitung stattfinden?
- Muss noch etwas organisiert werden?
- Gibt es schriftliches Informationsmaterial?

Beispiel

Frau Philip hat häufig einen zu hohen Blutdruck. Der Pflegedienst misst ihn regelmäßig. Jetzt hat Frau Philip von ihren Kindern ein elektronisches Blutdruckmessgerät bekommen. Sie möchte lernen, den Blutdruck selber zu messen.

Der Pflegedienst vereinbart mit ihr einen Termin, um die Blutdruckmessung zu erklären. Der Blutdruck wird so lange unter Anleitung gemessen, bis die Betroffene sich sicher fühlt.

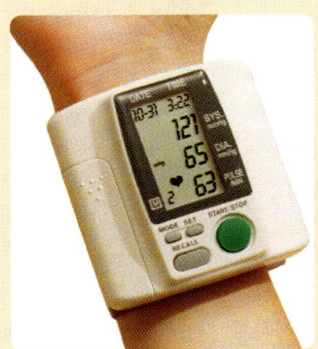

Abb. 1 Blutdruck-messgerät

Jetzt wird der Anzuleitende darauf vorbereitet, **warum** er die Handlung durchführen soll, **was** er tun muss und **wie** er vorgehen soll. Das Ziel wird **kognitiv** erfasst. Der theoretische Hintergrund wird vermittelt, vorhandenes Wissen und Vorkenntnisse werden einbezogen.

Versuchen Sie, sich in die Lage des Interessierten zu versetzen, ihn seinem Wissensstand entsprechend zu informieren und seine Sprache zu sprechen.

Sie erklären den theoretischen Hintergrund der Handlung, das zu erreichende Ziel, die einzelnen Schritte und Aufgaben während der Handlung und die benötigten Hilfsmittel. Zum besseren Verständnis setzen Sie Anschauungsmaterial ein. Insgesamt achten Sie darauf, dass nicht zu viele Informationen auf einmal gegeben werden.

Unter Einbeziehung des Betroffenen vermitteln Sie also ein Grundwissen, das hilft, Sicherheit zu erlangen und das den theoretischen Hintergrund für die Handlung gibt.

Beispiel

Der Altenpfleger erläutert Frau Philip die Theorie der Blutdruckmessung und wie das Blutdruckmessgerät funktioniert. Dann erklärt er ihr die einzelnen Schritte einer Blutdruckmessung und was dabei zu beachten ist. Frau Philip ist stolz darauf, noch etwas Neues lernen zu können.

Neben der Vermittlung von Wissen achten Sie darauf, was die Betroffenen empfinden, wenn sie die Handlung durchführen sollen, ob sie auch **seelisch** in der Lage sind, die Pflege zu bewältigen. Das Ziel wird **affektiv** erfasst. Kann sich ein Betroffener z. B. dazu überwinden, sich selbst zu spritzen? Ist ein Sohn dazu bereit, seinen Vater zu baden?

Sie müssen also Fragen zum Empfinden der Betroffenen stellen und darauf eingehen.

2. Stufe: Der Anleiter führt die Handlung durch und erklärt sie

In der konkreten Anleitung geht es darum, das **psychomotorische** Ziel zu erreichen. Beim **Vorführen** wird jeder Schritt der Handlung gezeigt und erklärt, der Anzuleitende sieht zu und hört zu.

Der Altenpfleger misst nun den Blutdruck von Frau Philip. Er erklärt ihr jeden einzelnen Schritt und begründet ihn: z. B. Lagerung des Arms, Anbringen der Manschette, Ablesen des Wertes auf dem Display...

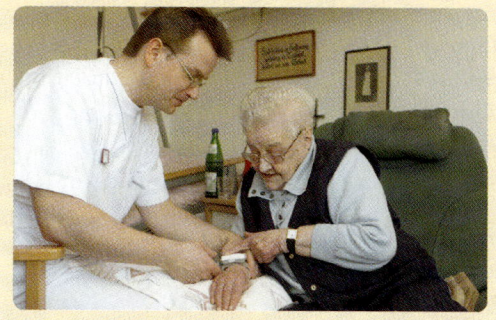

3. Stufe: Der Anzuleitende ahmt die Handlung nach und erklärt, was er tut

Der Anzuleitende lernt eine Handlung **praktisch durchzuführen**. Die Pflegehandlung wird nun von dem Anzuleitenden **nachgeahmt**. Bei jedem Schritt erklärt er, was er tut, zeigt, was er verstanden hat und begründet seine Handlung. Außerdem besteht die Möglichkeit, Fragen zu stellen. Der Anleiter beobachtet die Pflegehandlung und hört zu, was der Interessierte sagt. Er spricht eventuelle Fehler an und gibt positive Rückmeldung.

Frau Philip versucht, ihren Blutdruck selbstständig zu messen. Sie hat noch einige Schwierigkeiten. Der Altenpfleger schaut zu und hilft. Schließlich gelingt es ihr.

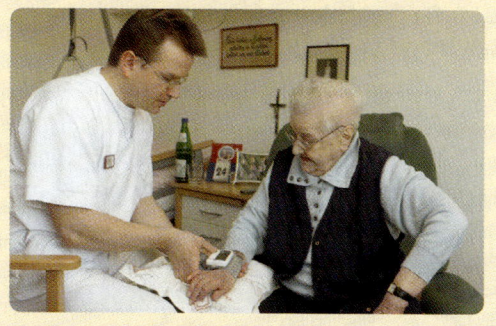

4. Stufe: Der Anzuleitende führt die Handlung selbstständig durch, der Anleiter kontrolliert den Lernerfolg

Zur Festigung und zum Abbau von Unsicherheiten erfolgen mehrere selbstständige Wiederholungen der Pflegehandlung. Die Qualität der Durchführung wird gesichert, indem der Anleiter weiterhin den Lernerfolg überprüft, bewertet und lobt.

Frau Philip misst jetzt eine Woche lang ihren Blutdruck im Beisein des Altenpflegers. Sie bekommt immer mehr Übung im Anlegen der Manschette. Sie freut sich, dass es so gut gelingt, wird vom Altenpfleger bestätigt.

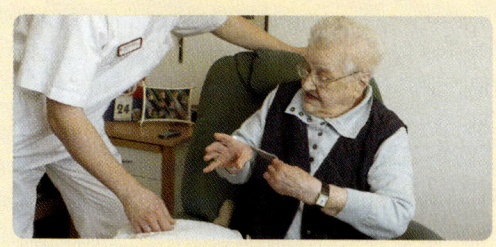

Nach einiger Zeit wird noch einmal nachgefragt, inwieweit die Anleitung geholfen hat und ob die Angeleiteten zurechtkommen. Die Anleitung wird noch einmal **ausgewertet**. Dadurch erhält man eine Rückmeldung, ob die Anleitung praxisnah und erfolgreich war oder ob noch etwas geändert werden sollte.

Merke

Durch eine Anleitung werden neue Handlungsmöglichkeiten erlernt.

Übung

Leiten Sie eine Klientin an, ihre Medikamente selbstständig zu richten.
▸ Welche Fähigkeiten benötigt sie? Was muss die Klientin wissen?
▸ Gehen Sie nach den Schritten der Anleitung vor.
▸ Entwerfen Sie einen Leitfaden.

2.4.2 Eine Anleitungssituation

Frau Sauer sen. wird schon längere Zeit von ihrer Tochter zu Hause betreut. Nun wurde bei ihr eine Erhöhung des Blutzuckers festgestellt und die Diagnose Diabetes Typ II gestellt. Bei Frau Sauer sen. soll jetzt regelmäßig der Blutzucker kontrolliert werden, die Tochter wird die Aufgabe übernehmen.

Ein Blutzuckertestgerät ist vorhanden, wurde bislang aber noch nicht eingesetzt.

Im Gespräch findet die Altenpflegerin heraus, dass Frau Sauer bereits die Bedienungsanleitung durchgelesen hat, allerdings noch nicht den Mut hatte, ihre Mutter zur Blutentnahme zu stechen. Die Altenpflegerin erklärt ihr, dass es Lanzettenstechgeräte gibt, bei denen man die Einstichtiefe regulieren kann und der Einstich schmerzärmer verläuft als ohne Hilfsmittel.

Beim nächsten Besuch hat Frau Sauer ein solches Gerät. Sie möchte versuchen, den Blutzuckertest bei ihrer Mutter durchführen. Die Altenpflegerin erklärt Tochter und Mutter den Ablauf der Blutzuckerkontrolle. Dabei versichert sie sich immer wieder, dass beide die Informationen verstanden haben. Sie gehen die Bedienungsanleitung gemeinsam durch.

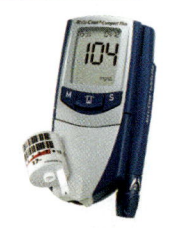

Abb. 1 Blutzucker-
testgerät mit Stechhilfe

Dann erklärt die Altenpflegerin, wie das Blut entnommen wird:

- Einstichstelle ggf. desinfizieren.
- Finger nach unten ausstreichen.
- Seitlich in die Fingerkuppe stechen.
- Den Blutstropfen seitlich an den Teststreifen halten, der Teststreifen saugt das Blut an.
- Das Testfeld muss vollständig mit Blut benetzt sein.

Und sie erklärt beiden auch, warum man so vorgehen muss.

Die Altenpflegerin führt die Blutzuckermessung durch. Während sie sticht, das Blut vom Teststreifen angesaugt wird, sie das Messergebnis abliest und dann den der Teststreifen entsorgt, erklärt sie noch einmal jeden Schritt der Handlung.

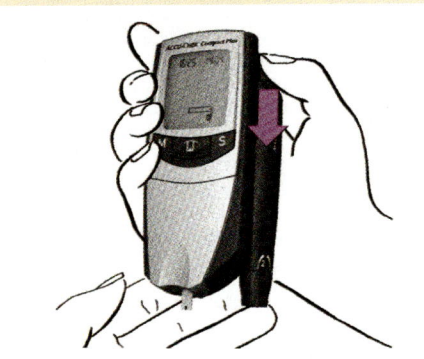

Abb. 2 Blutentnahme mit Stechhilfe

Am Abend führt die Tochter die Blutzuckermessung bei ihrer Mutter alleine durch. Beim Einstechen ist sie noch etwas unsicher. Die Mutter bestätigt ihr aber, dass es nicht so wehgetan hätte wie zuerst befürchtet.

Vor jedem Schritt lässt sich die Altenpflegerin von Frau Sauer erklären, was sie machen will und warum.

Im Umgang mit beiden Geräten ist sie noch etwas ungeschickt, doch es funktioniert.

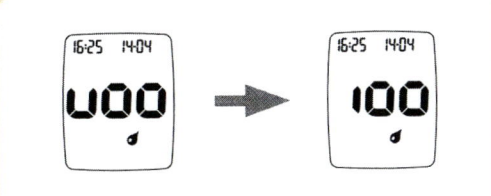

Abb. 3 Warten auf das Testergebnis

Nachdem Frau Sauer eine Woche lang den Blutzucker ihrer Mutter unter Kontrolle der Altenpflegerin selbstständig gemessen hat, ist sie sicher im Umgang mit den Geräten und sie hat auch keine Angst mehr vor dem Stechen.

2.5 Anleiten von Pflegehilfskräften

	Motivation eines jeden Bewohners
09:45 Uhr	Toilettengänge
10:00 – 10:30 Uhr	RR- und Gewichtkontrolle, evtl. Einzelgespräche
09:00 – 10:30 Uhr	Abwechselnd gesetzliche Pausen des Personals
10:30 – 11:00 Uhr	Aktivierungsprogramm nach Wochenplan
11:00 Uhr	Trinkpause
11:10 – 11:30 Uhr	Verlaufsdokumentation im Dokumentationssystem
11:30 – 12:00 Uhr	Medikamente stellen, Richten und Verabreichung der Mittagstropfen

Sie gehen mit einer neuen Pflegehilfskraft den Tagesablauf ihrer Wohngruppe durch. Es taucht der Begriff „Trinkpause" auf.

▸ Erklären Sie die Hintergründe einer „Trinkpause" und leiten Sie Ihre neue Mitarbeiterin an, eine Trinkpause durchzuführen.

Neue Mitarbeiter ohne Fachausbildung haben in der Regel wenig pflegerisches Vorwissen. Einige haben eine 4-Wochen-Ausbildung beim Roten Kreuz absolviert, andere haben vielleicht einen Angehörigen zu Hause gepflegt. Meistens haben sie jedoch ein großes Alltagswissen und viele praktische Fähigkeiten. Zivildienstleistende besitzen eher wenig Alltagswissen und haben meistens gerade ihre schulische Ausbildung abgeschlossen.
Mit der Anleitung von Pflegehilfskräften übernehmen Sie die Verantwortung für die Qualität der zukünftigen Arbeit Ihrer Kollegen.

Betroffene und ihre Bezugspersonen benötigen für ihre spezielle Situation oder Handlung eine gezielte Anleitung. Im Unterschied dazu müssen Pflegehilfskräfte die Pflegemaßnahmen so beherrschen, dass sie diese in unterschiedlichen Situationen und bei unterschiedlichen Menschen anwenden können. Sie brauchen somit einen größeren theoretischen Hintergrund.

2.5.1 Die Gestaltung des Anleitungsprozesses

Die Methode der Anleitung ist auch hier die Vier-Stufen-Methode (▸ s. Kap. 2.4.1).

1. Der Anzuleitende erhält eine Vorbereitung auf die Handlung.
2. Der Anleiter führt die Handlung durch und erklärt sie.
3. Der Anzuleitende ahmt die Handlung nach und erklärt, was er tut.

4. Zum Schluss arbeitet der Anzuleitende selbstständig weiter, übt die Handlung und wird vom Anleiter kontrolliert.

1. Stufe: Vorbereitung

Ein „Stationshandbuch", in dem organisatorische Abläufe niedergelegt sind, hilft bei der Anleitung. Z.B.:
● Tagesablauf der Station mit einem Arbeitsablauf für das Pflegepersonal in Früh-, Spät- und Nachtdienst oder einzelnen Abläufen im Wochenverlauf
● Umgang mit persönlicher Wäsche des Bewohners
● Essenbestellung
● Richten der Mahlzeiten
● Begleitung zu Terminen außerhalb des Hauses
Das Stationshandbuch beinhaltet auch Abläufe von Pflegehandlungen und Pflegestandards wie Ganzkörperwäsche im Bett, aktivierende Teilwäsche im Stehen, spezielle Mundpflege, Haarwäsche im Bett, Prophylaxen, Lagerungswechsel usw.

In allen Stufen der Anleitung und zur Vertiefung des theoretischen Wissens können die Abläufe von Tätigkeiten im Handbuch nachgelesen werden.

Eine gezielte Anleitung braucht Zeit. Vorgespräche zur Vorbereitung sowie Nachgespräche zur Kontrolle sind genauso wichtig wie die Handlung selbst, das eigentliche Tun.
Der Anleiter muss sich überlegen, welche Pflegehandlung er anleiten möchte, welches Vorwissen

Tagesablauf der Gerontopsychiatrischen Gruppe

Seniorenzentrum Schönblick

Die Teilnahme am Aktivierungsprogramm ist freiwillig	
06:30 – 09:00 Uhr	Grund- und Behandlungspflege der Bewohner
08:30 Uhr	Insulin- und Tropfenverabreichung
09:00 – 09:40 Uhr	Gemeinsames Frühstück Medikamentenverabreichung Ansage des Morgenprogramms, persönliche Ansprache und Motivation eines jeden Bewohners
09:45 Uhr	Toilettengänge
10:00 – 10:30 Uhr	RR- und Gewichtkontrolle, evtl. Einzelgespräche
09:00 – 10:30 Uhr	Abwechselnd gesetzliche Pausen des Personals
10:30 – 11:00 Uhr	Aktivierungsprogramm nach Wochenplan
11:00 Uhr	Trinkpause
11:10 – 11:30 Uhr	Verlaufsdokumentation im Dokumentationssystem
11:30 – 12:00 Uhr	Medikamente stellen, Richten und Verabreichung der Mittagstropfen

12:00 – 12:40 Uhr	Gemeinsames Mittagessen
12:45 Uhr	Toilettengänge
13:00 – 14:30 Uhr	Mittagsruhe
13:30 – 14:15 Uhr	Übergabe an den Spätdienst
14:30 Uhr	Trinkpause und Toilettengänge
14:45 Uhr	Einzelbetreuung
15:10 Uhr	Ansage des Nachmittagsprogramms, persönliche Ansprache und Motivation eines jeden Bewohner
15:20 – 16:00 Uhr	Aktivierungsprogramm nach Wochenplan
16:00 Uhr	Gemeinsamer Nachmittagskaffee
16:20 Uhr	Toilettengänge
16:30 – 17:30 Uhr	Stationsarbeiten
17:30 Uhr	Insulin und Tropfen verabreichen
18:00 Uhr	Gemeinsames Abendessen
18:40 – 20:30 Uhr	Grund- und Behandlungspflege der Bewohner, für die Nachtruhe vorbereiten, Verlaufsdokumentation im Dokumentationssystem
20:30 – 21:00 Uhr	Übergabe an den Nachtdienst

Abb. 1 Leitfaden für neue Mitarbeiter im Stationshandbuch

die Pflegehilfskraft benötigt, um die Pflegehandlung durchführen zu können und welcher Bewohner sich für die Anleitung eignet.

Beispiel

Der neue Zivildienstleistende soll angeleitet werden, ein Pflegebett zu richten. Er benötigt in der Vorbereitungsstufe Informationen über Aufbau, Funktion und Zubehör eines Pflegebettes.

Im Vorgespräch werden das Vorwissen und die praktischen Fähigkeiten des Anzuleitenden erfragt, damit er seinen Fähigkeiten entsprechend angeleitet werden kann.

Der Anleiter erklärt den Grund der Pflegemaßnahme, das Pflegeziel, nennt Hilfsmittel und die Pflegetechnik, die für die Durchführung notwendig sind.

Beispiel

Der neue Zivildienstleistende soll zunächst ein Pflegebett kennen lernen und die Technik des Beziehens unter den Bedingungen einer Pflegestation erlernen, um später bei einem bettlägerigen Bewohner das Bett zu richten.

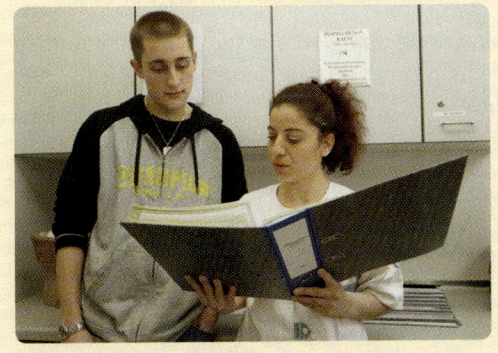

Abb. 1 1. Stufe: Vorbereitung

2. Stufe: Der Anleiter führt die Pflegehandlung durch und erklärt sie

Der Anleiter führt die einzelnen Schritte der Pflegehandlung durch und erklärt sie. Nach jeder Erklärung legt er eine kurze Pause ein und fragt nach, ob alles verstanden wurde.

Der Anzuleitende sieht bei der Pflegehandlung zu, hört den Erklärungen des Anleiters zu und hat die Möglichkeit Fragen zu stellen.

Beispiel

Der Anleiter stellt das Bett auf „seine" Höhe ein und erklärt die rückenschonende Arbeitsweise. Er zieht die schmutzige Wäsche ab und entsorgt sie, dabei erklärt er, wie und warum dies gemacht wird. Dann erklärt er die einzelnen Funktionen des Bettes. Anschließend demonstriert er, wie das Bett bezogen wird.

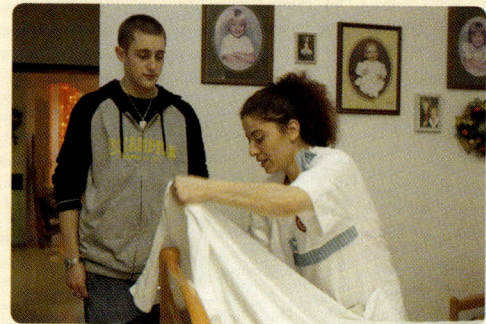

Abb. 1 2. Stufe: Vorführen und erklären

3. Stufe: Der Anzuleitende ahmt die Pflegehandlung nach und erklärt, was er tut

Der Anzuleitende wird aktiv, er ahmt die Pflegehandlung nach und erklärt dabei seine Handlungsweise.

Der Anleiter beobachtet die Pflegehandlung und hört zu, was der Anzuleitende sagt. Er unterstützt oder erklärt noch einmal, falls es notwendig ist.

Beispiel

Im nächsten Zimmer ist wieder ein Bett zu richten. Der Anzuleitende stellt das Bett auf „seine" Höhe ein und erklärt, warum er

dies tut. Er zieht die schmutzige Wäsche ab, entsorgt sie und erklärt, wie und warum er dies macht. Er hat noch Schwierigkeiten. Er muss noch einmal nachfragen, welches Wäschestück in welchen Abwurfbehälter gehört. Dann demonstriert er die einzelnen Funktionen des Bettes. Beim Beziehen des Bettes ist er noch etwas ungeschickt.

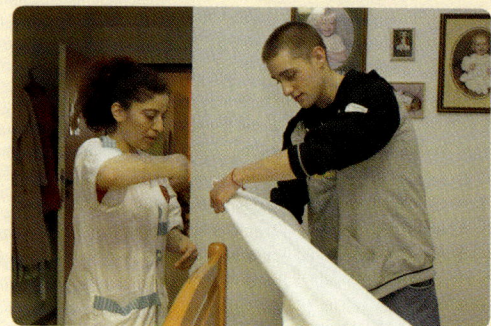

Abb. 2 3. Stufe: Nachmachen und erklären

4. Stufe: Der Anzuleitende arbeitet selbstständig, übt die Handlung und wird vom Anleiter kontrolliert

Der Anzuleitende arbeitet nun selbstständig weiter. Er wiederholt die gleiche Handlung mehrmals. Er übt sie ein und erlangt somit Sicherheit im Handeln.

Beispiel

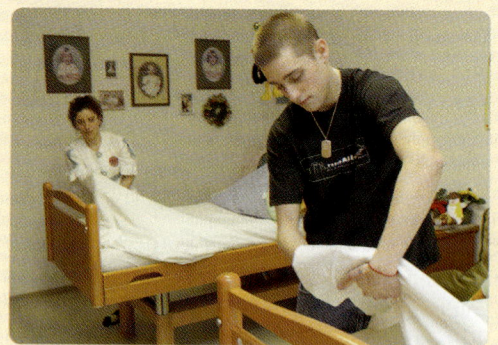

Abb. 3 4. Stufe: Üben und kontrollieren

Im nächsten Zimmer sind zwei Betten zu richten, eins übernimmt der neue Zivildienstleistende, eins der Anleiter. Der Anzuleitende arbeitet selbstständig, der Anleiter kann ihn kontrollieren. An den nächsten Tagen arbeitet der Zivildienstleistende selbstständig und wird vom Anleiter kontrolliert.

Der Anleiter beobachtet die Übungsfortschritte, zeigt Anerkennung, berät und kontrolliert weiterhin.

In einem Nachgespräch wird eine Rückmeldung über den Verlauf der Anleitung gegeben. Der neue Mitarbeiter erhält dabei ein klares Bild davon, wie sein Arbeitsverhalten gesehen und eingeschätzt wird. Er bekommt Anerkennung für seine Fortschritte, aufgetauchte Probleme werden gemeinsam besprochen und Wege zur Lösung gesucht.

Ist der neue Mitarbeiter in seiner Handlung sicher, können neue Pflegehandlungen angeleitet werden.

Beispiel

Der Zivildienstleistende hat keine Probleme mehr, ein Bett zu richten. Jetzt lernt er, bei einem bettlägerigen Bewohner das Bett zu richten.

Mit der Zeit kann sich der Anleiter schrittweise zurücknehmen, das gesamte Team übernimmt die Begleitung beim Lernen.

Merke

Bei der Anleitung von Pflegehilfskräften müssen alle Mitarbeiter besonders darauf achten, dass die Anleitung einheitlich, z. B. nach einem Leitfaden erfolgt. Die Anleitung darf nicht in der Betriebsamkeit des Alltags untergehen.

2.5.2 Anleitung bei wenig Zeit

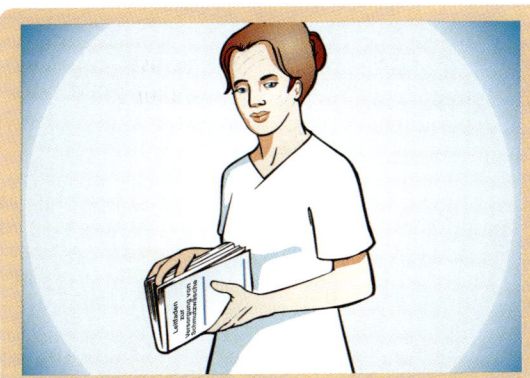

Ihre Kollegin ist krank. Eigentlich hatten Sie heute vor, die neue Mitarbeiterin in der Versorgung der schmutzigen Wäsche anzuleiten.

▸ Welche Möglichkeiten haben Sie, sicher zu stellen, dass die neue Mitarbeiterin die Wäsche trotzdem versorgen kann?

Das Konzept einer gezielten Anleitung kann nicht immer vollständig umgesetzt werden. Wie können neue Pflegehilfskräfte angeleitet werden, wenn die Zeit und das Personal besonders knapp sind?

● Das Vorgespräch kann verkürzt werden, wenn der Anzuleitende sich in einem Leitfaden selbstständig informieren kann.

● Die neue Pflegehilfskraft kann Pflegehandlungen beobachten und nachahmen, z. B. in einem Zweibettzimmer.

● Eine Möglichkeit zur Kontrolle bietet sich, wenn in einem Zweibettzimmer der Anleiter und der Anzuleitende die jeweilige Betreuung eines Bewohners gemeinsam übernehmen.

● Dem neuen Mitarbeiter können gezielte Aufgaben gegeben werden, über die er später berichten kann, z. B. Richten der Mahlzeiten im Speisesaal oder bei drei Bewohnerinnen darauf achten, dass sie ausreichend nach Plan trinken.

Aufgaben

1. Sie sollen über den suprapubischen Katheter (▶ s. Lernfeld 1.3) informieren. Entwerfen Sie ein Informationsplakat über die Lage eines suprapubischen Katheters.

   ▶ Erklären Sie einem Mitschüler im Rollenspiel die Funktion eines suprapubischen Katheters anhand Ihres Plakats. Filmen Sie die Szene und werten Sie sie anschließend im Klassenverbund aus.

2. Lesen Sie noch einmal Kap. 2.3.3. Prüfen Sie die Gesprächsführung der Altenpflegerin und nennen Sie entsprechende Beispiele:

   ▶ Hört sie „gut" zu?
   ▶ Ist ihre Verhaltensweise gesprächsfördernd?
   ▶ Was halten Sie von der Fragetechnik?

3. Überprüfen Sie das Beispiel in Kap. 2.4.2.

   ▶ Wurden alle Stufen der Anleitung eingehalten?
   Anleitungsbedarf ermitteln, Ziele und Bedingungen gemeinsam festlegen, Vorbereitung, theoretische Einführung in die Handlung, konkrete Anleitung: vorführen und nachahmen, selbstständige Durchführung und Überprüfung des Lernerfolgs.

4. Leiten Sie eine Angehörige an, ihre Mutter zu waschen.

   ▶ Was muss die Angehörige wissen und können?
   ▶ Gehen Sie nach den Schritten der Anleitung vor.
   ▶ Üben Sie im Rollenspiel.

Literatur- und Internethinweise

Lernfeld 1.1 Theoretische Grundlagen in das altenpflegerische Handeln einbeziehen

Kap. 1 Alter, Gesundheit, Krankheit, Behinderung und Pflegebedürftigkeit
Brecht, B.: *Die unwürdige Greisin und andere Geschichten,* Suhrkamp, Frankfurt am Main 1990
Kaiser, H. J.: *Der ältere Mensch – wie er denkt und handelt,* Huber, Bern 1992
Roloff, J.: *Demographischer Faktor,* Europäische Verlagsanstalt, Hamburg 2003
http://www.bmfsfj.de (Bundesministerium für Familie, Senioren, Frauen und Jugend, Dokumentationen und Forschungsberichte zum Alter)

Kap. 2 Konzepte, Modelle und Theorien der Pflege
Böhm, E.: *Das Psychobiographische Pflegemodell nach Böhm, Band 1: Grundlagen,* Maudrich, Wien 2002
Böhm, E.: *Das Psychobiographische Pflegemodell nach Böhm, Band 2: Arbeitsbuch,* 3. Auflage, Maudrich, Wien 2004
Cavanagh, S. J.: *Pflege nach Orem,* 2. Auflage, Lambertus, Freiburg 1997
Roper, N., Logan, W. W., Tierney, A., J.: *Elemente der Krankenpflege,* Recom, Bad Emstal 1993
Roper, N., Logan, W. W., Tierney, A., J.: *Das Roper-Logan-Tierney-Modell,* Huber, Bern 2002
http://www.dip-home.de/wise (Datenbank für wissenschaftliche Schriften in der Pflege des Deutschen Instituts für angewandte Pflegeforschung)

Kap. 3 Das Pflegemodell von Krohwinkel am Beispiel einer Pflegesituation
Krohwinkel, M.: *Der Pflegeprozess am Beispiel eines Apoplexiekranken,* in Schriftenreihe des BMfG, Bd. 16, Nomos, Baden-Baden 1993

Kap. 4 Pflegeforschung und Umsetzung von Pflegeergebnissen
Hasseler, M.: *Ethisch handeln heißt auch evidenzbasiert handeln,* in: Pflegezeitschrift 4/2004, S. 244ff.
Mayer, H.: *Pflegeforschung, Elemente und Basiswissen,* 3. Auflage, Facultas, Wien 2003
Mazzini, C. et al: *Evidenzbasierte Pflege von enteral ernährten Patienten,* in: Pflegezeitschrift 6/2004, S. 396 ff.
Notter, L. E., Hott, J. R.: *Grundlagen der Pflegeforschung,* Huber, Bern 1997
Wittneben, K. (Hrsg.): *Forschungsansätze für das Berufsfeld Pflege,* Thieme, Stuttgart 1998
http://www.dnqp.de (Deutsches Netzwerk für Qualitätsentwicklung in der Pflege)

Kap. 5 Gesundheitsförderung und Prävention
Brieskorn-Zinke, M.: *Gesundheitsförderung in der Pflege,* Kohlhammer, Stuttgart 2004
Lauber, A., Schmalstieg, P. (Hrsg.): *Verstehen & Pflegen,* Bd. 4, Prävention und Rehabilitation, Thieme, Stuttgart 2004
http://www.bmgs.bund.de (Bundesministerium für Gesundheit: Gesund altern)
http://www.bzga.de (Bundeszentrale für gesundheitliche Aufklärung: Was hält den Menschen gesund? Antonowskys Modell der Salutogenese)

Kap. 6 Rehabilitation
Lauber, A., Schmalstieg, P. (Hrsg.): *Verstehen & Pflegen,* Bd. 4, Prävention und Rehabilitation, Thieme, Stuttgart 2004
Runge, M., Rehfeld, G.: *Geriatrische Rehabilitation im Therapeutischen Team,* Thieme, Stuttgart 2001
http://www.bar-frankfurt.de (Bundesarbeitsgemeinschaft für Rehabilitation)

Kapitel 7 Biograhiearbeit
Blimlinger, E., Ertl, A., Koch-Straube, U. u. a.: *Lebensgeschichten. Biographiearbeit mit alten Menschen,* 2. Auflage, Vincentz, Hannover o.J.
Bode, S.: *Die vergessene Generation – die Kriegskinder brechen ihr Schweigen,* Klett-Cotta, Stuttgart 2004
Grass, G.: *Mein Jahrhundert,* Steidl, Göttingen 1999
Heuft, G., Kruse, A., Radebold H.: *Lehrbuch der Gerontopsychosomatik und Alterspsychotherapie,* UTB, Basel 2000
Lorenz, H.: *Kriegskinder – das Schicksal einer Generation,* List, München 2003
Radebold, H.: *Die dunklen Schatten unserer Vergangenheit. Ältere Menschen in Beratung, Psychotherapie, Seelsorge und Pflege, Konzepte der Humanwissenschaften,* Klett-Cotta, Stuttgart 2005
http://www.wikipedia.de/20.Jahrhundert

Kap. 8 Pflegerelevante Grundlagen der Ethik
Arbeitsgruppe „Pflege und Ethik" der Akademie für Ethik in der Medizin: „*Für alle Fälle ..." Arbeit mit Fallgeschichten,* Schlütersche, Hannover 2005
Arend, Arie J.D. van der: *Pflegeethik,* Ullstein Medical, Wiesbaden 1998
Bergius, M.: *Schwere Defizite bei der Sterbebetreuung,* in: Frankfurter Rundschau, 29. Juni 2005, Nr. 148

Borker, S.: *Nahrungsverweigerung und Pflege*, Huber, Bern 2002

Großklaus-Seidel, M.: *Ethik im Pflegealltag. Wie Pflegende ihr Handeln reflektieren und begründen können*, Kohlhammer, Stuttgart 2002

Grundsätze der Bundesärztekammer zur ärztlichen Sterbebegleitung, in: Deutsches Ärzteblatt, Heft 19, Mai 2004, S. 1–2

Höffe, O.: *Das Lexikon der Ethik*, 6. Auflage, Beck, München 2002

Kohlen, H.: *Hospizbewegung. Alternative Praxis zur Sterbebegleitung und Gegenkurs zu „Euthanasie-Debatte"*, in: Braun, K: (Hrsg.): „Life is a battle field", Hannover 1999

Kohlen, H.: *Therapieabbruch. Pflege im ethischen Konflikt*, in: Heilberufe. Das Pflegemagazin, Heft 4, 2003, S. 14–16

Körtner, U. H. J.: *Grundkurs Pflegeethik*, UTB, Stuttgart 2004

Lay, R.: Ethik in der Pflege. *Ein Lehrbuch für die Aus-, Fort- und Weiterbildung*, Schlütersche, Hannover 2004

Norberg, A.; Hirschfeld, M. J.: *Ethische Entscheidungen im Zusammenhang mit der Ernährung schwer dementer Patienten – Ein Vergleich zwischen Israel und Schweden*, in: Pflege Bd. 8, Heft 1, 1995, S. 5-13

Rabe, M.: *Von selbstloser Aufopferung zur Berufsethik. Wertorientierung der Krankenpflege in ihrer historischen Entwicklung und in ihren Ethik-Kodizes*, in: Engelhardt, D. von, Loewenich, V. (Hrsg.): Die Heilberufe auf der Suche nach ihrer Identität. Jahrestagung der Akademie für Ethik in der Medizin e.V., Frankfurt 2000

Steppe, H. (Hrsg.): *Krankenpflege im Nationalsozialismus*, Mabuse, Frankfurt 2001

Tschudin, V.: *Ethics in Nursing*, Butterworth Heinemann, Oxford 2003

http://www.dbfk.de (ICN Ethik Kodex)

Lernfeld 1.2 Pflege alter Menschen planen, durchführen, dokumentieren und evaluieren

Kap. 1 Wahrnehmen und Beobachten

Lauber, A., Schmalstieg, P. (Hrsg.): *Verstehen & Pflegen, Bd. 2, Wahrnehmen und Beobachten*, Thieme, Stuttgart 2001

Kap. 2 Pflegeprozess

Brobst, R. et al.: *Der Pflegeprozess in der Praxis*, Huber, Bern 2005

Doenges, M.E., Moorhouse, M.F., Geissler-Murr, A.: *Pflegediagnosen und Maßnahmen*, Huber, Bern 2002

Garms-Homolová, V., Gilgen, R. (Hrsg.): *Resident Assessment Instrument (RAI 2.0)*, Huber, Bern 2002

Georg, J.: *NANDA-Pflegediagnosen, Definition und Klassifikation 2003–2004*, Huber, Bern 2005

Gordon, M.: *Pflegediagnosen, Theoretische Grundlagen*, Urban & Fischer, München 2001

Heering, C. (Hrsg.): *Das Pflegevisitenbuch*, Huber, Bern 2004

Volland, I.: *Altenpflege Pflegestandards*, 3. Auflage, Handwerk und Technik, Hamburg 2002

Wieteck, P. (Hrsg.): *ENP® – European Nursing care Pathways*, Recom, Bad Emstal 2005

Wieteck, P. (Hrsg.): *Planen, Formulieren, Dokumentieren, Pflegediagnosen für die Altenpflege auf Grundlage der ENP®*, Recom, Bad Emstal 2005

http://www.dbfk.de (Deutscher Bundesverband für Pflegeberufe, Leitfaden zur Pflegevisite)

http://www.dnqp.de/Veröffentlichungen/Experten-standards (Deutsches Netzwerk für Qualitätsentwicklung in der Pflege)

http://www.modernealtenpflege.de/Pflegestandards

http://www.pflege-zeit.de (Vereinfachte Pflegeplanung, Sozialministerium Schleswig-Holstein)

Kap. 3 Dokumentation

Schnabel, M., Krämer, U. (Hrsg.): *Pflegedokumentation leicht gemacht*, Huber, Bern 2005

http://www.landesregierung.schleswig-holstein.de (Vereinfachte Pflegeplanung, Sozialministerium Schleswig-Holstein)

http://www.mds-ev.org./download (Grundsatz-stellungnahme Pflegeprozess und Pflegedokumentation vom Medizinischen Dienst der Spitzenverbände)

Kap. 4 Überleitungspflege und Casemanagement

Dash, K.: *Entlassungsplanung, Überleitungspflege*, Urban & Fisher, München 2000

Wendt, W.R.: *Case Management im Sozial- und Gesundheitswesen*, Lambertus, Freiburg 2001

Lernfeld 1.4 Anleiten, beraten und Gespräche führen

Kap. 1 Gespräche führen

Darmann, I.: *Kommunikative Kompetenz in der Pflege,* Kohlkammer, Stuttgart 2000

Sachweh, S.: *Noch ein Löffelchen? Effektive Kommunikation in der Altenpflege,* 2. Auflage, Huber, Bern 2005

Schulz von Thun, F.: *Miteinander reden, Band 1–3,* Rowohlt, Reinbek 2005

Kap. 2 Informieren, beraten, anleiten

Klug-Redmann, B.: *Patientenschulung und -beratung,* Ullstein-Mosby, Wiesbaden 2001

Quernheim, G.: *Spielend anleiten und beraten,* Urban & Fischer, München 2004

Steimel, R.: *Individuelle Angehörigenschulung,* Schlütersche, Hannover 2004

Internetadressen zu verschiedenen Themenbereichen

http://www.dza.de (Deutsches Zentrum für Altersfragen, mit vielen Links)
http://www.hausarbeiten.de/faecher/vorschau/28858.html (große Themenvielfalt)
http://www.kda.de/german/download/index.php (Kuratorium Deutsche Altershilfe)
http://www.pflegewikki.de/wiki/Hauptseite
http://www.wido.de (Wissenschaftliches Institut der AOK, gute Verlinkung zu Institutionen)

Bildquellenverzeichnis

akg-images gmbh, Berlin: S. 63/1

AOK-Bundesverband, Bonn: S. 130

Batran, B. Bläsi, H., Eichner, R. , Erdmann, D., Frey, V., Köhler, Dr. K., Kraus, E., Riener, M., Rothacher G., Fachwissen BAU, (HT 3503), Hamburg, S. 60/3

Deutscher Sportbund, Frankfurt/M.: S. 49

Deutsches Rotes Kreuz - Kreisverband Stuttgart e.V.: S. 183/1,2

Deutsches Zentrum für Altersfragen, Berlin: S. 14/2

Domnick, W., Möller, H., Tinnemeier, G., Stilkunde-Frisurenkunde (HT 3914), Hamburg: S. 91/2

dpa Picture-Alliance GmbH, Frankfurt/M.: S: 60/5,7

Globus Infografik GmbH, Hamburg: S. 13; S. 16;

Jobar International, Inc., Carson, CA, USA: S. 185

Keystone Pressedienst GmbH & Co.KG, Hamburg: S. 60/8

Koch, E., Neumann, Chr., Dr. W. Schmidt, Sozialpflege (HT 4755), Hamburg: S. 60/2, 4

Loderbauer, J., Das Bäckerbuch (HT 40205), Hamburg: S. 155

Meisner, Sebastian, Soest: S. 154/2

Myelin Projekt Deutschland e.V., Bremen: S. 63/2

PROSOZ Herten GmbH, Herten: S. 58

Roche Diagnostics GmbH, Mannheim: S: 187

Rumpf, Friedrich, K., Rolandseck: S. 80; S. 85

Skatclub Rodenstein, Fränkisch-Crumbach: S.106

The Associated Press GmbH, Frankfurt/M: S. 9

TSV Bernau 1921 e.V., Bernau: S. 64

Ungerer Prof. Dr. O., Zenneck, H.-U. Liedtke, Ch, Altenpflege – Geriatrie (HT 4641), Hamburg: S. 14; S. 17/2

Rainer Unkel, Bonn: S. 74

Verlag Handwerk und Technik GmbH, Hamburg: S. 60/6; S. 67

Verlag Hans Huber Hogrefe AG, CH-Bern: Siegfried Broker, Nahrungsverweigerung in der Pflege 2002: S. 69

http://www.spengler.li/: S. 60/1
http://www.muzejno-mb.si: S 65

Sämtliche nicht aufgeführte Fotos:
Werner Krüper, Bielefeld
Sämtliche nicht aufgeführte Zeichnungen:
Scott Krausen, Mönchengladbach

Sachwortverzeichnis

ISBN   3-582-04651-6
ISBN 978-3-582-04651-2

Verlag Dr. Felix Büchner – Verlag Handwerk und Technik G.m.b.H.,
Lademannbogen 135, 22339 Hamburg; Postfach 63 05 00, 22331 Hamburg – 2006
E-Mail: info@handwerk-technik.de – Internet: www.handwerk-technik.de

Layout und Satz: BUERO CAÏRO, Stuttgart
Umschlaggestaltung: alias gmbh, 12526 Berlin
Druck: Druckerei Thomas Müntzer, 99947 Bad Langensalza